누우면 죽고 걸으면 산다 1

누우면 죽고 걸으면 산다 1

화타 김영길 지음

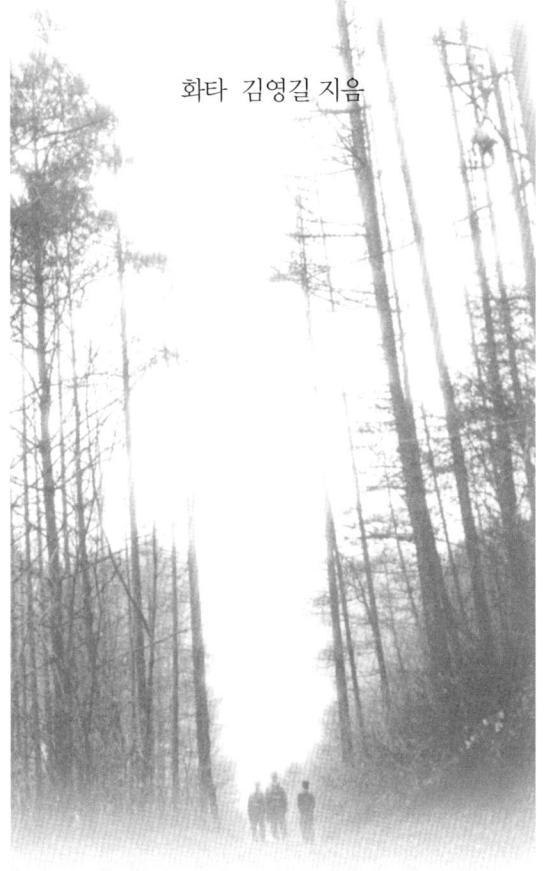

도서
출판 **사람과사람**

이 책은 1996년 1월 동일한 제목으로 출판된 책을 재편집하여 발간한 것이다.
제목과 본문은 원래의 원고 그대로 하였으며
사진 일부(당시 촬영한 사진)를 추가, 교체하였음을 밝힌다.

요즘 사람들은 자연건강이나 자연건강 식품의 노예가 되고 있다.
하지만 원인을 밖에서 찾지 마라.
근본적인 문제는 당신 생활 그 자체에 있다.

책머리에

　세상은 명예와 권력과 재산의 '사냥터'이다. 도시에는 이 '사냥터'에서 얻은 획득물에 의해 그 사람의 사회적 신분이 매겨지는 독특한 도시 문화를 형성하고 있다. 내가 이 '사냥터'를 벗어나 두메산골인 강원도 화전민 마을에서 삶의 터전을 잡은 지 이제 12년이 되었다.
　야불폐호夜不閉戶란 말이 있다. '밤에도 문을 닫지 않는다'는 말이다. 공자의 말에 의하면, 사람들이 다들 착해서 도둑이 없는 세상으로는 요堯·순舜 시대나 가능한 이야기이다. 문명의 눈부신 발달은 많은 '문'을 만들고 이 문을 잠그는 집 열쇠, 금고 열쇠, 자동차 열쇠 등 많은 열쇠가 현대인의 필수품이 되었다.
　하지만 화전민 촌의 가옥은 울타리가 없다. 울타리가 없으니 대문도 없다. 대문이 없으니 열쇠가 필요 없다. 자연 속에서의 생활은 열쇠가 필요 없다. 밤에도 문을 닫지 않고 사는 사회, 열쇠가 필요 없는 사회, 이곳 생활이 공자가 그리워하던 요·순 시대의 생활이다. 지난 12년 동안 도시의 사냥터에서 많은 열쇠를 얻으려다가 난치병, 불치병에 걸린 환자들을 치료하며 얻은 결론이 있다.
　'누워 있다가 죽던가 걸어서 살던가.'

'인생이 비참해지는 비결은 자신이 행복한지 불행한지를 생각할 여유를 갖는 것'이라고 버나드 쇼는 말했다. 환자가 자신의 병이 나을지 아닌지를 생각할 여유를 갖는 한, 그는 자신의 병 감옥에서 헤어날 수 없다. 병상에 누워 있는 한 병이 나을 수는 없는 것이다.

이 글은 병상에 누워 괴로워만 하던 불치병, 난치병 환자들이 부지런히 몸을 움직여 병을 이겨 낸 사례를 중심으로 그동안 내가 살아온 숲속의 생활을 기록한 것이다.

끝으로 고백성사를 하나 해야겠다. 나는 혁명가는 아니지만 나로 인해 혁명가 가족처럼 힘든 세월을 보낸 아내 송자, 아들 지환, 딸 지원에게 이 책을 바친다.

눈 덮인 방태산 자락에서

|방·태·산|화·타·선·생·의|신·토·불·이|자·연·치|

차례

12   청산에 살으리랏다

1 병 나가라, 뚝딱!

20   '병 나가라, 뚝딱!'하여 간경변 고친 외교관
32   누우면 죽고 걸으면 산다
42   20년 당뇨를 한 달에 고친 신문사 사장 부인
50   돈에 인생을 건 '왕소금'의 디스크 치료
60   여배우의 퀸 콤플렉스 피부병
69   개똥이 아버지와 골다공증 귀부인의 차이
77   아침 많이 먹어 비만증 없앤다

2 음식 궁합과 체질은 별게 아니다

82   실명한 할머니를 눈뜨게 한 명의
91   저녁을 굶으면 머리가 좋아진다

·료·법|누·우·면·죽·고|걸·으·면·산·다|제·1·권|

98	체질에 따라 약도 독이 된다
104	처방에도 전략전술이 필요하다
108	동의보감은 '엉터리 책?'
112	땀 흘려 노동하면 피부병 고친다
119	우울증은 정신병이 아니다
124	위장병에 약 먹으면 해롭다
130	간기 바로잡으면 기관지 천식 고친다
134	모든 병의 근원은 간이다

3 마음을 열면 기가 열린다

144	병명 없이 아픈 사람들에게
150	이것이 암과 간경변 치료법이다
156	섣부른 의학지식이 사람 잡는다
166	환상을 신념으로 착각하는 간병 환자들
172	편안한 치료는 죽음 재촉한다

| 방 · 태 · 산 | 화 · 타 · 선 · 생 · 의 | 신 · 토 · 불 · 이 | 자 · 연 · 치 ·

177 집에서 만드는 자연 육각수
182 황정계 토막집에서 하룻밤 자고 났더니
193 기적의 약 '가열 진통제'
199 물리학으로 풀어본 '기'의 본질
213 단전호흡은 생활 속에서 해야 한다

4 100일이면 부부생활이 즐겁다

220 80세에 아들 낳은 노인
228 40대 남자들의 정력 되살리기
236 정신적인 집착도 병이다
242 기운 순환 운동하면 갱년기 극복한다
250 치질은 '신의 은총'인가
254 나이와 성욕은 관계없다
260 냉탕반욕으로 성기능 장애 없앤다

5 자연과 멀어지면 질병과 가깝다

- 268 우황청심원은 만병통치약?
- 273 돼지고기 먹고 암 고친 '노새 영감'
- 280 과부와 꽁치 두 마리
- 285 중풍 걸린 노인이 100일간 말고개 넘나든 사연
- 292 심한 부정맥의 팔십 노인이 아직 살아 있다
- 298 하루 한 끼로 장수하는 '이장 장모님'
- 306 번뇌 없는 생활로 암 고친 '다람쥐 아줌마'
- 312 죽음을 슬퍼하지 않는 화전민들
- 320 '백세터 집'처럼 지으면 건강하게 산다

청산에 살으리랏다

누군가 당신에게 꿈이 무엇이냐고 물으면 뭐라고 답할 것인가. 재벌 총수만큼 돈이 많기를 바라는가, 대통령만큼 지위와 권력이 탐난다고 할 것인가, 아니면 유명 연예인처럼 인기가 있었으면 좋겠다고 하겠는가. 사람에 따라 꿈은 다르다. 하지만 도시에 살고 있다면 한 가지만은 똑같다. 답답하고 짜증나는 도시 생활에서 벗어나 시골에서 마음 편하게 살고 싶다는 꿈이다. 자연 생활을 동경하는 것은 지금처럼 도시가 복잡하지 않던 시절에도 마찬가지였다. 서울 인구가 현재의 10분의 1, 아니 100분의 1도 안되던 시절에도, 그리고 서울의 모습이 농촌 풍경처럼 한가할 때도 낙향하고 싶어 하던 사람들이 많았다.

모든 사람들이 꿈꾸는 시골 생활의 풍경은 어떠할까. 산나물이나 약초 등으로 식탁 차리고 텃밭에서 기른 고추를 따서 백복령白茯笭으로 담근 고추장에 찍어 먹고 백출白朮로 담근 식혜를 한 사발씩 들이킨다. 점심에는 칡을 캐어 국수를 만들고 송화가루로 과자를 만들어서는 아이들에게 간식으로 준다. 가끔씩 얼기설기 울타리를 쳐 놓은 뜰에 놓아기른 토종돼지와 토종닭을 잡아 특식을 하고 훈련시킨 진돗개가 잡아오는 산토끼로 별식을 요리해 먹는다.

　더우면 시원한 계곡물에 몸을 담그고 시조 한 가락을 읊어 본다. 저녁이면 통나무를 잘라 군불을 지피고 뜨끈뜨끈한 방에서 늘어지게 잠을 잔다. 새벽에 종알대는 새 소리에 잠을 깨고 깊은 밤에는 소쩍새 소리를 들으며 촛불 밑에서 책을 읽으며 명상에 잠긴다. 파란 하늘에 한가롭게 떠가는 구름과 밤하늘의 별들과 더불어 지내다 보면 신선이 따로 없다. 생각만 해도 온몸이 희열로 떨린다.

　이렇게 살다 보면 누가 대권을 잡건 망령을 떨건 상관이 없다. 돈이 필요 없으니 몇 푼 안 되는 봉급을 받으려고 아등바등 댈 일이 없다. 변덕스럽고 잔소리 많은 상사한테 아부할 필요도 없다. 주는 것 없이 밉고 짜증나는 사람들 틈에서 점잖은 미소를 억지로 지을 필요도 없다. 한마디로 오염된 공기, 중금속탕 식수, 방부제 음식물, 짜증스럽기만한 세상살이, 파렴치한 인간들과는 "영원히 안녕이다! 나는 떠나간다!"고 외치고 싶지 않은 사람이 얼마나 될까.

　하지만 곰곰이 생각해 보자. 과연 산속의 자연 생활이 그렇게 생각처럼 좋은 것일까. 옛날에 힘든 일은 꾀를 부려 피하고 잠자는 것과 먹기만을 좋아하는 머슴이 있었다. 머슴 때문에 고민을 하던 주인은 머슴한테 한 가지 제안을 했다. 일을 안 시키고 하루 종일 잠만 자고 포식하게 해주겠는데, 만일 자지 않거나 먹지 않는다면 매를 때리겠다고 했다. 처음에는 좋아서 입이 벌어졌던 이 머슴은 불과 보름이 못 가서 매를 맞더라도 일을 시켜 달라고 간청했다고 한다.

자연 생활도 마찬가지이다. 내가 한약방을 하고 있는 강원도 인제군 상남은 우리나라에서 오지 중의 오지이다. 서울에서 이곳까지 오려면 승용차로 네 시간은 걸리고 높고 험한 고개를 적어도 네 개는 넘어야 한다. 이처럼 산간벽지인데도 서울에서 온 환자들은 처음에는 이구동성으로 '이곳에 살면 저절로 병이 낫겠다'고 좋아하다가 막상 한 달쯤 지내다 보면 서울로 올라가고 싶어서 안달을 한다.

일반인들도 예외는 아니다. 며칠만 쉬겠다고 이곳을 찾아온 그들은 처음에는 내가 원시적인 자연 생활을 하게끔 산속에 지어 놓은 황정계 토막집이나 백세터 집에서 한 달을 묵겠다고 큰소리를 친다. 하지만 사나흘이 지나면 대부분 기가 죽어서 내려온다. 파란 하늘도 지겹고 총총히 빛나는 별도 못난 여자 얼굴의 주근깨처럼 보인다는 이야기이다. 산새들의 울음소리나 계곡물이 흐르는 소리도 자동차 소음보다 더 시끄럽게 들리고 명상을 잠기면 사람들이 바글거리는 장터와 밀살맞던 상사가 보고 싶어진다. 물론 산나물도 먹기 싫다. 바로 이것이 도시 문명에서 성장한 인간의 참모습이다.

내 한약방에서 산속으로 십여 리 더 들어가면 원시적인 자연 생활을 실천하며 사는 무리가 있다. 특정 종교를 믿는 그들은 대부분이 가족 단위로 생활한다. 이곳 산골사람들과의 접촉을 기피하면서 텔레비전이나 라디오, 신문조차 읽지 않는다. 아이들도 학교에 보내지 않고 집에서 가르친다. 그야말로 바깥 세계와는 담을 쌓은 채 살고 있다.

그들은 유기농법으로 농사를 짓고 산나물 같은 채식만 하며 육식을 금하고 있다. 아침에 일찍 일어나 맑은 공기를 마시고 열심히 일을 하며 일찍 잠자리에 든다. 화를 내거나 소리내며 싸우는 일은 거의 없다. 언제나 착한 일만 하려고 노력할 뿐이다. 흡사 에덴의 동산과 같은 생활을 하고 있다.

건강학적인 측면에서 보면 그들은 아주 건강하고 오래 살아야 한다. 농약을 쓰지 않으니 농약에 중독될 리 없고, 싸우지 않으니 스트레스를 받을 일도 없다. 맑은 공기와 물을 마시면서 살고 있으니 건강해야 한다. 그러나 실상은 그렇지 않다. 아무것이나 먹고 그럭저럭 살아가고 있는 산골 사람들에 비해 질병이 더 많고 한번 병에 걸리면 저항력이 약해 치료 기간이 길다. 또 기르는 염소가 감기가 걸리면 그들도 감기에 걸릴 정도로 병에 대한 저항력이 약하다. 심지어 영양실조에서 오는 간질성 질환을 앓는 경우도 있다.

그렇다면 그 이유는 어디에 있는 것일까.

아마도 당신은 자연건강이란 말을 들은 적이 있을 것이다. 어쩌면 자연건강 식품 한두 가지는 먹었을지도 모른다. 요즘 세상은 자연건강에 대해 아는 체를 안 하면 시대의 낙오자가 되고 자연건강 식품을 먹지 않으면 당장 탈이 날 것으로 알고 있다. 한마디로 자연건강과 자연건강 식품에 노예가 되고 있는 것이다.

약삭빠른 장사꾼들은 금세기의 복음처럼 별의별 자연식품, 건강식품을 선전하고 대중매체들은 이에 편승한다. 자연건강서에 쓰여 있는대로 하고 자연건강 식품만 먹으면 그 어떤 병에도 걸리지 않고 불로장생할 것 같다. 적어도 건강에 관한 글을 쓴다고 하면 '자연' '건강' '생명' '환경'이란 네 단어는 필수적이다. 그러나 자신의 몸 하나 가누지 못하는 알코올 중독자나 약물 중독자까지 거창하게 생명 문제를 이야기하는 세상이고 보면 서글픈 느낌마저 갖게 된다.

자연건강 식품이라고 떠드는 것은 사실 30년 전만 해도 소름끼치는 구황식품이었다. 그 시절에는 하루 세 끼 밥만 배부르게 먹으면 대통령이나 재벌이 부럽지 않았다. 춘궁기가 되면 산에 가서 칡뿌리를 캐어 떡을 해먹거나 산나물죽으로 허기를 채웠던 시절이었다. 이러니 항문이 찢어져 피가 나고 산모는 아이를 낳다가 죽고 요행으로 살아남은 아이는 뼈가 채 자라기도 전에 산에 가서 땔감을 하든가 농사일을 거들어야만 했다.

지금처럼 섬유질 식품을 골라서 먹는 것은 별 문제가 없지만 당시에는 어쩔 수 없이 섬유질로 된 한 가지 음식만을 먹었으니 부작용이 없을 수 없었던 것이다. 그 결과 40세가 넘으면 늙은이가 되고, 간혹 명이 길어 환갑까지 살면 온 마을이 장수 기념 축하잔치를 벌이곤 했다. 이들에게는 요즘 도시에서 천대받는 설탕, 쌀밥, 돼지고기가 건강 장수를 위한 고단위 영양식이었다.

자연건강 식품이 건강에 좋은 것은 사실이다. 또 맑은 물, 좋은 공기라는 자연환경 조건이 중요하다는 것도 맞는 말이다. 그러나 그 시절에는 그같은 조건으로 살아도 40세를 넘기지 못했다. 이것이 바로 자연생활의 한계이다. 또 공해 없는 자연환경과 자연건강 식품이 건강과 행복의 충분조건은 될지언정 필요조건이 아님을 알게 해준다.

그렇다면 도시 생활에서 탈출하고 싶지만 그렇게 하지 못하는 도시인들, 몸에 좋다는 자연건강 식품만을 먹지만 별로 건강하지 못한 도시인들이 참으로 건강하려면 어떻게 해야 하는가. 문제는 적게 몸을 움직이고 적정량보다 훨씬 많은 양의 식사를 하며 욕심 사납게 생각을 많이 하는데 참된 원인이 있다. 그런데도 사람들은 모든 것을 환경 탓으로만 돌리고 싶어한다. 원인을 밖에서 찾지 마라. 근본적인 문제는 당신 자신의 내부에 있다. 주어진 환경에서 최선을 다하면 거기에 천당이 있고 극락이 있고 유토피아가 있다. 자연건강 식품과 공해 없는 자연환경은 결코 건강과 행복의 필요충분조건이 아니다.

현재 당신이 처한 입장에서 바쁘게 일하고 음식에 대한 편견을 버리고 또 욕심을 버려 자기 분수에 맞는 생활을 하면 저절로 건강하고 행복해진다. 일상생활과 격리된 채 산속에서 도를 닦는다는 사람들의 넋두리는 무시해도 좋다. 산속에서 수도자 같은 생활을 하는 사람들은 절대선絕對善을 찾으려는 욕심이 강하다 보니 갈등이 생기고 신경이 예민해져서 사고의 폭이 좁아지게 마련이다. 겉보기엔 군자나 성인 같지만 속은 병들은 소인배나 다름없다.

고기가 물에서 떠날 수 없듯이 인간은 사회에서 떠날 수 없다. 잘난 것과 못난 것, 이런 것과 저런 것이 사람들 틈에서 서로 부대끼면서 여과되고 승화되는 과정을 거치는 가운데 사람은 사람답게 된다. 이같은 과정을 거치지 않고 단숨에 결론에 이르려 한다면 문제가 생기게 마련이다. 복잡하고 짜증나는 도시를 떠나고 싶다고 생각하기 전에 자신이 방황하고 있지 않은가를 먼저 떠올려 보자. 진짜 건강한 사람은 참으로 사람답게 살고 있는 사람이다.

'강간을 피할 수 없으면 즐기라'는 말이 있다. 도시를 강간의 질곡으로 파악하느냐, 즐거움의 공간으로 받아들이냐 하는 것은 각자의 선택이다.

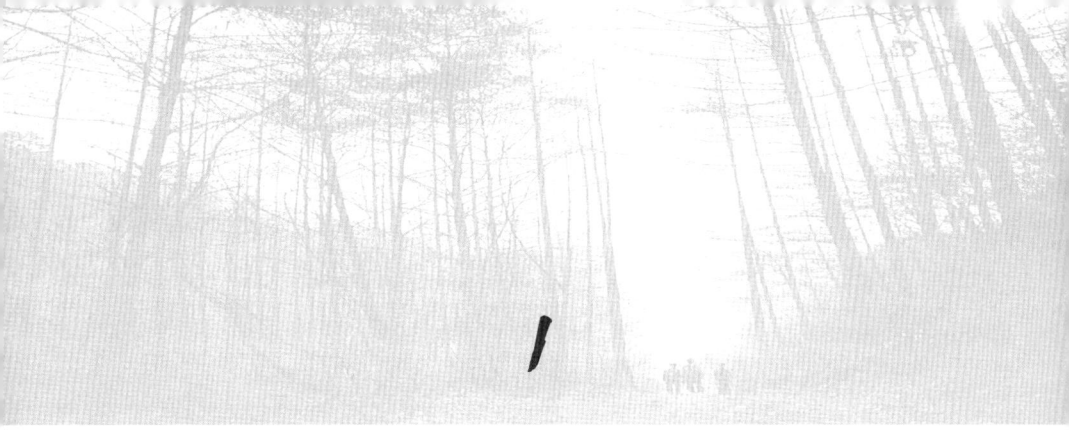

병 나가라, 뚝딱!

'병 나가라, 뚝딱!' 하여 간경변 고친 외교관

"씨×, 기분 좋다!"
"×같은 세상이다!"
"이 ×같은 년아, 한 잔 받아라!"

이미 사형 선고를 받은 간경변 환자에게 연 사흘 동안 술을 먹이면서 이런 욕설을 의도적으로 시켰다면 독자들은 나를 '미친 한의'라고 할지 모른다. 더욱이 그 환자가 세련된 품위와 매너를 지닌 전직 고위 외교관 출신의 인텔리였다면 더욱 의아해 할 것이다.

어느 날 갑자기 '간경변'이라니

서울대 법대 출신의 이 선배(60세)가 나를 찾아온 것은 2년 전 봄이었다. 어느 날 마치 저승에서 탈출한 듯한 몰골을 한 사람이 한약방 문을 열고 불쑥 들어섰다. 그는 다름 아니라 내가 대학생이던 60년대에 어지러운 시국을 함께 고뇌했던 선배였기에 더욱 놀랐다. 그러나 무엇보다도 나를 당혹스럽게 한 것은 10여 년만에 만난 그 선배에게서 불치병 말기 환자가 풍기는 시체나 다름없는 싸늘한 느낌을 받았다는 것이다.

우리는 서로 다른 길을 걷다 보니 만난지 어느덧 10여 년이 지났다. 신문지상을 통해 지구촌을 누비는 그의 활약상은 익히 알고 있었지만 두메산골에 있는 이름 없는 한의와는 만날 기회가 없었다. 아무리 친한 사이라도 서로 이해가 맞물려 있어야 자주 만날 텐데, 추구하는 세계가 다르다 보니 보고 싶은 마음은 있어도 좀처럼 만날 기회가 없는 것이 세상살이이다.

이 선배는 공직에서 퇴직하고 그동안 읽지 못했던 책이나 읽으며 한동안 하는 일없이 쉬었다. 그렇게 몇 달을 쉬었는데도 이상하게 직장에 다닐 때보다 쉽게 지치고 아침에 일어날 때면 몸이 천근만근 같았다. 평소 건강에 대해서만큼은 자신이 있었기에 걱정을 하지 않았지만 그래도 종합 검진을 받아 보라는 부인의 성화에 못 이겨 병원을 찾았는데 뜻밖에도 간경변이라는 진단을 받았다. '절대 그럴 리가 없다'고 생각한 그는 외국의 유명 의료진을 찾아 재검사를 받았지만 결과는 마찬가지였다. 일단 병을 인정하고 받아들인 그는 '노력해 봅시다'라는 의사의 말을 좇아 국내는 물론, 외국의 유명한 의사의 처방까지 열심히 받았다. 그러나 2년여의 눈물겨운 투병 생활에도 불구하고 병세는 좋아지는 기미가 보이지 않았다.

간경변은 간염 증상이 깊어져 나타나는게 일반적이지만 평소 피곤함을 심하게 느끼거나 짜증나는 횟수가 잦아져 간 기능이 약해졌다고 자가진단을 하다가 돌연 간경변이란 전문가의 진단을 받는 수도 많다. 일단 간경변이라는 진단이 내려지면 사람마다 다소 차이는 있지만 사는 기간이 보통 6개월에서 10년 정도로 그 폭이 넓은 것도 특징이다. 이 선배는 완전히 사형선고를 받고 집행일만 기다리고 있었다. 우연이나 요행, 기적 외에는 도저히 빠져나갈 길이 보이지 않았다. 삶을 정리하기로 마음먹고 지나온 날을 되새기다가 내 얼굴이 떠올라 여기저기 수소문하여 찾아온 것이다. 물론 내 의술을 믿고 병을 고치려고 온 것은 아니었다. 다만 죽기 전에 가깝게 지내던 후배의 얼굴이나 보고 마지막으로 설악산도 구경할 겸 찾아온 것이었다.

욕설도 때로는 약이 된다

이 선배는 나를 만나자마자 눈물부터 흘리며 억울하다고 하소연했다. 자기는 평생 남에게 못된 짓을 한 적도 없고, 비록 하느님을 믿지는 않지만 십계명을 어긴 적도 없을 만큼 사회의 완전한 모범생으로 세상을 살아 왔다고 자부했다. 그런데 어째서 부정부패나 사기 행각 같은 못된 짓을 많이 하고 과음 과식으로 몸 관리를 엉망으로 하는 사람들은 아무런 탈 없이 잘 살고 있는데, 왜 자신만 이런 불치병에 걸려야 하는지 하늘이 원망스럽다고 했다.

그의 말처럼 질병이 마음씨 착하고 좋은 사람에게는 찾아오지 않으면서 나쁘고 악한 사람만 골라서 찾아오는 것이라면 얼마나 좋겠는가. 하지만 질병은 착한 사람, 나쁜 사람 가리지 않고 누구에게나 사전 통보 없이 찾아오는 교통사고와 같다. 사람의 인격이나 교양, 그리고 덕망과는 아무런 관련이 없다.

우리는 밤새워서 많은 이야기를 나누었다. 그러면서 나는 이 선배를 본능적으로 한 사람의 환자로 바라보게 되어 그의 병세와 정신 상태를 세밀하게 분석했다. 그리고 머릿속에 한 가지 치료 방법을 떠올렸다. 다음 날 나는 이 선배에게 오래간만에 만났으니 술이나 한잔 하자고 제안했다. 예상했던 대로 그는 의사가 술을 마시면 큰일 난다고 했다면서 펄쩍 뛰었다. 사실 간병 환자에게 술은 독약과 같은 것이다. 그러나 나는 기왕 죽을 목숨인데 더 이상 무슨 큰일이 나겠느냐고 달래면서 억지로 끌다시피 술집으로 갔다.

나는 허름한 선술집에서 동네 과부 두 사람을 불렀다. 그리고 무슨 말이든 한 마디 할 때마다 반드시 욕설을 끼워 넣어야지 그렇지 않으면 벌주와 벌금을 물기로 했다.

이 선배는 처음에는 무척 주저하는 모습이었다. 낯선 여인들 앞인지라 나름대로 예의를 갖추려는 듯했다. 옆에 앉은 과부가 술을 권하면 두 손으로 공손히 받아 놓고 술잔만 만지작거릴 뿐 별로 마시지 않았다. 내가 "아, 씨×, 술 좀 드시오!"하면 "알겠소"하는 게 고작이었다. 그러나 어느 정도 시간이 흐르고 분위기가 그럴듯하게 흘러가자 서서히 녹아들기 시작했다. "에이, 씨×, 내가 왜 이런 죗값을 치러야 하나!"하면서 자신이 살아온 삶의 앙금을 털어놓기 시작했다. 우리는 그날 곤죽이 되도록 욕하며 술을 마시고 떠들었다. 다음 날 그는 평생 처음으로 과음하고 주정하고 욕지거리까지 해서 쑥스럽기도 하지만 마음은 홀가분하고 기분이 매우 좋아진 것 같다고 했다.

나와 이 선배, 그리고 두 명의 과부는 연 사흘 동안을 이런 식으로 보냈다. 술좌석의 주제는 특별난 것이 아니었다. 다만 그의 병에 대해서는 일부러 한 마디도 언급하지 않았다. 나흘 째 되는 날 아침, 나는 다소 무리한 탓인지 피곤했지만 이 선배는 오히려 흙빛 얼굴에 화색이 돌았다. 처음 나를 찾아온 날과는 전혀 딴판이었다.

화날 때 화내고 슬플 때 슬퍼해야

술좌석을 통해 이 선배에게 이른바 '인성 소양교육'을 시킨 것은 일찍이 허준 선생의 『동의보감』에 언급되어 있는 것을 응용한 것이다.

『동의보감』에는 '대노大怒하고 기가 역상逆上하여 내리지 않고 협하脇下에 쌓이면 간이 상하고 또 대노하여 기가 역상하면 간이 상한다'고 적혀 있다. 쉽게 말하면 기氣는 몸의 위에서 아래로 순환되어야 하는데, 거꾸로 올라가 순환이 안 되면 몸에 찌꺼기가 생기게 된다. 불순물이 많아지면 이를 해독시키는 간이 제 기능을 다 못하게 되어 과부하 현상을 일으키고, 결국 간세포가 죽게 됨으로써 간 전체가 서서히 굳어지게 된다. 요즘 말로 하자면 간경변 증상을 보이는 것이다.

물론 간은 자신의 건강 상태가 어느 정도 좋은지 나쁜지를 얼른 알아차리게 해주는 '정직한 장기'는 아니다. 간세포가 절반 이상 파괴되어 거의 회복 불능 상태가 될 때까지는 그 증상을 드러내지 않아 '침묵의 장기'라고도 불린다. 어느 병이든 초기에 알아내면 쉽게 고칠 수 있지만 간질환의 조기 발견이 어렵고 치료 또한 어려운 까닭이 여기에 있다.

허준 선생이 『동의보감』을 저술하던 조선조 시대(선조)에는 공해 문제가 없었으므로 간이 상하는 주요 원인을 화를 내어 기가 역상하는데 두었다. 오직 스트레스만을 간병의 원인으로 본 것이다. 그러나 오늘날의 간질환은 오염된 음식, 오염된 공기, 오염된 물, 그리고 스트레스가 주원인이다. 다시 말하면 잘못 먹고 잘못 마시고 잘못 숨쉬고 탐욕의 산물인 과도한 스트레스에 의해 생기는 병으로, 한마디로 자연을 거스르는 짓을 한 결과이다. 물론 화를 내는 것만이 간을 상하게 하지는 않는다. 화를 참는 것도 겉보기에는 교양과 인격을 갖춘 것 같아 보기는 좋지만 속으로 곪기 때문에 건강에는 화를 내는 것보다 더 해롭다. 그러므로 허준 선생이 『동의보감』에서 지적한 '대노大怒하고…'라는 말을 '대인大忍하고…'로 바꿔야 한다.

인간이란 화날 때 화내고 슬플 때 슬퍼해야 한다. 로봇처럼 완벽한 것보다는 뜨거운 피가 흐르는 '결함 많은 인간'이 되어야 한다. 그래야만 자신의 결점이나 잘못을 반성하면서 남의 허물을 이해하고 용서해줄 수 있다. 약간은 모자라고 짜증나고 변덕스러운, 그러면서 항상 불안정하고 불완전한 것이 사람다운 사람이다. 인간의 원초적인 희로애락이 사람들 사이에서 흙탕물처럼 뒤엉키면서 여과되고 승화되어 자연스러운 인간이 되어야 한다. 깊은 산속에 혼자 사는 대선사大禪師나 깡통로봇이 되어서는 안 된다. 용기 있는 사람, 지혜 있는 사람이란 자신의 허물을 알고 그것을 솔직하게 인정하는 사람이다.

그러나 이 선배가 살아온 인생은 자연스러운 인간의 삶이 아니라 틀이 정해진 깡통로봇의 삶이었다. 그는 어릴 때부터 완전한 모범생으로 성장하여 일류 마크가 붙은 학교를 거치고 외무고시에 합격하여 외교관이 되었다. 품위 있고 교양 있는 세련된 매너는 치열한 공직 사회에서 남보다 앞서는 빠른 승진을 보장해 주었다. 그는 넓고 할일이 많은 외교 무대에서 화려한 생활을 하다가 정년퇴직을 했다.

화려한 외교 무대에 걸맞은 생활을 하려면 극도로 절제된 말과 행동이 필수적이다. 그는 어릴 때부터 남의 칭찬에 익숙해지다 보니 자기의 개성은 없어지고 남이 나를 어떻게 평가하느냐를 세상살이의 척도로 삼았다. 감정을 드러내 보이는 것을 수치로 여기고 그것을 배꼽 아래에 감췄다. 기분 나쁜 상태나 욕설을 하고 싶은 상황에서도 품위와 교양을 잃은 적이 없다. 마음에 드는 여자가 있어도 십계명을 어기고 그동안 쌓아 놓은 기득권에 금이 갈까봐 의식적으로 외면하고 언짢은 일을 당해도 의연하게 대처했다.

결국 이 선배는 간경변을 치료하기에 앞서 이 같은 깡통로봇 의식으로부터의 탈출이 필요했다. 외교관으로 세계를 돌아다니며 많은 사람과 접촉했지만 그것은 인간적인 만남이 아니라 박제되고 경직된 삶이었다. 지구를 수십 바퀴 돌았어도 실제로는 평생 열 발자국도 못 걷고 죽는 양계장에 갇힌 닭의 일생과 비슷한 삶을 살아온 셈이다.

내가 이렇게 말하면, 여러분들은 이 선배와 비슷한 처세술로 세상을 살아가는 수많은 사람들은 다 죽을병에 걸려야 되느냐고 되물을 것이다. 그러나 답은 간단하다. 세상살이는 자신의 감정이나 개성을 어느 정도 감추거나 절제하고 살 수밖에 없다. 대부분의 사람들은 그 같은 박제된 삶에서 받는 스트레스를 푸는 자기 나름대로의 방식을 가지고 있다. 포장마차에서 소주 몇 잔을 마시며 세상을 욕하거나 노래방에서 고래고래 노래를 부르는 것은 건강을 지키는 좋은 방법의 하나이다.

싫은 것은 싫다고 하고 좋은 것은 좋다고 당당하게 말하며 자신이 하고 싶은 것은 누가 뭐라도 하는 X세대들의 생활 방식을 두고 기성세대는 많은 걱정을 한다. 그러나 역설적으로 따지면 그들과 같은 생활 태도는 건강이란 측면에서 오히려 바람직한 면도 있다. 내가 이 선배로 하여금 연 사흘 동안 고주망태가 되어 상스런 욕설을 하며 주정하게끔 만든 까닭은 바로 이런 이유에서였다. 30여 년 동안 응어리진 그의 깡통로봇 의식에서 비롯된 고정된 사고의 틀을 부수지 않으면 '백약이 무효'였기 때문이다.

녹즙은 간에 해로울 수 있다

간경변 환자인 이 선배에게 사용한 치료법은 『동의보감』에 실려 있는 것을 토대로 하여 그의 적성과 체질, 병의 상태, 그리고 내가 살고 있는 이곳 강원도 방태산의 자연환경을 고려한 것이었다.

우선 마음을 가라앉히고 몸을 다듬는 방법으로 수양법과 도인법導引法을 사용했다. 수양법은 매월 초하룻날 새벽에 동향평좌東向平坐하고 이를 세 번 마주치면서 동방의 청기靑氣를 아홉 번 마시고 아흔 번 폐기閉氣한다. 도인법은 정좌하여 양손으로 계하階下를 여러 번 안마하고 서서히 3~5도徒에 걸쳐 몸을 낮추고 다시 정좌하여 양손을 끌어서 서로 교차하고 반복하면서 가슴에 닿도록 3~5도 한다. 이것을 오래 하면 간의 적취積聚와 풍사風邪와 독기가 제거된다.

다음으로 처방인데, 『동의보감』에 따르면 간허肝虛에는 사물탕四物湯, 청간탕淸肝湯 혹은 보간환補肝丸을 쓰는데, 간병에는 당풍堂風하는 것을 금하도록 되어 있다. 청간탕은 간의 경락인 간경肝經이 혈허血虛하고 노화가 있는 증상을 다스리는데, 백작약과 천궁, 당귀 각 4그램, 산치자인 목단피 1.6그램으로 만든다. 보간환은 간허를 다스리는데 사물탕에

방풍, 강활을 가하여 밀환蜜丸한 것이다. 이밖에 단방單方으로 21종이 있으나 이곳 산에서 쉽게 구할 수 있는 초용담草龍膽, 세신細辛, 결명자決明子, 차전자車前子, 제자薺子, 복분자覆盆子, 청상자靑箱子, 산조인酸棗仁, 산수유山茱萸, 사삼沙蔘, 창이자蒼耳子, 작약芍藥, 고삼苦蔘, 청피靑皮, 모과木瓜, 소맥小麥, 총백蔥白, 이李 같은 나물과 약초를 사용했다. 사실 『동의보감』에 적혀 있는 단방의 나물과 약초만 먹으려고 해도 다 먹기가 쉽지 않다. 그런데도 사람들은 간병에 걸리면 마음이 약해져 이상한 학설의 약초나 나물, 비방, 고가의 약품, 수입품 약초에 귀를 기울인다. 하지만 우리나라의 산과 들에 사시사철 간에 좋은 나물과 약초가 즐비하게 자라고 있으니 그것을 잘 활용하는 것이 제일 좋은 방법이다.

　요즘 녹즙을 먹는 사람들이 많은데, 녹즙은 간에 해를 줄 수 있으므로 단방 내에 있는 것으로 자연산을 직접 캐 먹거나 나물국을 끓여 먹는 것이 좋다. 즙을 내어 먹는 것은 자연 상태로 먹는 게 아니다. 식물의 어느 특정 부위만을 빼먹는 것은 위험할 수가 있다.

　물론 신선한 비타민을 섭취한다는 면에서 보면 녹즙을 먹는 것이 안 먹는 것보다 나을 수 있지만 녹즙처럼 엑기스만 빼서 먹게 되면 그 식품의 성분만 빼먹는 꼴이 된다. 자연 식품은 그 식품이 갖고 있는 자연스러운 기를 섭취해야 효과가 있다. 산삼, 도라지에는 사포닌이 많이 포함되어 있는데, 이 성분은 자연산에서만 그 고유한 특성을 가지고 있다. 아무리 완벽한 유기농법으로 재배를 했다고 해도 자연산의 효능을 따라갈 수는 없다.

　봄철에 찾아온 이 선배는 나의 지시대로 이곳 방태산에서 오대산을 오가는 심마니들을 따라 다니며 위에서 말한 단방 약초를 캐어 날것으

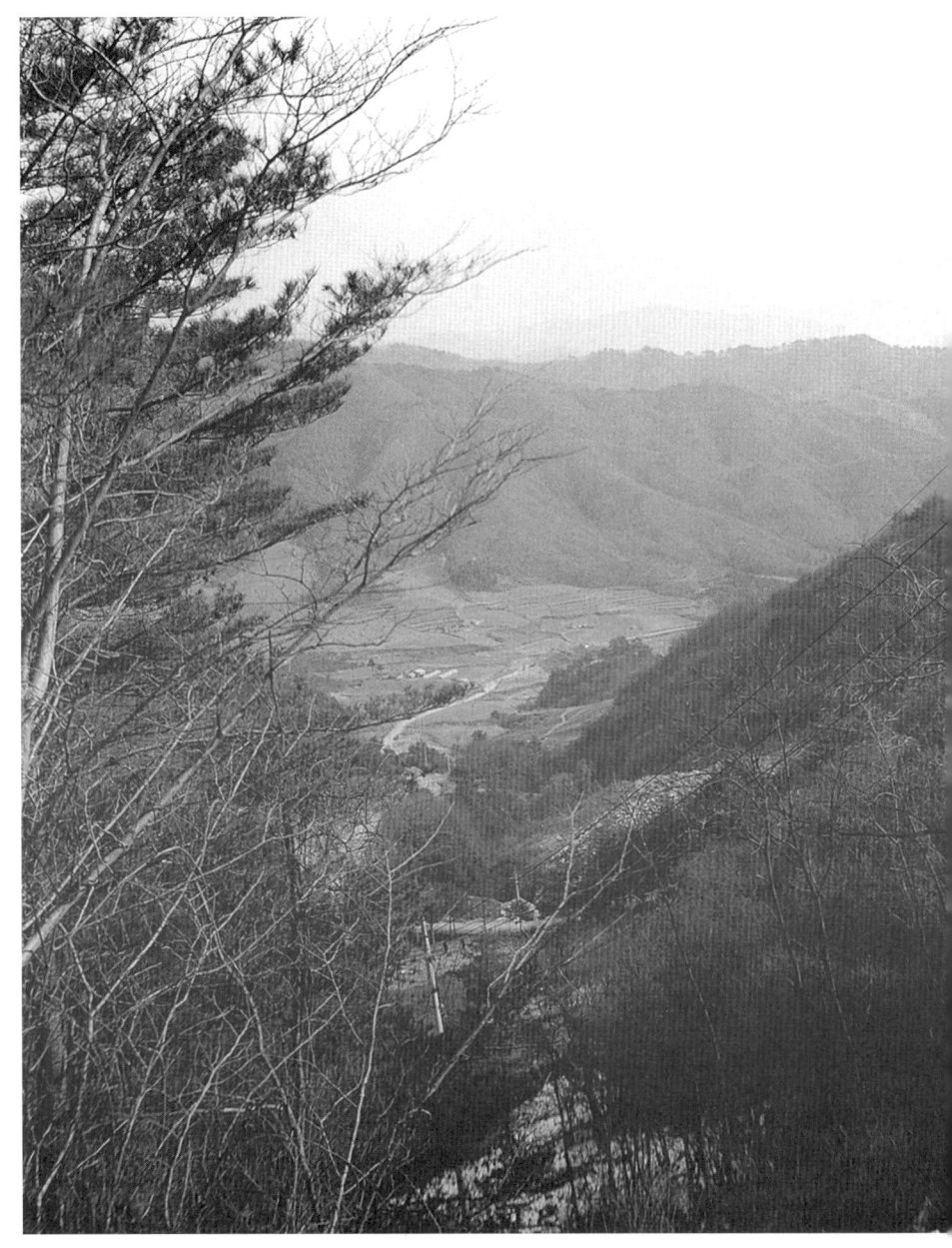
간에 좋은 나물과 약초가 즐비한 강원도 방태산(황정계곡에서 바라본 방태산).

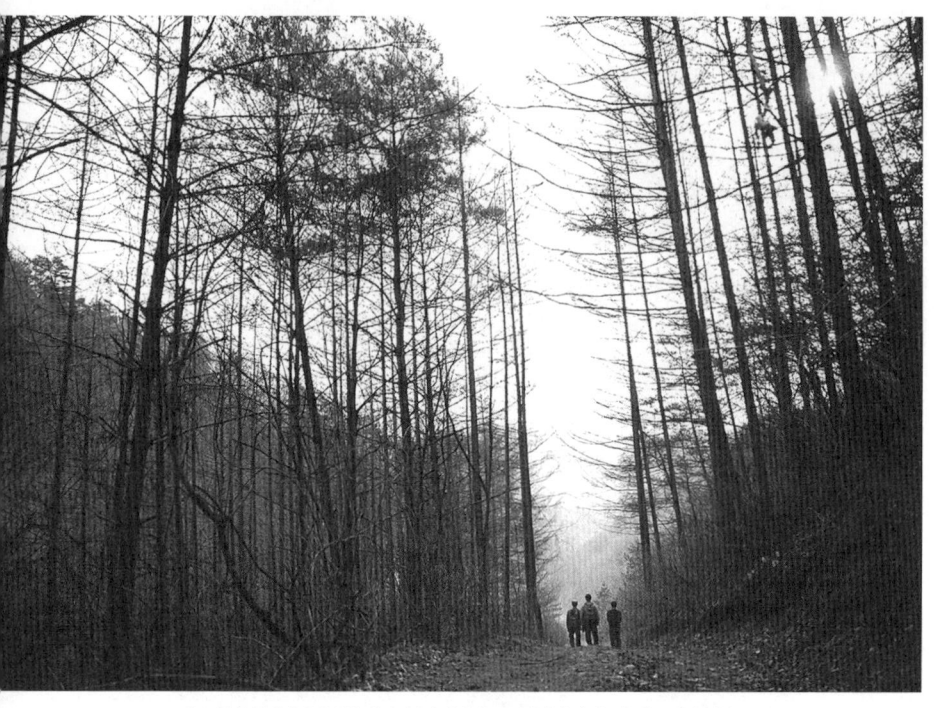

산을 돌아 다니면서 호흡할 때마다 '병 나가라, 뚝딱!' 하면 단전호흡의 효과가 있다.

로 먹고 나물로 무쳐 먹거나 뿌리를 삶아 먹었다. 환자들, 특히 불치병에 걸린 환자들은 음식을 많이 가려 먹는다. 무슨 체질에는 무슨 음식이 좋고 어떤 병에는 어떤 음식이 효과가 있다는 것을 의사보다 더 자세하게 안다. 그러나 나는 어떤 종류의 환자이건 간에 음식을 가려서 먹게 하지 않는다. 아무리 불치병에 걸려도 마찬가지다. 아무 음식이든지 입맛에 맞는 것을 먹도록 할 뿐 몸에 좋다고 해서 먹기 싫은 것을 억지로 먹게 하지 않는다. 환자가 먹어 보고 맛이 입에 맞으면 그 음식은 그 환자의 체질에 맞는 것이 보통이다. 왜냐 하면 병 상태에 따라, 체질에 따라 입맛이 달라지기 때문이다.

어느덧 가을이 왔다. 그런 사이에 이 선배의 몸은 눈에 띄게 좋아졌다. 내 치료 방식에 120퍼센트의 확신을 가진 그는 내 말이라면 무엇이든지 순순히 받아들였다. 몸이 좋아지니 우울증에서 벗어나 '나는 죽지 않는다'는 확신을 갖게 되었고 모든 일에 솔직하고 적극적이었다.

이 선배는 본래 냉소적인 지성인이라 믿는 종교가 없다. 그래서 그에게 내가 만든 하나의 '주문'을 외우게 했다. 그는 이 주문을 외면서 하루 종일 높은 산을 돌아다녔다. 만약 그가 가톨릭이나 기독교 신자라면 '하늘에 계신 아버지…'로 시작되는 주기도문을 외웠을 것이고, 불자라면 '관자재보살…' 하는 반야심경을 중얼거리며 다녔을 것이다. 그러나 믿는 종교가 없는 그에게 '병 나가라, 뚝딱!' '병 나가라, 뚝딱!'이란 주문을 중얼거리게 했다.

이 주문은 정신적인 치유 능력을 높이기 위해 내가 특별히 고안한 진언이다. 호흡을 할 때 숨을 힘 있게 들이마신 다음, 다시 힘 있게 내쉬면서 이 주문을 중얼거리면 단전호흡의 효과와 같이 마음이 편해진다. 고민이 있거나 문제되는 것을 의도적으로 생각하면서 그것이 나가라는 의미를 두고 호흡을 유도하는 것이다. 이를 통해 병이 나가는 체험은 여러 차례 확인할 수 있었는데, 이는 사람들 각자가 가지고 있는 기의 능력 때문이다.

병도 살아 있는 생명체이니 나가 달라고 사정을 하고 성의를 보이면 환자의 몸에서 떠난다. 약보다 정신력이 병을 낫게 하는 더 중요한 요소이다. 지성至誠이면 감천이 아니라 감병感病이다. 이 선배가 결코 죽지 않겠다는 신념을 가지고 '병 나가라, 뚝딱!'을 외친 지 8개월 후 병원에 가서 재검진을 받아 보니 그의 몸에서 간경변이 뚝딱 사라져 버렸다.

누우면 죽고 걸으면 산다

어느 날 염라대왕의 사자가 찾아와서 며칠 후에 당신이 죽을 것이라고 말하면 여러분은 어떻게 할 것인가. "웃기는 소리 말아, 난 할 일이 많은 사람이야, 더 살아야 해!"라고 소리치며 저승사자를 쫓아낼 것인가, 아니면 "예, 말씀대로 꼭 죽겠습니다"라고 할 것인가. 어쨌거나 많은 사람들은 염라대왕의 뜻은 거절할 수 없는 '운명'이라 믿는다.

이 세상에는 과학적으로 검증되지 않았지만 사람들이 열심히 믿는 몇 가지가 있다. 천당, 지옥, 극락, 하느님, 염라대왕 등이 그것이다. 현대 의학의 판단도 이 부류에 속한다. 대부분의 사람들은 현대 의술이 내리는 사형 선고를 염라대왕의 뜻으로 알고 무조건 따르려 한다. 그러나 숨이 완전히 끊어져 염을 하고 관속으로 들여보낸 사람도 살아나는 판에 멀쩡하게 살아 있는 사람이 제3자의 판단에 의해 송장 행세를 하려 든다면 매우 어리석은 일이다. 나는 자신이 불치병에 걸려 곧 죽을 것이라고 말하는 환자들에게 이런 경고를 한다.

"진짜 죽기 전엔 죽었다고 생각하지 마시오."

"관 속에 들어간 사람도 살아나는데 멀쩡하게 숨이 붙어 있는 사람이 왜 송장 행세를 하는 거요."

"요양한다고 자리에 누워 있으면 반드시 죽지만 죽을 각오로 산길을 걷다 보면 절반은 살아날 수 있다."

침대는 병을 치료할 수 없다

박 사장 부부가 경남 삼천포에서 이곳 상남을 찾아온 날은 함박눈이 퍼붓는 소한 추위의 어느 겨울날이었다. 두 사람은 피난민 보따리 같은 많은 짐을 들고 천 리 길을 찾아온 사람들이었다. 첫인상에서부터 전혀 희망의 눈빛을 찾아볼 수 없었다. 마지막 통과의례를 기다리고 있는 가련한 모습이었다. 특히 박 사장의 얼굴에는 저승사자의 그늘이 짙게 드리워져 있었다.

50대 초반의 박 사장은 삼천포에서 몇 개의 사업체를 갖고 자수성가하여 그곳 상공회의소 회장을 지낸 실업가이다. 그는 10여 년 전부터 당뇨가 있어 식이요법을 철저하게 지키며 매일매일 당뇨 수치를 측정해왔다. 당뇨라는 병 자체가 당장 죽을병은 아니어서 조심하며 지냈는데, 어느 때부터인지 당의 수치가 높아져 병원에서 종합검진을 받았다. 진단 결과는 간경변 합병증이었다.

서둘러 입원하여 반년 남짓 병원에서 지냈다. 그러면서 그동안 좌우를 돌아볼 겨를도 없이 일에만 매달려 살아온 자신의 삶을 되돌아보니 허망한 생각뿐이었다. 특히 고향의 청정 해역 바다를 바라보는 즐거움도 이젠 얼마 남지 않았구나 생각하니 그동안 죽자사자 일만 한 것이 억울하기만 했다. 또 그렇게 해서 쌓아올린 사회적인 위치나 재산도 자신을 위해서는 아무 쓸모가 없다고 생각하니 눈물이 왈칵 쏟아졌다. 아무런 희망도 기약할 수 없던 어느 날 우연한 기회에 강원도 산골에 살고 있는 이름 없는 한약방 이야기를 전해 듣게 되었다.

그는 막내딸로부터 산속의 도인처럼 사는 사람의 이야기를 들으면서 처음에는 콧방귀를 뀌었다. '현대 의술로도 못 고치는 병을 일개 산골 한의가 어떻게?'라며 무시했다. 그러면서도 한번 만나 봐도 좋을 것 같다고 생각했다. 그것은 병을 고치겠다는 것보다 일단은 갑갑한 병실에서 벗어나고 싶은 마음에서였다. 그래서 안 된다는 부인을 졸라 나를 찾아오게 된 것이다.

어떤 환자라도 오랫동안 병상에 누워 있게 되면 각종 염증이 생긴다. 몸의 면역 기능과 근육의 힘도 떨어져 결국에는 병에 대한 저항력을 떨어뜨리는 결과를 가져온다. 환자가 침대에 누워 있을 경우 젊은 사람은 하루에 1.5퍼센트 정도의 근육 힘이 떨어지고 노약자는 5퍼센트 가량 떨어지므로 열흘만 병상에 누워 있어도 몸의 기운이 절반으로 떨어지게 된다. 유럽 최고의 명예인 유럽 의학아카데미 위원을 역임했으며 간담췌(간, 쓸개, 췌장) 외구 부분에서 '아버지'로 불리는 스웨덴 룬드 의대 외과의 벵마르크 교수는 "침대는 병을 치료할 수 없다. 환자들을 병상에 가두어둔 것이 서양 의학의 가장 큰 실수이다"라고 주장했다.

그는 첫눈에도 상태가 매우 심각한 환자임을 알 수 있었다. 혼수상태가 심해 나와 마주 앉아 있는 짧은 시간에도 수시로 혼절했으며 제대로 앉아 있지도 못했다. 수전증까지 겹쳐 혼자서는 식사도 할 수 없는 지경이었다. 나는 부인이 진맥을 짚어 달라고 남편의 손을 내게 내밀었을 때 이를 정중히 거절했다. 그 대신 부인을 진맥했다. 부인 역시 매핵기梅核氣라는 신경성 질환을 십여 년 이상 앓아 왔다. 좋다는 약은 다 써 봤지만 늘 그 모양이라고 했다. 몇 군데 지압을 하고 약 한 첩을 지어 주면서 그냥 돌아가게 했다. 독자들은 내가 왜 급한 환자는 진맥도 하지 않은 채 부인을 진맥했는지 궁금할 것이다. 그러나 그것은 계산된 행동이었다. 그가 병상에 누워 죽을 날만을 기다리는 이유는 간단하다. 도시의 '유리 동물원'(유리 안에 갇혀 살듯 살아가는 도시인의 생활은 동물원과 다를 바 없다고 생각한다) 전광판에는 '병이 나면 반드시 누워 정양하거나 약을 먹고 병원에 가야 한다'고 씌어 있고, 특히 간경변에 걸리면 반드시 죽는다고 적혀 있기 때문이다.

나는 치료에 앞서 박 사장의 그 같은 우상부터 부숴야 했다. 병을 오래 앓고 불치병에 걸린 사람일수록 의사를 믿지 못하는 경우가 많다. 그도 마찬가지였다. 비록 천 리 길을 마다 않고 달려왔지만 '설마, 당신같이 이름 없는 산골의 한의가 내노라하는 유명 의사도 못 고친 병을 고치겠느냐?' 하는 의심을 품고 있었다. 그래서 먼저 한 수 보여 준 것이다. 다음 날 꼭두새벽에 두 부부는 다시 찾아와 모든 것을 맡기겠다고 했다. 10여 년 이상을 고생한 부인의 병이 약 한 첩으로 깨끗하게 치료되는 것을 밤새 확인한 결과였다.

나는 그에게 '왜 누우면 죽고 걸으면 사는가'에 대해 간단하게 설명한 뒤, 이제부터는 아무 음식이나 먹어도 좋다고 했다. 그는 나한테 모든 것을 맡긴다고 했으면서도 막상 아무것이나 먹으라고 하자 머뭇거렸다. 하기야 병원에 입원했을 때 음식을 골라 먹어도 효과가 없었는데 아무것

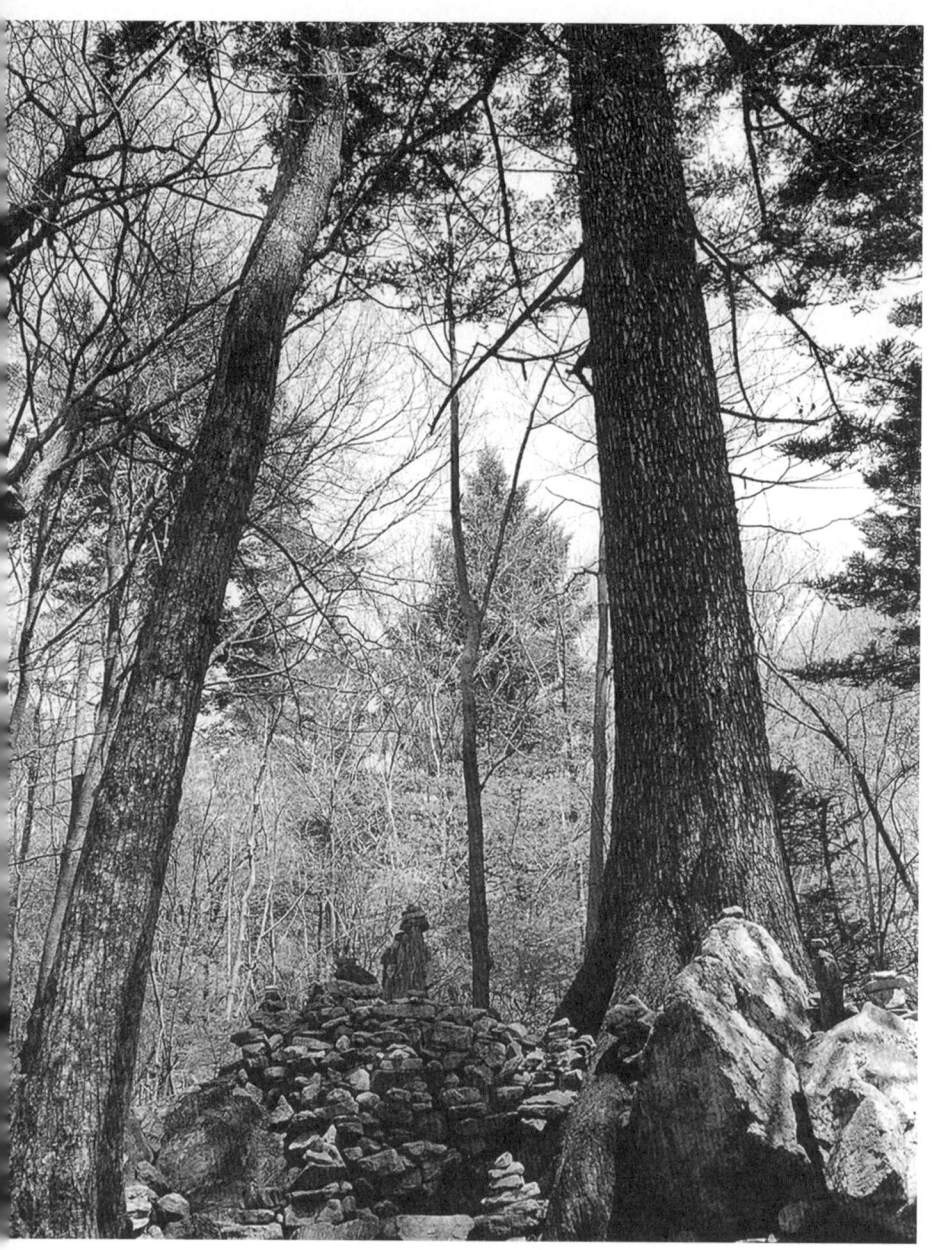
해발 1000미터에 위치한 개인산 약수터에 있는 노거수와 돌탑.

이나 먹으라고 하니 이해할 수 없었을 것이다. 모든 질병이 다 그러하지만, 특히 당뇨병은 식이요법을 최고로 치는 것이 일반적인 상식이다.

음식 궁합은 중요하지 않다

나는 음식이 중요한 것이 아니라 그 음식을 받아들여서 에너지화시키는 몸의 효율이 중요하다는 점을 이야기해 주었다. 먹은 만큼 운동을 해주면 어느 것을 먹어도 이상이 없다고 했다. 또 지금까지 먹고 싶은 것도 못 먹고 힘들여 했던 식이요법으로도 치료가 되지 않았으니 그 방법에는 문제가 있는 것이 아니냐, 따라서 치료 방법을 바꾸는 것이라 생각하고 내 말에 따르게 했다.

일반적으로 환자들, 특히 당뇨 환자들은 금기하는 음식이 많아 소나 염소처럼 풀만 먹는 사람들이 많다. 실제로 당뇨에 좋다는 음식, 약품, 건강법은 백과사전 분량만큼 많다. 그러나 이런 방법으로 병이 나았다는 사람들은 별로 많지 않다. 설사 낫는다 해도 곧 재발하는 경우가 흔하다. 오히려 어떤 약도 먹지 않고 아무 음식이나 먹고 하루 종일 운동하면서 고치는 경우가 많다. 몇 년간에 걸쳐 해오던 치료 방법으로 건강이 호전되지 않으면 새로운 치료법을 찾아야 한다. 그런데 대부분의 환자들은 '유리 동물원'의 전광판에 씌어 있는 대로 계속 누워 약을 먹거나 용하다는 의사를 찾아 이 병원 저 병원을 계속 헤맨다.

박 사장 부부는 방태산 자락에 있는 광욱의 집에 거처를 정했다. 그리고 먹고 싶은 대로 음식을 마음껏 먹었다. 생활 또한 혁명적으로 바꾸어졌다. 수십 년간 3보 이상 걷지 않는 게 습관처럼 되어 있어서 가까운 거리도 차 없이는 다니지 않았던 그였다. 그러던 그가 매일같이 내린천 미산계곡 다리에 있는 광욱의 집에서 6킬로미터 떨어져 있는 개인산 약수터까지 걸어서 갔다가 걸어서 오는 생활을 시작했다.

해발 1321미터인 개인산은 가을 단풍이 빼어난 곳이다. 그리고 해발 1000미터에 위치하고 있는 약수는 우리나라에서 제일 높은 곳에 위치한 약수터이다. 원래 이곳은 1970년대 중반까지 수백 년 된 주목나무, 박달나무, 전나무, 참나무, 단풍나무 등이 빽빽이 들어찬 원시림이었는데 '경제개발'이란 이름 아래 귀중한 자연림이 거덜이 났다. 지금 남아 있는 몇 그루의 노거수老巨樹들은 목재나 땔감으로 전락할 운명이었으나 나무 베기 작업에 동원된 동네 청년들이 약수터를 보호하기 위해 벌목 명단에서 제외시켜 그나마 현재의 모습을 지니고 있다.

우리나라에서 가장 높은 곳에 위치한 개인산 약수.

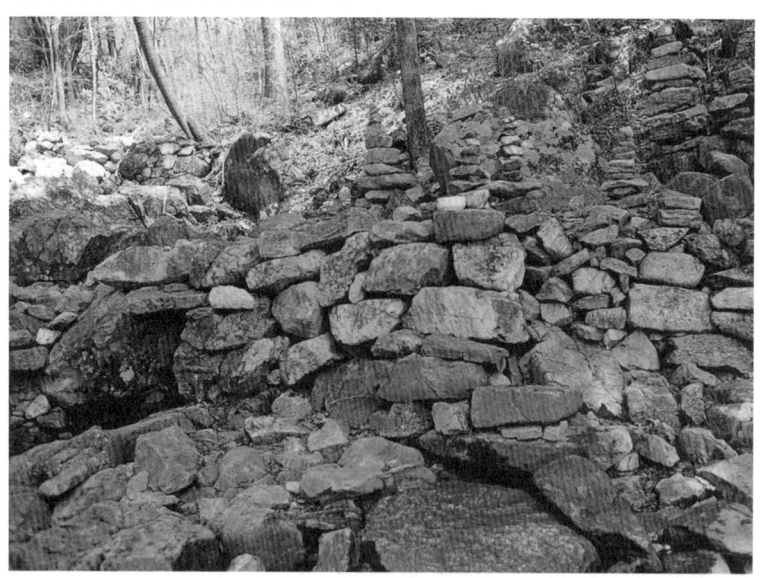

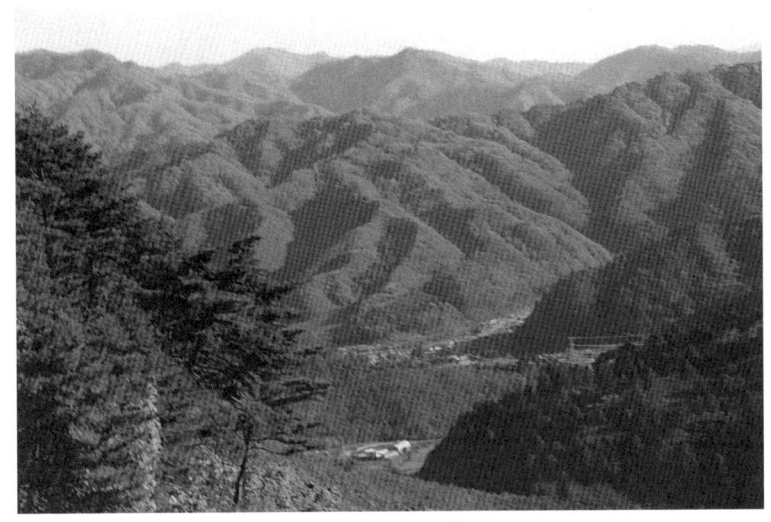
김부리에서 바라본 해발 1321미터의 개인산. 개인산은 가을 단풍이 빼어난 곳이다.

왕복 12킬로미터나 되는 험한 비탈길의 산길을 걷는다는 것은 성한 사람도 쉬운 일은 아니다. 더욱이 눈과 얼음으로 덮인 산길을 걷는 것은 이만저만 힘든 일이 아니다. 건강한 젊은이들도 하기 힘든데 평생을 '자동차 감옥'에서 보내 죽을 기력도 없는 50대의 박 사장이 하기란 얼마나 힘든 일이었겠는가. 길을 걷다가 혼절하기가 수십 차례였다. 나는 등산 안내인 역할을 겸한 광욱에게 박 사장의 다리가 풀려 쓰러지면 부축하게 했다. 그리고 가열순환제를 한 봉지 먹게 하여 다리에 힘이 생기면 다시 산행을 계속하게 했다.

우리가 설악산을 오를 때 대청봉 정상 가까이 갈 때쯤이면 탈진하여 한 발자국도 움직이기 힘든 상황이 생긴다. 이때 초콜릿 한 개를 먹거나 설탕물 한 잔을 마시면 생기가 나서 힘차게 계속해서 산행을 할 수 있다. 마라톤 선수는 골인 지점에 닿기 직전에 엄청나게 기진맥진한 상태에 빠진다. 이때 진수성찬을 차려 먹으면 선수는 즉사한다. 하지만 간단히 설탕물 한 잔을 마시면 원기를 회복하여 무난히 골인 지점에 도달할 수 있다. 박 사장에게 먹인 가열순환제는 설악산 등반인이 먹은 초콜릿, 마라톤 선수에게 준 설탕물 한 잔과 같은 효과가 있다. 인체에는 몸의 효율에 따라 진수성찬이 '007살인 무기'로 둔갑할 수 있고 설탕물 한 잔이 '루르드 기적'의 생명수가 될 수도 있다.

걸으면 살 수 있다는 신념

박 사장은 십여 년간 매일매일 스스로 당뇨 테스트를 해 왔는데 산행을 시작한 지 일주일이 되는 날 당뇨 테스트를 하다가 깜짝 놀랐다. 절제된 식사, 당뇨약으로 잡히지 않던 당뇨 수치가 무절제한 식사를 한 지 일주일 만에 정상 수치가 되었던 것이다. 10년 넘게 고생한 당뇨를 무절제한 식사로 일주일 만에 잡은 그는 어린아이처럼 좋아서 흥분했다. 누워 있으면 죽고 걸어 다니면 산다는 신념이 현실로 나타났으니 기쁜 것은 당연하다.

그는 그동안 운동은 하지 않은 채 누워만 있으면서 치료를 했으므로 식이요법이나 약물요법 등이 모두 독으로 작용했다. 그러나 이곳에 와서는 먹고 싶은 음식을 먹고 약을 먹는 대신 심한 운동을 했기 때문에 당뇨병이 간단하게 치료된 것이다. 이곳의 깨끗한 공기, 깨끗한 물도 한몫 거들고 박 사장의 죽어도 좋다는 각오와 마음도 중요한 역할을 했다.

물론 그의 건강이 계속 상승세만 있었던 것은 아니다. 오랫동안 병상에 누워 있어온 탓에 진맥도 못할 정도의 무맥증無脈症이었다. 또 몸이 워낙 휘진 상태라 약을 쓰는데 노심초사했다. 우선 기를 보補하는 약으로 가열순환제를 주머니에 넣고 가다가 다리가 풀려서 쓰러지면 먹고 다시 일어나 걷게 했다. 무리한 산행으로 혼수상태가 자주 오고 구급차에 실려 병원에 갈 뻔한 경우가 여러 번 있었으나 그는 '죽어도 산속을 걷다가 죽겠다'고 끝까지 버텼다. '산길을 걷다가 죽겠다' '염라대왕도 까불면 죽이겠다'는 독한 마음은 어떤 극한 상황도 극복할 정신력을 주었다. 아마 몇 번 쓰러졌다고 포기했다면 그는 영원히 일어나지 못했을 것이다.

"이제 당뇨를 잡았으니 간경변을 때려잡자!"

월드컵에 출전하는 축구 선수들처럼 박 사장과 그의 부인, 광욱이와 나는 서로 손을 잡고 소리를 질렀다. 6개월 후 그는 하루에 광욱이 집에서 약수터까지 왕복 12킬로미터, 광욱의 집에서 내 약방까지 왕복 26킬로미터, 도합 38킬로미터를 옆집 마실 가듯이 걸을 수 있게 되었다. 하루 100리의 산길을 힘들이지 않고 즐겁게 걸어 다닐 수 있다면 그는 그 어떤 불치병에 걸렸다 해도 건강한 사람이다.

제아무리 건강한 사람일지라도 침대에만 누워 있으면 하루 1.5퍼센트의 기력이 떨어져 70일이면 송장이 될 수 있다. 하지만 아무리 죽을병에 걸린 사람일지라도 산을 걷기만 한다면 살아날 희망이 있다는 것을 박 사장은 행동으로 보여 주었다.

20년 당뇨를 한 달에 고친 신문사 사장 부인

이상하게도 나를 찾아오는 환자의 대부분은 말기 환자들이다. 이곳저곳을 기웃거리며 좋다는 약과 음식은 다 먹어 본 사람들인지라 그만큼 기가 차단되어 몸의 기운 순환이 되지 않는다. 또 아프다고 계속 누워만 있어서 위장의 기능이 거의 정지된 사람들이다. 더욱이 항생제를 많이 복용하여 간이 많이 상해 있다. 간은 자연 상태가 아닌 인공으로 합성된 약품에 거부 반응을 일으킨다. 인공 합성된 음식물이나 약물에 의해 해를 받은 간에 인공 합성으로 된 약을 먹였으니 간이 더 나빠질 것은 뻔한 이치이다.

당뇨병으로 20년 이상을 고생한 R부인(56세)도 마찬가지였다. 특히 그녀의 남편인 H신문사 사장은 어려운 시절에 고락을 함께 나눈 부인의 병을 고치기 위해 좋다는 약과 유명하다는 의사는 빠짐없이 찾아다니며 처방을 하다가 이젠 그 자신이 웬만한 의사는 뺨칠 정도로 당뇨병에 도가 트였다. 하지만 부인의 병은 차도를 보이지 않았고 몇 해 전에는 설상가상으로 풍까지 맞았다.

병이란 음陰과 양陽의 부조화로 기운 순환에 장애가 생겼음을 말한다. 몸의 기운 순환에 장애가 생기면 체내에 불순물이 누적되고 이 누적된 불순물에서 발생하는 독소들이 인체의 각 부위를 공격하는데 그 중 제일 취약한 부분에 문제가 생겨 병이란 이름으로 나타난다. 따라서 몸의 기운 순환을 위해서는 강제로 몸 전체를 쉬지 않고 움직여 주는 길밖에 없다.

뱀을 잡아 우리 속에 가두어 두면 먹은 음식을 모두 토한다. 언젠가 커다란 구렁이 한 마리를 잡아 이곳 습관대로 김치 독에 넣어 두었더니 다음 날 그 독에는 들쥐 두 마리가 함께 들어 있었다. 구렁이는 쥐나 토끼, 청설모 등을 잡아먹는데 어둡고 좁은 우리 속에 가두었으니 소화되지 않는 먹이들을 모두 토해 놓은 것이다. 몸이 차가운 파충류는 따뜻한 태양열을 받아야 소화 기능이 제대로 발휘된다. 태양열을 받지 못하면 소화 능력이 떨어져 소화 불량으로 목숨을 잃는다. 때문에 스스로 먹이를 토해 내는 것이다. 실로 자연의 오묘한 이치이다.

해가 지면 먹지 않는 이유

나는 많은 환자들에게 이 뱀에게서 교훈을 얻으라고 말한다. 나에게 진료를 받으러 오는 환자들의 대부분은 소화 기능이 죽도 못 삼킬 만큼 약해져 있는 것이 특징이다. 모든 환자들이 다 그렇다.

우리는 몸이 불편하면 편안하게 누워 있는 것을 당연시한다. 그러나 나는 다리가 부러진 환자 외에는 있는 힘만큼 걷도록 시킨다. 누워 있으면 소화 기능이 더 약해져 음식을 섭취하더라도 에너지화시키지 못한다. 조금이라도 움직일 힘이 남아 있다면 근육을 써야 한다. 몸을 꾸준하게 움직여 기운 순환을 시켜야 한다. 특히 두뇌를 많이 쓰는 직업일수록 육체노동으로 몸을 단련시키는 게 중요하다.

이때 주의할 것은 해가 지면 가급적 먹지 말아야 한다는 점이다. 중환자일수록 이것은 반드시 지켜야 할 철칙이다. 낮에는 인체의 대사 활동이 활발하므로 음식물을 섭취해도 에너지 전환율이 크지만 해가 진 다음에는 식물과 마찬가지로 인체도 휴식에 들어간다. 쉬고 있는 인체를 괴롭혀서는 안 된다. 우리가 인체의 휴식 시간에 음식물을 섭취하면 오장육부만 괴롭히는 게 아니라 그 음식물이 체내에 누적되어 불순물이 된다. 이 불순물이 질병을 일으키는 독소로 작용한다. 좋은 음식, 나쁜 음식이란 몸의 효율과 상태에 따라 구별된다. 해가 떠 있는 동안에는 가급적 육체를 움직이고 해가 지면 가급적 쉬도록 해야 한다.

나는 R부인에게 지금까지 습득한 의학상식을 모두 무시하고 오직 내 지시만 따르도록 했다. 그리고 지쳐서 쓰러질 때까지 산속을 돌아다니게 했다. 산을 다니다가 기운이 부치면 가열순환제를 복용하게 했다. 식이요법에 맞춰 식사를 하며 당뇨 수치에 연연하던 것을 포기하게 하고 아무것이나 먹도록 했다. 우선 먹고 싶은 것을 먹게 하고 먹은 양보다 더 많은 운동을 하게 했다. 당뇨병은 아무리 좋은 영양분을 인체에 공급해도 그 영양분이 에너지로 전환되지 않는 병이다.

그러나 몸의 효율만 좋아지면 기운 순환이 활발하여 당의 수치는 자연스럽게 정상 수치가 된다. 에너지 효율을 높이는 것은 몸을 열심히 움직여 물리적으로 기운 순환을 시키고 음식이나 다름없는 약인 가열순환제로 화학적인 기운 순환을 시키는 것이다.

나는 당뇨나 고혈압, 중풍을 각기 다른 병으로 해석하지 않는다. 이런 병들은 근본적으로 간의 기운이 약한 간기肝氣 부족에서 오는 병이다. 간기를 보충하려면 기운 순환 운동과 가열순환제를 이용하여 몸의 효율을 높여 주면 된다. 간혹 당뇨를 수치상으로만 체크하다가 간경변 합병증을 일으키게 하는 경우가 종종 있는데, 이것은 병의 근원인 간을 치료하지 않았기 때문이다.

우리는 '기'라고 하면 상당히 막연한 개념으로 이해하는데, 여기서 말하는 '기'는 기운 순환에 필요한 열에너지를 말한다. 그리고 열에너지, 즉 기의 창고는 바로 간이다. 이제껏 간에 이상이 생기면 이를 일반적인 염증성 질환과 같이 취급하여 해열, 소열 등의 방법으로 치료한 것은 잘못된 치료법이다. 오히려 간질환을 악화시킬 수 있다. 몸이 열을 필요로 할 때 열을 보충해야 함에도 불구하고 열을 식히는 해열 소염제를 사용하면 병이 악화될 것임은 당연한 이치이다.

내가 사용하는 가열순환제의 처방은 이 같은 이치에 바탕을 둔 것이다. 마찬가지로 당뇨나 고혈압, 중풍 치료의 요체는 부족한 열에너지를 어떻게 보충해 주느냐에 달려 있다. 그렇지만 자동차 타이어에 바람을 집어넣듯이 간단히 인체에 열에너지가 넣어지는 게 아니다. 인간은 복잡한 정신의 지배를 받는 초고등 생물이므로 정신적인 요소와 몸의 효율 등 여러 복합 요인이 조화를 이루어야만 열에너지를 인체에 넣을 수 있다. 인체가 이 '기'와 원만하게 조화를 이루면 웬만한 간질환은 쉽게 치료된다. 소변을 잘 못 보는 신장병도 같은 논리이다. 이뇨제를 쓰면 쉽게 치료될 것 같지만 그것은 임시방편일 뿐이다. 이는 마치 거지에게 공짜로 먹여 주기만 하면 결국 자생력이 떨어지고 거지 근성이 몸에 배어 영원한 거지가 되는 것과 같다. 거지에게는 밥이 필요한 것이 아니라 일자리가 필요하듯이, 일을 잘 못하는 신장이 일을 잘하게끔 도와주어야 한다. 이뇨제를 계속 복용하면 신장은 일을 더 안 하게 되고 결국은 완전히 무기력한 신장이 되고 만다. 신장에 이상이 있다는 것은 걸러 내는 힘이 부족하다는 뜻이다. 신장의 기능을 되살리는 것은 걸러 낼 수 있는 기를 넣어 주는 것이다.

중증 환자는 산길을 걸어라

R부인의 당의 수치는 한 달 만에 정상적인 수치로 돌아왔다. 먹고 싶은 음식을 제아무리 먹어도 소화가 안 되는 일이 없어서 살맛이 난다고 했다. 인간이 살아 있다는 것은 단순히 목숨이 붙어 있는 것이 아니라 건강하고 즐겁게 사는 것을 말한다. 생명의 소중함을 무시하려는 말이 아니다. 이왕 살려면 건강하게 살아야 한다는 이야기이다. 일 년 뒤에 R부인은 모든 병에서 해방되어 히말라야 등반대에 참가를 할 정도로 건강해졌다.

R부인의 예에서 보는 것처럼, 몸의 효율을 높여 주는 방법은 자꾸 걸어서 물리적으로 기운 순환을 시켜 주는 것이다. 가장 좋은 방법은 해발 1000미터가 넘는 산의 숲이 우거진 길을 설렁설렁 두 시간 이상 걷는 것이다. 만약 이것이 여의치 않을 때에는 집 근처의 소나무 많은 야산을 산행하고, 이것마저 어려우면 틈나는 대로 평지 길이라도 천천히 하루 두 시간 이상 걸으면 된다.

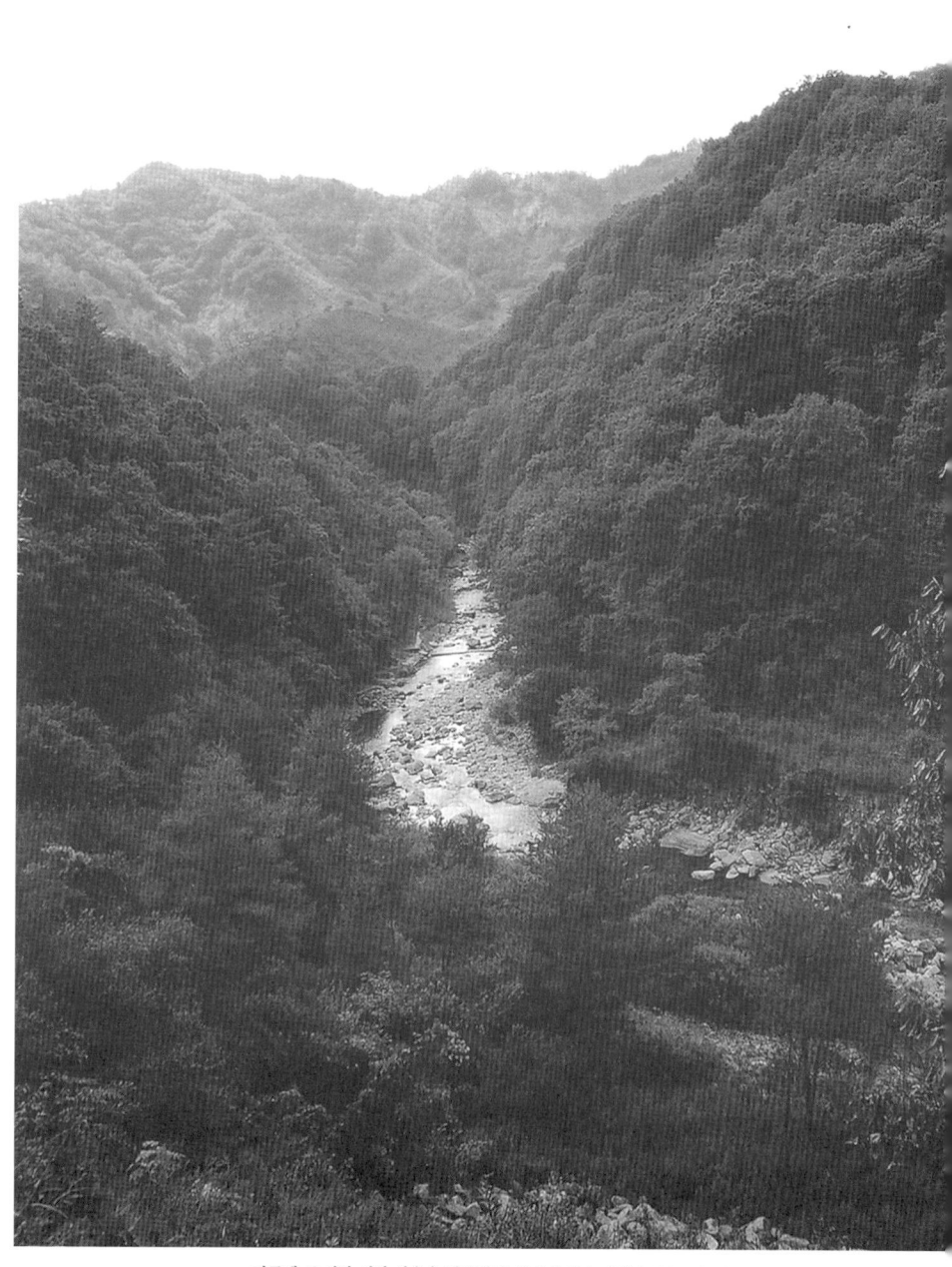

하루에 두 시간 이상 산속을 걸으면 몸의 효율이 높아진다(사진은 황정계곡).

중증의 환자는 반드시 산길을 걸어야 한다. 산속을 걸을 때는 '누워 있으면 반드시 죽지만 걸으면 살아날 가능성이 있다'는 확고한 신념을 가지고 걷는다. 일어날 힘도 없던 중증의 환자라도 일단 산속에만 들어가 걷기 시작하면 힘이 솟구치게 된다.

걷기는 모든 환자의 기본이며 필수이다. 왜 무조건 걸으라고만 하는가. 운동에는 조깅이나 수영, 테니스 같은 수많은 운동이 있는데, 하필이면 왜 걸어야만 하는가. 이유는 간단하다. 정상인 사람도 운동을 할 때는 자신의 여건, 즉 운동을 하는 시간, 체형, 직업이나 경제력 등을 고려하여 결정해야 한다. 그러나 어떤 운동이라도 모든 운동에는 부작용이 뒤따른다. 예컨대 테니스는 팔꿈치를 아프게 하고 골프는 늑골 골절을 가져올 수도 있고 조깅은 아킬레스건에 손상을 입힐 수도 있다. 따라서 정상인도 운동을 할 때는 신경을 써야 하는데, 하물며 환자야 더 말할 나위가 없다. 환자에게 무리함을 주지 않으며 자연스럽게 기운 순환을 시켜주는 것으로는 걷기 운동이 가장 적합하다.

걸으면 물레방아 돌듯이 운동 관성이 생겨 기운 순환이 된다. 기운 순환이 안 되는 대부분의 이유는 하체에 기를 내려 보내지 못하기 때문이다. 그러므로 전신에 기운이 전달되는 수영이나 테니스 같은 운동은 환자의 1차 건강 요법으로는 적당치 않다. 걷는 게 제대로 된 다음에 무슨 운동을 하던 그것은 환자의 마음이다.

기분이 나쁘거나 우울할 때도 걸으면 기분이 상쾌해진다. '기분이 나쁘다'거나 '기분이 우울하다'는 말은 몸의 기가 정체되어 있다는 말이다. 몸이 아프면서 기분이 좋은 사람은 없다. 몸이 조금이라도 불편하면 기분이 상한 느낌을 받는 것은 기가 정체되어 있다는 증거이다. 곧 몸속에 연소되지 않은 불순물이 누적되어 있다는 이야기이다. 이럴 때 열심히 걸으면 기운 순환이 되고 정체된 기가 뚫려 기분이 좋아진다.

항상 몸이 약해서 골골해 하는 30대의 젊은이가 서울에서 짐을 싸 들고 이곳 산골을 찾아온 적이 있었다. 건축업을 한다는 청년에게 나는 곡우穀雨를 전후해서 산에 올라가 수액을 받아먹되, 집으로는 절대로 가져오지 말도록 했다. 이곳 방태산 주변에는 고로쇠나무, 자작나무, 박달나무 등에서 많은 수액을 받을 수 있다.

청년은 하루도 쉬지 않고 산에 올라가 나무 물을 받아먹었다. 비가 오는 날도 올라갔다. 한 달 가까이 지나자 청년의 몸은 몰라볼 만큼 튼튼해졌다. 그렇다면 이 청년은 수액의 효과를 본 것일까. 아니다. 만약 이 청년이 집에서 편하게 이런 물을 돈으로 사서 먹었다면 백날을 먹어도 효과가 없었을 것이다. 물을 받아먹느라고 험한 산을 하루 종일 돌아다녀서 몸의 효율이 높아졌기 때문에 건강을 되찾을 수 있었던 것이다.

돈에 인생을 건 '왕소금'의 디스크 치료

돈 세는 게 유일한 낙

40대 초반의 '왕소금'은 돈이 안 되는 일이면 웃지도 않을 만큼 돈에 철저해서 붙여진 별명이다. 수학은 소질이 없는 탓이지 간단한 곱셈이나 덧셈도 서툴지만 숫자에 '원'자만 붙으면 복잡한 계산도 단숨에 해치운다. 그의 아버지는 비교적 젊은 나이에 자수성가하여 우리나라에서 꽤 이름난 재벌 총수가 되었다. 교육의 혜택을 별로 받지 못하고 어린 나이에 돈벌이에 뛰어들어 성공한 사람들은 성장기에 '놀이'를 할 기회를 잃어 '놀이'를 모른다. 심지어 이를 죄악시하기도 한다. 그래서 취미가 없다. 이들은 돈 세는 게 가장 즐거운 취미이자 유일한 낙이기도 하다. 돈벌이에 도움이 되므로 골프는 치지만 별로 재미를 느끼지 못한다. 다만 돈을 벌었다는 것을 과시하는 전시용 효과만 있을 뿐이다.

예외는 있다. 제3자의 눈에는 쓸데없는 낭비로 보이지만 본인으로서는 꼭 필요하여 큰돈을 지출하는 '놀이'가 있다. 바로 여자에게 돈을 지불하여 얻어지는 '놀이'이다. 왕소금의 어머니도 이러한 지출 항목과 관련하여 아버지와 인연을 맺었는데, 왕소금 하나를 낳고 일찍 죽었다.

왕소금의 아버지는 돈이 모이자, 돌연 사회 지도층 인사로 신분이 상승되었다. 새로운 양반 계급, 새로운 귀족층에 진입할 자격증이 생긴 것이다. 그 결과 왕소금은 신분에 걸맞게 귀족 교육을 받으며 성장했다. 기부금 입학이 불가능한 학교가 아닌 명문 대학에 입학했고 미국의 대학을 거친 다음, 아버지 회사의 부회장이 되었다.

30대 초반에 대재벌의 부회장이 되었지만 돈에 대한 탁월한 감각으로 그 자리를 무리 없이 지켜 나갔다. 미모의 탤런트, 여배우와의 스캔들도 있었지만 이는 그의 여가 선용일 뿐 제3자들이 평가하듯 그렇게 파렴치하거나 불미스러운 일은 아니었다. 원래 인간들은 자기가 하는 일은 거룩하고 남의 일은 스캔들로 보는 못된 속성이 있다.

바쁜 생활을 보내던 어느 날 왕소금은 새벽에 잠자리에서 일어나려다가 허리에 심한 통증과 왼쪽 다리에 마비 증세를 느꼈다. 병원에 가니 디스크와 좌골 신경통이란 진단이 나왔다. 수술을 해야 한다고 하자 그는 단호히 거부했다. 20여 년 전, 미국에서는 디스크 수술을 하지 않는다는 이야기를 미국 유학 중에 들었던 기억이 있었기 때문이다. 미국에서는 수술하여 부작용이 생기면 담당 의사가 그 환자에 대해 평생 책임을 져야 하므로 의사들은 수술을 하지 않는다. 백 번 잘하다가도 한번 실수하면 치명적이기 때문이다.

중증의 디스크와 좌골 신경통 환자에게는 금기 사항이 하나 있다. 어떠한 경우에도 텔레비전의 코미디 프로그램을 보지 말아야 한다. 웃다가 허리에 자극을 주면 환부가 몹시 아프다. 그만큼 엄청난 고통을 수반한다는 말이다.

술과 여자를 너무 밝혀서 간이 나빠진 결과로 생기기도 하는 이 병은 가끔 기공으로 치료되는 수가 있다. 왕소금 역시 기공사, 안마사, 지압사를 불러 집에서 치료를 했다. 신문이나 텔레비전에서 얼굴을 볼 수 있는 유명한 치료인들이 그의 집을 들락거렸다. 다른 곳도 아닌 허리를 못 쓰게 되어 '놀이'를 할 수 없게 되었으니 돈이 아까울 게 없었다. 중국의 유명한 기공사도 초빙되었다. 이들에게 지불한 치료비는 천문학적 액수였다. 그는 여자 외에 이렇게 많은 돈을 써 보기는 처음이었다.

일시적으로 병이 호전되는 기미를 보였지만 불행하게도 그 많은 돈을 쓰고도 좋아지지 않았다. 돈으로도 안 되는 일이 있다는 것을 처음 경험한 것이다. 인격, 학식, 여자, 교양, 존경 등 그 어느 것도 돈으로 해결되지 않은 게 없었는데 이번 경우만은 예외였다. 물론 웅담, 산돼지 쓸개, 오소리 쓸개도 여러 번 먹었다. 중국제이건 한국제이건 간에 좋다는 것은 다 먹었다. 일반 서민들도 허리가 아프면 비싼 돈을 들여 이런 것을 먹는데 돈 많은 그가 먹지 않을 턱이 없다. 실제로 디스크에 쓸개가 기가 막히게 듣는 경우가 있다.

무거운 것을 들다가 허리가 삐끗할 때가 있는데, 좌섬요통挫閃腰痛이라 부르는 이 병은 기체氣滯로 허리에 어혈瘀血이 뭉쳐 심한 통증을 수반한다. 이런 요통에 산돼지 쓸개나 오소리 쓸개, 곰의 쓸개를 독한 술에 타서 마시고 수면을 취하면 몇 시간 후에 심한 통증과 함께 땀을 뻘뻘 흘리면서 잠을 깬다. 이 과정을 거치고 다시 잠이 들었다가 깨어나면 요통이 말끔히 가신다. 쓸개즙은 혈관의 노폐물을 청소하고 응혈 부분이 있을 때 담즙이 풀어 주기 때문이다. 쓸개가 뭉쳐 있는 어혈을 풀 때는 보다 심한 통증이 오지만 일단 뭉친 게 풀리면 통증은 씻은 듯이 사라지고 요통이 낫는다.

웅담, 쓸개를 왜 먹을까?

'기'의 관점에서 설명하면 통증은 그 부분의 기가 막혀 있다는 신호이다. 진통제는 막혀 있는 그 부분을 여는 게 아니라 신경을 마비시켜 아픔을 모르게 하는 일시적인 작용을 한다. 따라서 진통제의 약효가 사라지면 다시 아프거나 더 아프게 된다.

이러한 과정에서 인체의 자가 치유 능력이 실력을 발휘하면 막힌 부분이 열려 통증이 없어지는데, 대부분의 사람들은 진통제 덕분에 낫는 줄로 잘못 알고 있다. 실제로 공을 세운 것은 자가 치유 능력이지 진통제가 아니다. 우리 몸이 가지고 있는 신비한 능력 중의 하나인 자가 치유 능력은 과로한 사람이 허리가 아파 누워 있으면 과로에 뺏긴 에너지가 허리로 가서 치유하듯이 몸의 곳곳에서 스스로 알아서 보충하고 치유하는 아주 중요한 능력이다.

왕소금은 기운 순환 운동은 전혀 하지 않고 고단백질의 음식과 술, 그리고 여자를 곁들인 파티를 매일 밤 열었으니 이것이 복합적으로 작용하여 간과 신장에 이상이 생기고, 이 이상이 디스크와 좌골 신경통으로 외부에 나타난 것이다. 이런 경우에 의사가 아무리 척추 뼈를 눈이 빠지게 들여다봐야 쓸데없는 짓이다. 웅담, 산돼지 쓸개, 오소리 쓸개도 전혀 소용없다.

평소 운동 부족으로 허약해진 허리 근육에 지압이나 마사지를 하게 되면 근육이 더 무력해진다. 지압은 심한 운동이나 심한 노동으로 강해진 근육을 소유하고 있는 운동선수나 육체노동자가 무리를 하여 근육이 아플 때 필요하다. 근육 같지 않은 허약한 근육을 소유한 사람들에게는 지압 등이 오히려 해롭다. 왕소금도 마찬가지이다.

왕소금의 병이 낫지 않는 이유는 간단하다. 하나도 도움 되지 않는 치료를 했기 때문이다. 그가 치료한 것을 나열하면 병원에서 척추 들여다보기, 진통제 먹기, 동물 쓸개 먹기, 지압과 기공하기 같은 쓸데없는 짓만 골라서 했다. 그렇게 돈으로 치료할 수 있는 온갖 방법들이 소용없게 되자 나를 찾아왔다.

국회의원이나 장관도 우습게 여기던 그는 산골에 묻혀 있는 이름 없는 나를 '존경'한다고 했다. 왕소금과 같은 부류의 사람들이 나 같은 사람을 존경(?)하는 이유는 간단하다. 지도층에 소속되어 있는 사람들은 그렇지 않은 사람들에 의해 '존경스런 인물'이 되다 보니 자기가 '존경받을 권리'가 있는 것으로 착각한다. 그들은 자기를 존경하는 사람들은 우습게 여기고 자기를 무시하는 사람들은 이상한 사람으로 취급하여 공격하고 경멸한다. 그러나 자신을 소나 닭 쳐다보듯 존경도 무시도 안하면 안절부절 못하다가 거꾸로 상대를 존경하게 된다.

나는 어떤 환자가 찾아와도 그가 어떤 사회적 지위를 가졌는지 묻지 않는다. 사회적 지위가 낮은 사람이든 높은 사람이든, 돈이 많든 적든, 똑같이 한 사람의 환자로 취급한다. 그러나 지위가 있거나 돈이 조금 있는 사람들은 내가 묻지 않는데도 애써 자신이 얼마나 대단한 사람인가를 보여주려 노력한다. 그럴 때면 나는 예외 없이 말을 끊어 버린다. 환자가 엄청난 권력이나 재력, 유명세를 가지고 있는 사람이라고 해서 의사가 고개를 굽실거린다면 애초부터 병을 고치기는 틀려 버린 것이다.

또 환자들은 자기 병에 대해 많은 설명을 하려 애쓴다. 그러나 환자에게 던지는 나의 질문은 간단하다. 내 말에 따라 걸으면서 살겠느냐, 아니면 누워서 죽겠느냐 하는 선택뿐이다. 불치병, 난치병을 고치는 사람은 서비스업을 하는 것이 아니다. 적어도 환자 위에서 군림해야 한다. 불치병에 걸린 환자일수록 의사를 절대적으로 믿고 따라야 치료가 쉽고 가능하다. 이런 나의 처세를 보고서 어떤 이는 존경을 하고, 어떤 이는 비웃기도 한다. 심지어 배부른 소리를 한다면서 되돌아가는 사람들도 있다. 때문에 초기에는 경제적으로 많은 어려움을 당하기도 했다. 이를 보고 주위에서는 남들처럼 쉽고 편하게 살라 하지만 나는 결코 그럴 수가 없다. 이 같은 방법이 아니고는 간경변이나 간암, 당뇨병 등으로 죽을 날만 기다리는 환자에게 생명의 빛을 줄 수 없기 때문이다.

반욕한 뒤 기운 나면 합격

나를 찾아온 왕소금을 진찰해 보니 간과 신장이 엉망이었다. 고단위 영양식 대신 이곳 산골의 화전민들이 먹는 음식을 먹게 하고 가열진통제, 가열순환제 등 간병 치료용 약을 먹게 했다. 또 매일 황정계곡을 산행하다가 몸이 더워지면 살얼음이 있는 계곡 물에 발가벗고 들어가 명치 이하를 담그고 5분 정도 앉아 있게 했다.

왕소금의 허약한 피부가 찬물의 자극을 받으니 '삶은 문어'처럼 빨개진다. 추위로 숨이 막힐 것 같지만 5분이 지나면 하반신에서 열이 후끈

후끈 난다. 움츠려 들었던 혈관이 5분 후에는 확장된다. 인체는 스스로 인체를 조직하는 성질이 있다. 이 성질은 특별히 외부에서 주어지는 게 아니라 인체 내에서 스스로 자기 조직 self-organization을 컨트롤할 수 있는 능력이 있어서 생긴다. 소위 혼돈 chaos 속의 질서이다. 이 자기 조직 능력은 '자연치유력' '기 순환'으로 표현된다. 생명체는 자기 조직 능력에 의해 하반신으로 기운을 보낸다. 일단 하반신으로 기운이 가면 물레방아 돌듯이 기운 순환이 된다.

반욕법은 옛 선조들이 산속에서 얼음이 풀릴 때 자주 행한 장생법의 하나이다. 겨울에 동상에 걸린 사람들을 치료하는 방법으로 찬물에 동상 부위를 담그게 하는 것도 같은 이치이다. 찬물에 동상 부위를 담그면 우리 몸의 방어 체계는 방어 작용의 일환으로 상반신의 기운을 모두 찬물에 담근 부위로 보내게 된다. 자연히 동상 걸린 부위로 기가 몰리게 되고 그 부위가 따뜻해지면서 동상이 풀리게 된다. 말하자면 강제로 충격을 줌으로써 낫게 하는 방식이다. 만성 동상의 경우 흐르는 물에서 한 달간 이 방식을 반복하면 완치된다.

반욕법은 적어도 해발 1000미터 이상의 산에 흐르는 계곡 물에서 매일 반복해야 제격이다. 시기적으로는 얼음이 얼기 직전이나 녹을 때가 가장 좋다. 처음 시작할 때는 너무 무리하게 할 필요는 없다. 처음엔 발만을 담갔다가 빼고 잠시 후 무릎까지 넣는 등 차츰차츰 넓혀 가는 게 좋다. 이때 주의할 것은 팔을 물에 담그지 말아야 한다. 팔은 명치 위이기 때문이다.

처음 하는 반욕법은 엄청나게 차갑고 고통스럽지만 노래를 부른다거나 숫자를 세는 것으로 자신의 의지력을 시험하다 보면 어느새 하루라

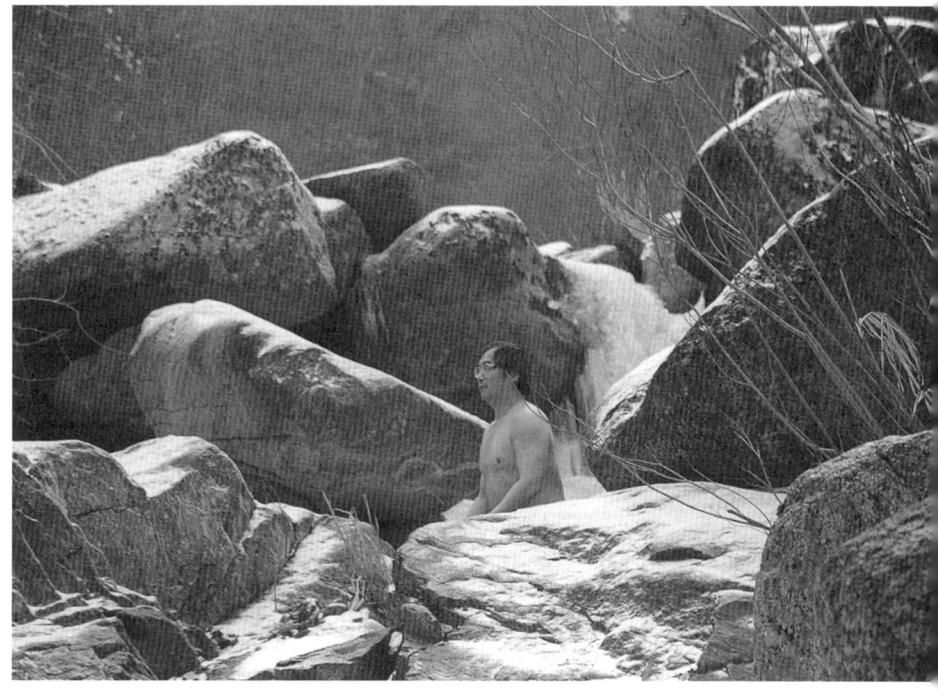

반욕법은 옛 선조들이 산속에서 얼음이 풀릴 때 자주 행한 장생법의 하나이다.

도 안 할 경우 몸이 찌뿌듯함을 느낄 것이다. 목욕 후 기운이 생기면 합격점이고 피곤하고 졸음이 오면 불합격이니 자신의 체질에 알맞게 조절하는 것은 당사자의 몫이다.

산속에서 하는 것이 여의치 않은 도시 사람들은 대중목욕탕이나 가정집에서 냉탕을 만들어 놓고 해도 좋다. 많은 사람들이 사우나탕을 즐겨 이용하는데, 이는 바람직하지 않다. 뜨거운 사우나탕에서 땀을 흘리면 일시적으로 기분이 좋고 몸이 가벼워진 것 같지만 몸의 겉은 뜨거워진 반면 속은 차갑기 때문에 전체적인 기운 순환이 어렵다.

왕소금은 일주일 만에 병세가 많이 호전되었다. 매일 찬물에 들어가

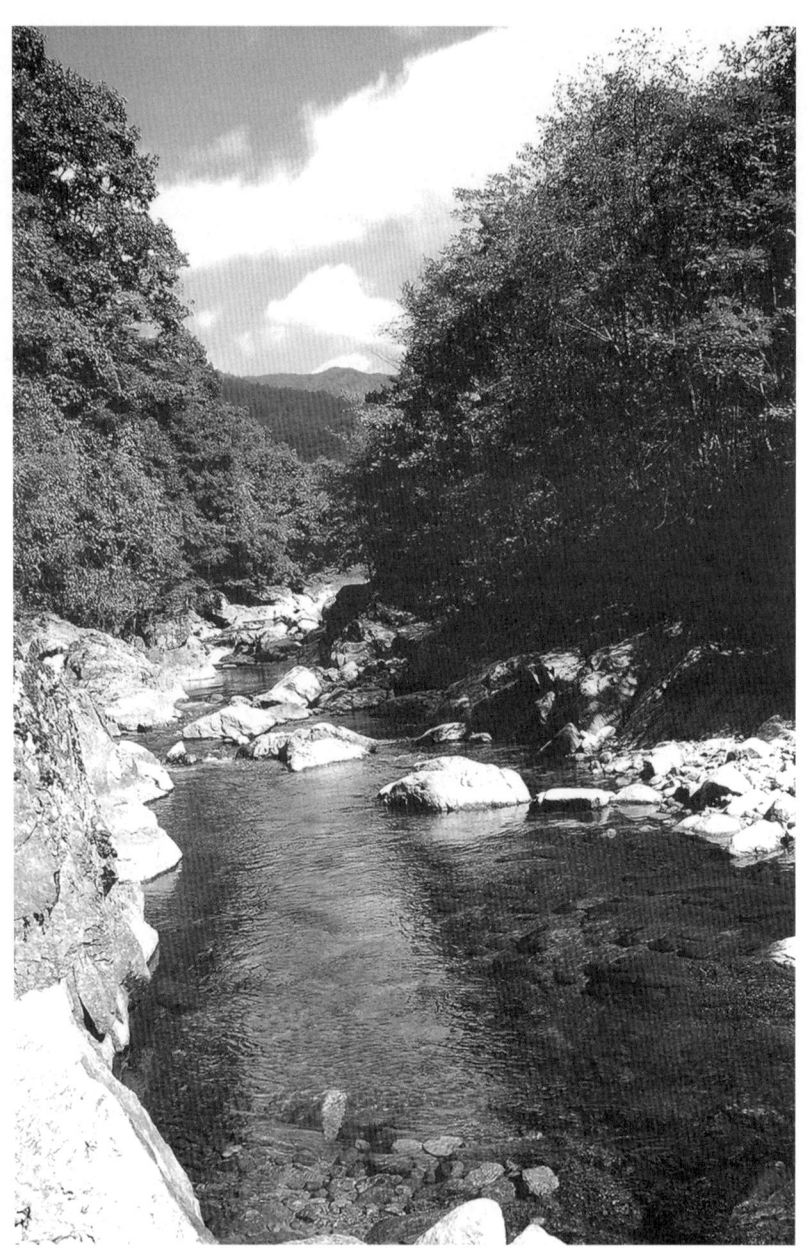
반욕법은 적어도 해발 1000미터 이상의 산에 흐르는 계곡 물에서 매일 반복해야 제격이다.

고 산길을 걷다 보니 자연 치유력에 의해 몸이 좋아진 것이다. 그러나 처음 이곳에 와서 무척 아플 때는 회사고 뭐고 다 때려치우고 산골에서 약초 캐고 밭일이나 하며 영원히 살 것처럼 말하던 그는 몸이 나아지자 다시 회사 일을 걱정하기 시작했다. 바로 이때쯤에서 결단을 내려야 한다. 좋은 공기, 좋은 물, 기막힌 산세도 며칠 지나면 지루해진다. 권태가 생기게 되고 이 권태는 스트레스와 마찬가지로 간을 상하게 하여 다시 허리병을 도지게 하기 때문이다.

그는 보름 만에 다시 서울로 돌아갔다. 나는 왕소금으로 하여금 서울로 올라가 정상적인 회사 업무를 보면서 자연 치유력에 의한 치료를 잊지 말라고 했다. 그는 내가 지시한 대로 운동요법, 식이요법, 목욕요법을 열심히 하면서 간과 신장의 치료를 위해 가열소염제와 가열순환제를 복용했다. 100일 후 드디어 그는 디스크, 좌골 신경통에서 완전히 해방되었다.

그는 몸을 치료하려고 산을 다니다 보니 하찮게만 보였던 자연에 눈을 떴다. 전에는 꽃, 새, 다람쥐를 보면 '저 야생화는 값어치도 없는 것' '저 새는 싸구려 새' '저 다람쥐는 수출 길이 막혀 헐값' 등으로 생각했는데, 이제는 보는 눈이 달라졌다. 구름과 파란 하늘의 아름다움이 보이고 야생화의 건강한 모습과 산새들의 울음소리가 즐겁게 들렸다. 새로운 즐거움은 그를 놀라게 했다. 자연의 아름다움에 눈을 뜨니 자연의 귀중함을 알게 되고 자연보다 더 소중한 인간과 인간 관계의 아름다움을 알게 되었다.

아름다움을 아는 자만이 귀중함을 안다. 기氣는 아름다움이다.

여배우의 퀸 콤플렉스 피부병

눈이 근시인 사람들이 안경을 쓰고 보는 세상은 실상이 아닌 허상의 세계이다. 이들은 허상의 세계인 '가짜 세상'을 보면서 살지만 실상을 보고 사는 사람들이나 다름없는 확신과 신념을 가지고 살아가고 있다. 화장품 광고에 '붕어빵'처럼 찍혀 나오는 예쁜 얼굴의 모델들은 절반 이상이 귤껍질처럼 우둘투둘하고 푸르죽죽한 얼굴을 가지고 있지만 일반인들은 그 실상을 잘 모른다.

화장으로 감춘 진짜 얼굴

어느 날 얼굴이 달 표면의 분화구처럼 거칠고 붉은 반점이 많은 여자가 찾아왔다. 처음 본 얼굴이지만 어디서 많이 본 듯한 인상을 받았다. 알고 보니 광고 모델로 자주 등장하는 유명한 연극배우 Y양이었다. 그녀는 '헐크'처럼 이중적인 얼굴을 가지고 있었다. 화장했을 때는 신데렐라 같은 모습이지만 화장을 지운 뒤에는 마귀할멈도 도망칠 정도로 얼굴 피부가 매우 거칠었다. 아무리 인생이 마술이고 연극이라지만 나는 그녀의 얼굴에서 신데렐라와 마귀할멈이 공존하고 있음을 보았다.

그녀는 십여 년 전부터 얼굴 종기 때문에 무척 고생했다. 처음에는 대수롭지 않게 생각하고 피부병 연고를 사다 발랐지만 그 정도가 점점 더 심해지자 고민이 이만저만이 아니었다. 인기로 먹고사는 직업인인지라 얼굴의 종기는 매우 치명적이었다. 그녀는 얼굴에 생긴 종기를 없애기 위해 피눈물 나는 투자와 노력을 기울였다. 미국을 드나들며 여러 차례 치료를 받았지만 별 효과를 보지 못했고, 국내에서도 피부 클리닉으로 소문난 병원은 거의 다 순회했지만 결과는 마찬가지였다. 시간이 갈수록, 그리고 치료를 받을수록 그녀의 얼굴 종기는 더욱 심해졌고 마음 또한 초조해지고 약해졌다. 누군가 나병 환자들이 먹는 약을 먹으면 좋아진다고 하여 그 약을 먹고는 부작용으로 극심한 고생도 겪었다. 이처럼 현대의학의 온갖 치료에도 불구하고 얼굴이 낫기는커녕 점점 더 심해지자 그녀는 마침내 자기 자신이 불치병에 걸린 게 아닌가 하여 큰 고민 속에 빠지고 말았다. 우울증까지 겹쳐 그 많은 명성에도 불구하고 자살을 마음먹기도 했다.

나는 치료에 앞서 Y양이 십여 년간 받아 온 치료 과정과 그녀의 정신 상태를 분석해 보았다. 그녀의 나이는 비록 30대 후반이지만 인기가 높다 보니 'Y양'이라 불린다. 사람들은 좀 늙은 여자라도 인기가 높으면 '~양'이라 부르지 '~씨'라고 부르지 않는다.

그녀는 얼굴과 몸매, 연기, 지성과 교양미 등 여러 면에서 오랫동안 찬사와 칭찬을 한 몸에 받아 왔는데, 이 같은 찬사와 칭찬에 익숙해지다 보니 간혹 그녀보다 얼굴이 예쁜 여자나 연기력이 좋은 여자 또는 지성적인 미모를 지닌 여자가 가까이 있으면 속상해 하고 못 견딘다. 그녀는 자기 자신보다 인기가 더 높은 여자를 두려워하고 뒤떨어질까봐 노심초사하고 자기를 알아주지 않는 사람이 있을까봐 안달하는 전형적인 스타 열등의식의 소유자였다. 화장으로 종기를 감춘 얼굴의 실체가 드러날까 봐 두려워하고 도망자처럼 공포 속에서 살아 왔다.

따지고 보면 이같은 속성은 반드시 인기 스타에 한한 것은 아니다. 대부분의 여자들도 정도의 차이는 있으나 엇비슷하다. 자기보다 얼굴이나 몸매, 교양미가 형편없는데 뭇 남성들로부터 주목을 받으면 '눈꼴이 시다'고 생각한다. 미인증과 천재증은 마약과 같이 쉽게 고쳐지지 않는다는 말은 아주 근거 없는 소리가 아니다.

피부도 약을 먹는다

Y양에게는 무엇보다도 스타 의식의 정체를 파악하여 남의 평판에 구애받지 않는 진솔한 자기 삶을 갖도록 하는 게 중요했다. 마음을 치료하지 않고는 그 어떤 약물 치료도 제 효과를 가져오지 못한다.

인기 스타란 단순하고 지루한 인생에 활력을 주기 위해 허약한 인간들이 만들어 내는 현대판 신화이다. 이러한 신화의 주인공들이 자칫 어리석은 판단을 내리면 스스로 신화의 노예가 되어 불행 속에서 헤어나지 못한다. 국내에서 인기인으로 활동하다가 해외에서 목사가 되어 돌아온 것은 대마초를 피우다가 법망에 걸려든 인기 연예인과 마찬가지로 올바른 삶의 자세가 결여된 잘못된 스타 의식의 산물이다. 갈채와 조명에 흔들리지 않고 항상 자기 자신의 삶을 지키는 자세가 진정한 스타 의식이다. 굴절된 스타 의식은 그 자체가 커다란 스트레스이기 때문에 간을 많이 상하게 한다.

얼굴에 피부병이 생기면 피부약을 바르는 게 상식이다. 가벼운 피부병이야 얼굴에 바르는 약으로 치료되지만 중증인 경우에는 바르는 약으로는 전혀 해결되지 않는다. 피부과 치료시 간단한 피부병은 쉽게 고쳐지기도 한다. 스테로이드 약을 발라 간이 그것을 해독하면 바로 치료 효과가 나는 것이다. 그러나 중증인 경우 얼굴에 바른 스테로이드 약이 오히려 간을 더 상하게 하는 꼴이 되고 만다.

오래된 피부병은 그 원인이 대부분 간에 있기 때문에 간질환 환자와 똑같이 치료해야 한다. 병의 근본 원인을 살피지 않고 그 결과인 얼굴만 치료한다면 백 년을 치료해도 나을 수 없다. 또 얼굴에 바르는 약에도 문제가 있다. 대부분의 바르는 약은 약독藥毒이 피부에 스며들어 간을 해칠 수 있다. 간이 약해서 생기는 피부병에 간을 해치는 약을 바르는 어리석은 짓을 우리는 서슴지 않고 저지르고 있다.

피부약을 바르면 일시적으로 피부 표면의 종기가 피부속으로 잠복하여 겉보기에는 나은 듯 보이지만 일정 기간이 지나면 더 악화된 상태의 피부가 되었음을 알 수 있다. 이 악순환이 계속 되다 보면 얼굴 피부는 더 흉악해지고 간 또한 심하게 손상되어 빈대를 잡으려다가 초가삼간을 태우는 꼴이 된다.

피부도 우리의 오장육부같이 취급하여 먹어서 도움이 되는 약을 피부에 발라야 한다. 피부 입장에서 보면 바르는 것이 곧 먹는 것이다. 건강을 무섭게 챙기는 사람들도 피부에는 해로운 약을 먹이고(바르고) 태연하다. 특히 유명한 여자나 돈 많은 남편을 둔 여자일수록 복용하면 몸에 해로운 약품인데도 거액의 돈을 들여 얼굴에 먹인다. 누구든지 얼굴에 화장품이나 약품을 바를 때는 이것을 내가 먹을 수 있는지 아닌지를 한 번쯤 생각해 보고 바르도록 해야 한다. 건강의 관점에서 화장품이나 피부약을 선택하는 슬기가 필요하다. 피부는 '제3의 장기'인 것이다.

동의보감에 나온 얼굴 치료법은 간단하다. 당귀 같은 약초를 얼굴에 바르도록 나와 있고 대부분의 한의들이 그런 방식을 의심 없이 사용하고 있다.

장화 신고 걸어야 하는 까닭

나는 Y양에게 간질환 환자와 같은 치료법인 가열순환제를 처방했다. 그리고 DDS방식에 의한 '가열순환 패치*Patch*'를 얼굴에 바르게 했다. 가벼운 피부병은 가열순환제 복용만으로 치료되지만 Y양과 같이 중증인 환자에게는 같은 약을 먹고 발라야 치료 효과가 크다.

DDS는 약물전달체계*Drug Delivery System*를 말한다. 이 기술은 질병에 효능이 있는 약물을 원하는 부위에 효과적으로 전달, 약물의 효능을 극대화시킨다. 내가 사용한 가열순환 패치는 가열순환제에 달걀노른자를 혼합한 것이다. 약물이 효율적으로 피부를 뚫고 환부에 도달하기 위해 사용하는 계면활성제로는 사향이 가장 좋지만 이것은 값이 워낙 비싸고 귀하며 가짜가 대부분이라 유정란의 노른자위를 대신 사용했다. 꿩 대신 닭이 아니라 사향 대신 달걀인 셈이다.

Y양에게도 다른 간질환 환자와 마찬가지로 두 시간 코스의 산행을 시

컸다. 당시 나는 서울에 머물러 있었기에 그녀에게 아침마다 서울 근교에 있는 북한산, 도봉산 등을 열심히 오르도록 했다. 단순한 산책이 아니라 자신의 힘에 부치지 않을 무게만큼 배낭을 짊어지도록 했다. 복장은 간편하되, 신은 등산화 대신 장화를 신도록 했다. 산속을 거닐 때는 가급적 뜨는 해를 바라보면서 걷도록 했고 내려올 때는 양지쪽의 능선을 택해서 걷게끔 했다.

우리는 경험적으로 등산을 할 때 다소나마 무거운 배낭을 짊어지고 가면 장기 산행시 피로를 덜 느끼는 것을 알 수 있다. 또 짐을 들고 가는 것보다 메고 가는 것이 단전에 기가 훨씬 강하게 모아진다. 그러므로 아침마다 약수터에 오를 때 그냥 올라갈 것이 아니라 한 말들이 물통에 수돗물을 넣은 배낭을 짊어지고 올라갔다가 약수터에서 수돗물을 버리고 약수를 담아 내려오는 운동요법을 실시해 볼 것을 권한다.

장화를 신도록 하는 까닭은 그 안에 볼록 나온 면이 발바닥을 지압해 주는 효과 때문이다. 또 발의 곡선을 따라 실루엣을 이루는 장화의 구조 때문이기도 하다. 의학적으로 보면, 발바닥은 제2의 심장과 같아서 심장이 펌프질한 혈액이 발끝까지 내려왔다가 다시 심장으로 되돌아가게 하는 역할을 맡고 있다.

발바닥에는 신체의 각 부위와 연결된 반사구가 있다. 반사구란 신경이 모여 있는 곳으로 이곳을 지압하면 반사구와 관계된 신체 각 기관의 생리 기능이 자극을 받아 혈액 순환이 좋아진다. 사람의 걷는 동작은 발바닥에 흐르는 혈관을 눌렀다가 떼어서 발바닥에 고이기 쉬운 혈액의 순환을 촉진하는 역할을 한다. 말하자면 몸의 기운 순환을 위한 첫째 조건인 것이다. 옛날 사람들은 바닥이 얇은 신발이나 맨발로 다닌 탓에 발바닥의 혈점이 자연적으로 자극을 받아 건강을 유지할 수 있었다. 그러나 현대인들은 바닥이 두꺼운 신발을 신거나 걷기보다는 자동차를 자주 이용하여 기운 순환을 스스로 막고 있다. 건강의 관점에서 보면 여자들이 하이힐을 신는 것이 바람직하지 않은 이유도 여기에 있다.

스타 의식의 허상부터 버려라

Y양에게 산을 오르게 한 또 하나의 이유는 가슴에 응어리진 스트레스를 스스로 풀기 위함이다. 산에 오르다 보면 자신이 누리고 있는 인기라는 게 결국 환각일 따름임을 깨달아 바른 마음을 갖게 해준다. 바른 마음이란 어떤 것인가.『동의보감』내경편 제1권 신형身形에 있다.

"병을 다스리고자 할 때에는 무엇보다도 먼저 그 마음을 다스려야 하며, 마음을 바르게 함으로써 진리에 합당하게 되고 병자로 하여금 마음속의 모든 의심이나 걱정 또는 생각속의 망상과 일체의 불평을 몽땅 쫓아내야만 한다. 세상만사란 결국 알고 보면 환각일 따름이며 사람이 울고 웃고 하는 길흉화복이란 것도 본시 없는 것이니 나고 죽는 것도 모두 한낱 꿈이다."

이렇게 한번 깨닫고 나면 만사가 후련하게 해석되어 마음이 절로 깨끗하게 되고 잊어버리게 되는데, 이것이 바로 진인眞人이 도道로써 마음을 다스려 병을 치료하는 대법이다.

번뇌와 집착을 어떻게 벗어나는가. 이것은 가장 힘들고도 제일 간단한 문제이다. 번뇌란 벗어나고 싶다고 생각하여 벗어지는 게 아니다. 집착을 버리겠다고 마음먹는다고 하여 집착이 버려지는 게 아니다. 우리가 밀폐된 공간에서 명상을 통해 집착을 벗어나려 한다면 오히려 망상만 키울 뿐이다. 석가의 불경이나 예수의 성경을 아무리 외우고 들여다보아도 마음은 비워지지 않는다.

　석가나 예수는 험한 고행을 통하여 집착을 벗어났지 편안히 앉아서 책이나 읽으며 높은 정신세계에 들어간 것이 아니다. 불경이나 성경의 위대성은 그들의 실천과 행동에 있지 글자 속에 있는 것이 아니다. 정신적인 문제는 정신적으로 해결되는 게 아니다.

　집착, 번뇌도 정신적인 기운 순환 장애이다. 이를 벗어나는 길은 강도 높은 육체적인 운동이나 노동을 통하는 길이 제일 쉬운 방법이다. 무거운 짐을 지고 기진맥진하게 산행을 하는 것도 한 방법이 되고 청소부만큼 힘들게 일하는 것도 한 방법이 될 수 있다. 심한 노동이나 운동을 통해 집착에서 벗어나자. 의식적인 노동은 집착을 버리게 한다. 마지못해 노동을 하는 사람에게 노동을 빼면 시체가 된다. 노동도 생명이 살아가는 한 과정이다. 사람은 도통한 경지에 따라 가장 높은 단계가 '진인'이며 그 다음으로 지인知人, 성인聖人, 현인賢人으로 나누어지는데 모두 험한 육체적인 고행을 통해서 그 경지에 이른 사람들이다. 앉아서 책을 뒤적이고 고민하지 말고 벌떡 일어나 육체적인 고행 길을 나서 볼 것을 권한다.

　어쨌든 Y양은 부지런히 산을 오르면서 자신이 갖고 있던 스타 의식의 허상을 깨닫기 시작했다. 그리고 나니 만사가 후련하게 해석되어 마음이 저절로 깨끗하게 되었다. 이미 치료도 하기 전에 치료가 된 셈이다.

나는 Y양이 갖고 있는 인기 중독증을 제거하는데 많은 시간이 걸릴 것으로 예측하여 몇 년간은 치료해야 된다고 말했는데, 현명한 그녀는 빨리 마음을 비워 반 년 뒤에는 얼굴에서 종기가 사라졌다.

얼굴만 깨끗해진 게 아니라 몸도 20대의 탄력 있는 몸으로 바뀌었다. 늙어서 주름살이 생기는 것은 기운 순환 장애로 죽어 가는 세포가 새롭게 생성되는 세포보다 많아질 때 생기는 현상인데, Y양은 얼굴은 물론 몸 전체의 기운 순환이 원활하게 이루어지면서 치료가 되었으니 젊고 건강한 신체가 된 것은 당연한 일이다.

20대인데 60세의 노인이 있는가 하면 60세에도 20대 못지않은 젊음을 유지하는 사람도 있다. 늙어 가는 여자들이 얼굴이나 목에 생기는 주름살 때문에 걱정을 많이 하는데 가열순환 패치를 얼굴과 목에 몇 번 바르면 그 부위에 기운 순환이 원활하게 되어 주름살은 간단히 없어진다. Y양은 얼굴의 붉은 반점과 함께 퀸 콤플렉스가 동시에 사라졌다.

개똥이 아버지와 골다공증 귀부인의 차이

　작년 봄의 일이다. 모 여대 출신의 동기생 여섯 명이 찾아왔다. 그들은 남편이 모두 사업을 하거나 정부의 고위 관리나 대기업의 고급 간부로 있는 부인들이다. 그러나 하나같이 남편의 명성과 달리 골다공증, 요통, 수비통, 갱년기 장애로 할머니가 되어 있었다. 한때 이름을 날리던 젊음이 있었다고 한탄을 하면서 여행 삼아 나를 찾아 온 것이다.

　골다공증이란 뼈에 구멍이 생겼다는 이야기인데 뼛속이 거칠고 골수가 부실하다는 증거이다. 뼈의 근골 기질과 골염이 모두 줄어들어 뼈에 바람이 든 것처럼 뼈 조직에 구멍이 생기면서 물렁해져 부서지기 쉬운 상태를 말한다. 지구상의 수많은 동물 중에서 두 동물만이 허리병에 걸린다고 한다. 연암 박지원朴趾源 선생이 지은 『호질虎叱』에는 이 동물을 다음과 같이 표현하고 있다.

　"하나는 착하고 성스럽고 문채롭고도 싸움 잘하고 인자롭고도 효성스럽고 슬기롭고도 어질고 엉큼하고 날래고 세차고도 사납기가 그야말로 천하에 대적할 자가 없다. 다른 하나는 뿔을 가진 것도 아니고 날짐승도 아닌 검은머리를 한 것이 눈 위에 발자국이 비틀비틀 성긴 걸음, 뒤통수에 꼬리 붙여 꽁무니를 못 감추는 동물이다."

전자는 호랑이를 말하는데, 제 힘과 재주만 믿고 높은 데서 뛰어내리거나 멀리 뛰거나 할 때 착지가 불안전하여 허리병이 생긴다. 후자는 사람인데, 원래 네 발로 기어 다녀야 할 것을 건방지게 서서 다니다 보니 항상 허리에 과중한 힘이 걸려 허리병이 생기게 된다.

모든 경락은 신腎을 관통하여 요추腰椎에 연결된다. 오장육부에 이상이 있으면 곧바로 허리의 이상으로 나타난다. 간이나 신장이 거의 다 상해도 마지막 10퍼센트 남을 때까지 잠잠한데 비하면, 척추는 매우 인내심이 부족한 셈이다.

팔십에도 춘심이 동하는 노인

허리병의 원인은 많지만 크게 열 가지로 나누어진다. 신허요통腎虛腰痛, 풍요통風腰痛, 한요통寒腰痛, 습요통濕腰痛, 습열요통濕熱腰痛, 기요통氣腰痛, 담음요통痰飮腰痛, 식적요통食積腰痛, 어혈요통瘀血腰痛, 좌섬요통挫閃腰痛 등이 그것이다. 앞서 말한 호랑이의 요통은 디스크, 곧 좌섬요통이고, 사람들이 일반적으로 잘 걸리는 것은 정력과 밀접한 관계가 있는 신허요통이다.

사람들은 허리를 다치거나 요통이 생기면 죽을병이나 걸린 것처럼 걱

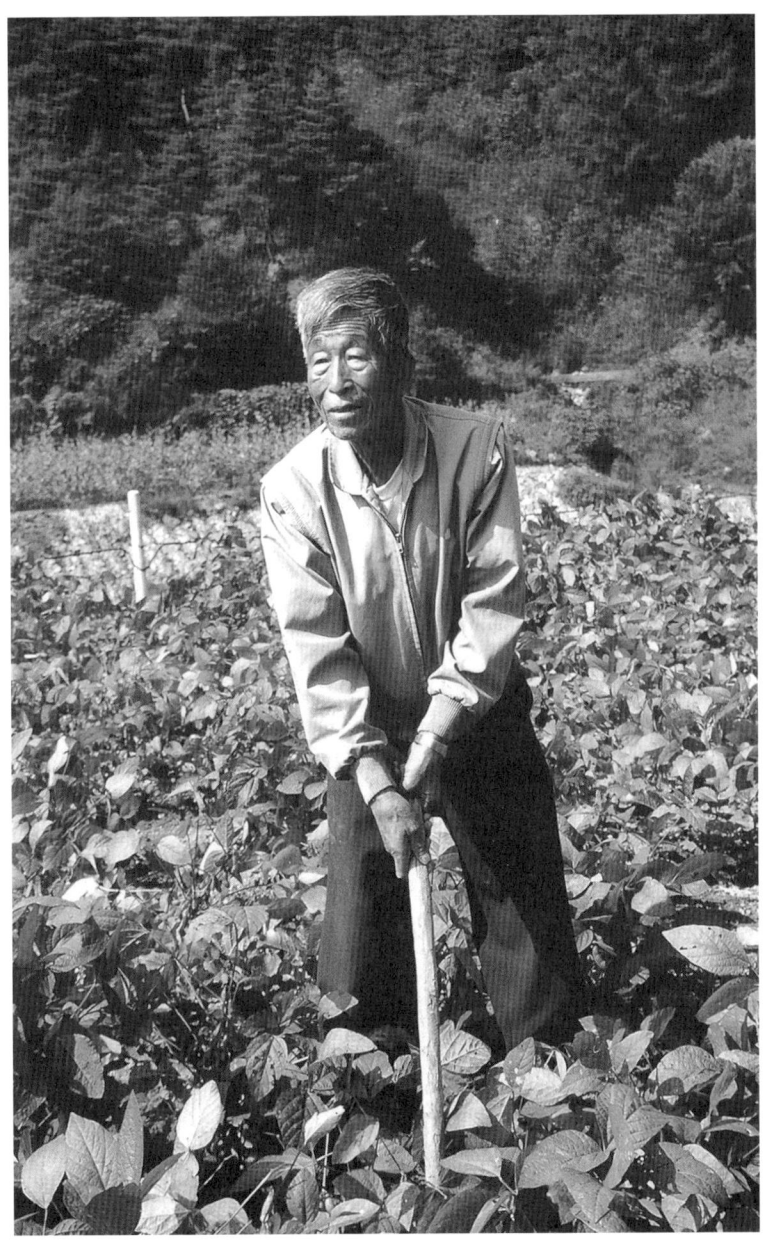
허리가 물음표처럼 휘어져 있는데도 팔십을 바라보는 나이에 현역으로 일하는 개똥이 아버지.

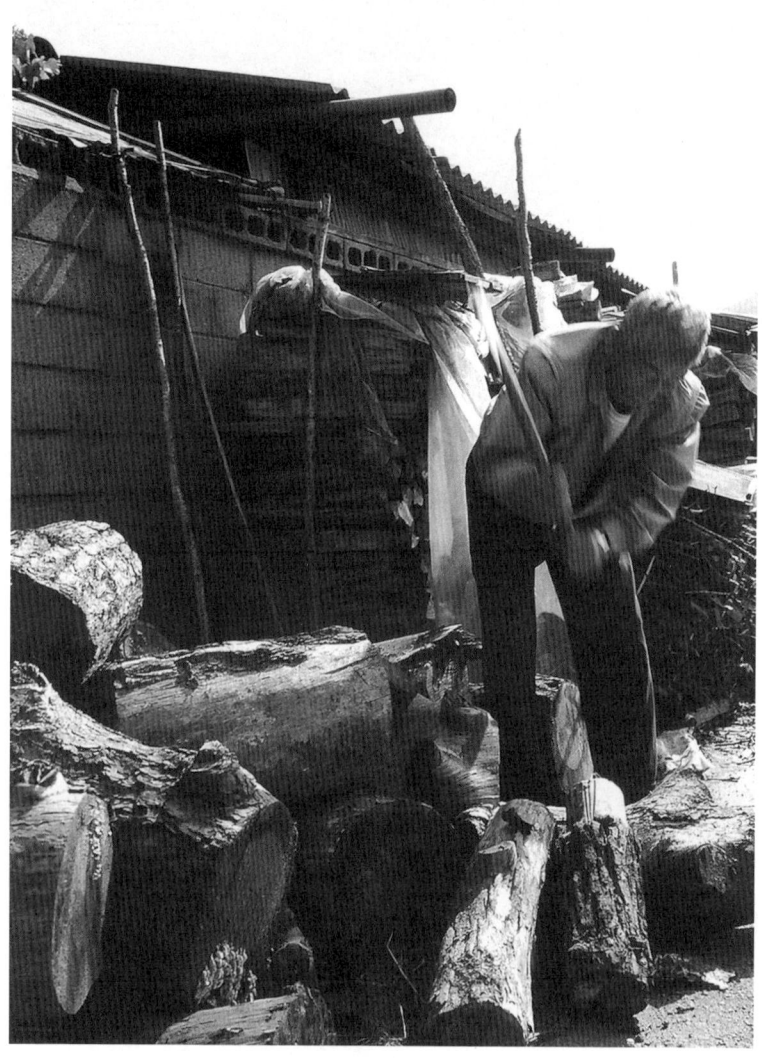
힘들게 일하는 것이 허리 아픈 데는 최고의 치료제임을 경험으로 알고 있는 개똥이 아버지.

정한다. 과연 허리가 튼튼하지 못하면 건강하지 못하거나 장수하지 못하는 것일까. 결론부터 말하자면 그렇지 않다. 여기 소개하는 노인을 보면 그 이유를 알게 될 것이다.

함경도가 고향인 78세의 개똥이 아버지는 6·25가 터지기 몇 달 전에 사업차 남쪽으로 내려왔다가 전쟁 때문에 고향에 돌아가지 못한 이산가족이다. 북쪽에 부인과 아이들을 남겨둔 채 본의 아니게 홀아비가 된 이 노인은 이곳에서 변변한 결혼식 없이 몇 명의 여자들과 살았다. 뼈대가 굵고 힘좋은 이 노인은 60세 때 중매쟁이가 45세라 속이고 40세 된 과부와 살림을 차렸다. 그리고 환갑의 나이에 남한에서의 유일한 혈육인 아들을 얻었다. 귀한 아들일수록 천한 이름을 짓는 풍습에 따라 아들의 이름을 '개똥이'라고 지었다. 그 뒤 '쇠똥이'라는 아들을 하나 더 얻었는데, 부인은 후두암으로 세상을 떠나고 말았다.

이 노인은 힘도 장사이지만 미련할 정도로 성실하고 일을 열심히 한다. 무더운 여름철이건 영하 30도의 겨울이건 가리지 않고 자식들을 위해 일을 한다.

몇 해 전의 어느 겨울날, 이 노인은 감기가 심하다며 나에게 왔다. 평소 감기도 잘 걸리지 않지만 웬만한 몸살감기는 장작불로 뜨겁게 달궈진 구들방에서 땀을 흘리고 푹 자고 나면 다 달아났는데, 이번 감기만은 그 방법으로 낫지 않는다고 했다. 맥을 짚어 보니 감기보다 허리에 더 문제가 있었다. 나는 노인의 허리뼈를 살펴보고 깜짝 놀랐다. 건강함이 믿어지지 않을 정도로 허리가 물음표(?)처럼 휘어져 있었다. 일반적으로 노인들의 장수 비결에는 똑바른 척추가 필수 요건으로 되어 있다. 그런데 이 노인은 활처럼 휜 척추를 가지고 힘든 일을 하고 건강하게 장수하고 있어서 나를 어리둥절하게 했다. 어떻게 된 것이냐고 물었더니, 오래 전부터 허리가 몹시 아프고 엉덩이에서 발끝까지 마비되는 날이 많았다고 한다. 하지만 누워 있자니 어린 자식들이 눈에 밟혀 이를 악물고 일어나서 밭으로 나가곤 했는데, 밭에서 식은땀을 흘리며 일을 하다 보면 어느덧 몸이 풀리고 통증도 사라졌다고 했다. 노인의 입장에서 보면 하반신이 완전히 마비되어 대소변을 받아 낼 정도가 아니면 척추병의 축에도 끼지 못하는 것이다.

개똥이 아버지는 함경도 함흥의 이름난 선비 집안에서 태어난 양반 자손이다. 어릴 때 한학을 익혀 사서삼경을 지금도 꿰뚫고 있을 정도이다. 이런 사람들은 대체로 자기 병에 대해 『동의보감』을 보면서 자가 치료를 하는데, 개똥이 아버지도 예외는 아니었다. 노인은 자신의 병을 신허요통으로 진단하고 청아환菁娥丸을 장복했다. 단방으로는 황구육黃狗肉, 위령선葳靈仙, 우슬牛膝, 토사자兎絲子 등을 끓여 먹었다. 특히 누런 개는 십여 마리나 먹었지만 이런 약들이 별로 도움을 주지는 못했다. 그래서 민간요법으로 전해지는 구렁이, 산돼지 쓸개, 쓴너삼뿌리에 기생하는 구더기, 곰삭은 똥물까지 다 먹어 봤는데 소용이 없었다.

노인은 기어 다닐 힘만 있으면 들에 나가서 일을 했고, 그러다 보면 어느새 허리의 통증이 사라지니 힘들게 일하는 것이 허리 아픈 데는 최고의 치료제라고 주장한다. 결국 노인의 병을 고친 것은 의술이 아니라 노동이었다. 이 노인의 뼈대는 20대 못지않게 억세고 단단하다. 우리 몸의 뼈는 보통 2년 정도 걸려 새로워진다고 하는데, 이 노인은 억세게 일을 하다 보니 팔십을 바라보는 나이에도 젊은 뼈를 유지하고 있다. 노인은 아직도 젊은 여자를 보면 춘심이 동한다고 했다. 허리가 휘었다고 장수에 지장이 있는 게 아니다. 신체적인, 곧 물리적인 문제가 있으면 있는 대로 기를 원활하게 순환시켜 자연 상태의 몸으로 만들면 병은 없어지고 건강하게 살 수 있다.

뼈 빠지게 일할수록 뼈는 단단해져

나는 부인들에게 이 노인을 예로 들어 설명했다. 산골 사람이나 농촌 사람들은 대부분 뼛골 빠지게 일을 한다. 그렇게 일을 하면 뼈가 빠지던가 허약해져야 하는데 오히려 뼈가 더 단단해진다. 그 이유는 무엇일까. 힘들게 일하며 사는 산골의 노인들에게는 골다공증이 거의 없는 반면에 편안하게 사는 도회지의 부인들은 왜 40, 50대만 되어도 골다공증으로 고생하는 사람들이 많은가. 그것은 힘든 일을 하면 할수록 뼛속에 에너지가 축적되어 뼈가 튼튼해지기 때문이다.

도시의 문화적 혜택을 누리면서 상류 생활을 하는 부인들이야 겉보기에는 그들의 삶이 아름답고 멋있어 보일지 모르지만 참건강이란 측면에서 보면 아무 것도 아니다. 요즘 집에서 개 발톱에 매니큐어를 칠해 줄 정도로 애완견을 많이 기르는데, 이 개들은 야생으로 기르는 개보다 이빨이 빨리 빠지고 수명도 짧다.

나는 그들이 타고 온 고급 승용차를 모두 돌려보냈다. 그렇지 않고서는 모든 병에서 해방되고 젊음을 되찾을 수 없기 때문이다. 그리고 당장 십 리 정도의 산길을 걷게 했다. 30분 남짓 지나자 좀 쉬어 가자는 이야기가 절로 터져 나왔다. 하긴 평생을 세 걸음 이상은 차를 타고 다닐 만큼 편한 쪽으로만 살아왔을 테니 그럴 만도 했다. 며칠 뒤엔 방태산과 개인산에 오르게 했다. 이런 훈련을 100일간 계속하자 설악산 오색약수에서 대청봉을 넘어 설악동으로 내려가는 험한 산길도 쉽게 다닐 수 있게 되었다. 물론 골다공증, 수비통, 요통, 갱년기 장애도 말끔히 사라졌으며 배의 군살도 빠지고 얼굴 또한 30대처럼 팽팽하게 되살아났다.

40, 50대에 골다공증을 피하고 탄력이 있는 몸과 건강한 뼈대를 유지하려면 젊은 시절부터 강도 높은 노동과 운동에 습관을 들여야 한다. 또 이미 골다공증으로 고생하는 사람들은 겁을 내지 말고 가벼운 산책부터 시작하여 등산하면 쉽게 치료할 수 있다. 개똥이 아버지를 비롯한 산골의 노인들에게서 보는 것처럼 뼛골이 빠지도록 일을 하면 뼛골이 약해지지 않고 오히려 뼛골이 단단하게 채워진다. 이것이 생명의 신비이다.

춤으로 인간문화재가 된 노인의 춤을 본 적이 있다. 무대에 올라설 때까지는 옆에서 제자들이 몸을 부축해야만 겨우 몸을 지탱하고 있었지만 춤사위가 시작되어 춤속으로 몰입한 뒤에는 우아한 학처럼, 힘찬 독수리처럼 한 시간이 지나도 지칠 줄 모르고 춤을 추었다. 이것 또한 생명의 신비이다.

불치병이나 난치병은 쉽게 편안한 삶을 사는 사람들에게는 극복하기 어려운 시련이지만 고된 세상살이를 살아온 사람들에게는 대수롭지 않은 일이다. 돈으로 집안에 편안하게 앉아서 병을 고치려는 생각은 버려야 한다. 운동 부족으로 생긴 병인데 운동을 안 하고 고치겠다는 것은 어리석은 짓이다. 특별히 시간을 내어 운동을 하거나 자신의 건강을 돌볼 시간이 부족한 도시의 주부들은 집안 청소를 하더라도 운동으로 생각하고 노동하는 것처럼 하면 된다.

아침 많이 먹어 비만증 없앤다

아버지가 중견 언론인인 P소녀는 고교 2학년에 재학 중인 여학생이다. 고등학교에 진학하면서 50킬로그램이 채 안 되던 체중이 갑자기 65킬로그램으로 늘어나 날씬하고 귀엽던 소녀가 그만 씨름 선수나 아주머니처럼 되고 말았다.

소녀는 추운 겨울 날씨에도 덥다고 하여 반소매 티셔츠를 입었고 얼굴은 장미처럼 붉기만 했다. 학교에서 친구들이 '불타는 고구마' '불린 풀빵'이라 놀려대는 바람에 성적은 떨어지고 심한 우울증에 시달려 죽고 싶다는 생각까지 들었다. P소녀는 대부분의 도시 학생들처럼 아침은 대개 굶은 채 등교했다. 밤 10시가 넘게 집에 와서는 때늦은 저녁 식사를 많이 하고 잠을 잤다.

우리의 인체는 자연의 질서를 그대로 따르고 있다. 사람의 몸은 식물과 마찬가지로 해가 뜨면 활동하고 해가 지면 활동을 멈추고 휴식을 취하게 된다. 그런데 도시의 현대 문명 생활은 자연 질서를 역행하는 것

투성이다. 누구나 다 알고 있는 천자문에 '조반석죽朝飯夕粥'이라는 구절이 나온다. 또 속담에 '아침은 임금처럼, 저녁은 거지처럼'이란 말도 있다. 이 모두가 아침 식사는 잘 먹고 저녁에는 먹는 둥 마는 둥 죽 같은 가벼운 음식을 먹어 휴식을 취하는 몸에 부담을 주지 말라는 이야기이다. 이러한 식사법은 유난스런 운동요법이나 건강식품, 보약 없이도 자연스럽게 건강하여 천수를 누린 우리 조상들의 양생법이었다.

미국 대학병원의 연구에 의하면, 아침 식사를 하면 기초대사율이 3~4퍼센트 증가하고 거르면 그만큼 낮아진다고 한다. 이를 일 년간 모아 계산해 보면 아침 식사를 거를 경우 7킬로그램 정도의 체중이 더 늘게 된다. 아침 식사를 거르면 담석증, 변비, 장암의 발생률도 증가한다. 이유는 쓸개에 담긴 담즙이 쏟아져 나와야 하는데, 식사를 거를 때마다 담즙이 그대로 남아 있기 때문이다. 아침 식사를 할 때 가벼운 야채나 섬유질을 섭취하면 변의 양이 많아지고 장의 움직임이 활발해진다. 그리하여 장에 쌓인 발암 물질도 씻겨 나가게 된다.

P소녀의 경우 2년간 아침 식사를 거르는 것으로 해서 이미 14킬로그램의 체중 증가가 예약되어 있었다. 특히 늦은 밤에 식사함으로써 충분히 65킬로그램의 체중을 만들 수 있었다. 누구나 체중을 늘리고 싶은 사람은 P소녀처럼 아침 식사를 거르고 늦은 밤 시간에 식사를 하도록 하라. 2년이면 간단히 15킬로그램의 체중을 늘릴 수 있다.

비만은 고혈압과 심장병의 원인이 되기도 한다. 살찐 몸에 대한 스트레스로 심한 두통을 수반하기도 한다. 이런 건강상의 장애 때문에 사람들은 비만을 없애기 위해 식사량을 줄이거나 단식을 하는 고통스러운 식이요법을 많이 사용한다. 그러나 더 좋은 방법은 즐겁게 먹으면서 살을 빼는 것이다. 내가 소개하고자 하는 방법은 매우 간단하다. 아침은 양껏 먹고 해가 진 다음에는 일체 식사를 안 하면 된다. 비만 해소 식품이나 약품, 운동기구 사용, 물리 기구 사용 같은 유난스런 짓을 안 해도 자연스럽게 체중이 줄어든다.

아침에 일어나 허기를 느끼는 상태가 가장 이상적인 상태이다. 저녁을 일찍 먹던가 적게 먹어 공복 상태로 잠자리에 들고 아침에 눈뜨게 되면 누구나 아침 식사를 찾게 마련이다. 아침에 잠자리에서 일어나 눈을 비비면서 "밥 줘!"하는 아이가 건강한 아이인 것이다.

P소녀는 비만체질이 되면서 지방간이 생겼다. 지방간이 생기면 혈관에 노폐물이 끼고 간기능이 약해진다. 나는 이 소녀에게 첫주에는 생수 이외에 일체의 음식물을 끊게 하고 내가 간질환 치료용으로 사용하는 가열순환제를 식사 대용으로 먹게 했다. 둘째 주에는 가열순환제와 함께 우리 밀로 만든 수제비에 흰 파를 잔뜩 넣어 아침 식사만 하게 했다. 『동의보감』에 의하면 간질환 치료 음식으로 밀과 흰파가 있다. 수입 밀은 농약 함량이 많아 간에 해롭지만 우리 밀은 간 치료에 도움이 된다. 셋째 주에는 아침 식사를 양껏 먹고 점심 식사는 먹고 싶은 양의 50퍼센트(비만 치료의 정상적인 방법은 70퍼센트 정도를 먹지만 P소녀의 경우 심해서 양을 더 줄인 것)쯤 먹게 했다. 넷째 주부터는 아침, 점심은 마음대로 먹되, 식곤증을 느끼지 않을 정도(정상 식사량의 약 70퍼센트)로 먹고 오후 5시 이후에는 금식하도록 했다.

식사를 한 후 식곤증을 느끼면 과식했다는 징표이다. 적정량의 식사란 식사 직후 100미터 경주를 해도 무리가 없는 상태의 식사량을 말한다. 밥 한 숟가락 더 먹고 싶을 때 그만두는 것이 건강을 지키는 비결이다. 오후 5시 이후에 생수 외의 음식을 일체 먹지 못하도록 하는 것은 신체로 하여금 자연과 같은 질서를 유지하기 위해서이다. 우리 몸의 생리 리듬은 현대 문명보다 자연 현상에 더 지배를 받기 때문이다.

우리는 일본 사람들을 우습게 알고 굉장히 싫어하면서도 그들이 만든 전자 제품이나 그들의 의학적인 견해, 건강 식품에 대해서는 맹목적으로 선호하는 경향이 있다. 언젠가 어느 일본인이 아침을 안 먹으면 건강하게 산다고 주장하자 우리나라에서 건강에 관한 글을 쓰는 많은 사람들이 아무 생각 없이 아침을 안 먹는 것이 건강 비결이라고 우기는 것을 봤다. 그러나 우리의 선조들은 벌써 오래 전부터 이 이치를 실생활에서 깨달았다. 옛날에 하루 종일 걸어서 소시장에 도착한 소는 저녁을 굶겼는데, 이는 피곤해진 소에게 여물을 먹이면 죽는 수가 많아서이다. 이제부터라도 우리 조상들이 조용히 실천한 조반석죽의 슬기를 받들어서 건강을 되찾도록 해보자.

100일이 지난 후 P소녀는 정상 체중(50킬로그램)을 되찾아 명랑하고 활발한 학생이 되었고 학업 성적도 눈에 띄게 달라졌다.

2

음식 궁합과 체질은 별게 아니다

실명한 할머니를 눈뜨게 한 명의

아이를 잘 낳으려면

　요즈음 젊은 부부들의 10퍼센트 이상이 아이를 낳지 못한다고 한다. 의학적으로 문제가 있는 부부도 있지만, 검진을 해보면 부부가 다 아무런 이상이 없는데도 임신이 안 되는 경우가 의외로 많다는 것이다. 의학적으로 문제없는 부부들이 임신을 못하는 주요한 원인중의 하나는 이들이 대체로 식물적인 생활을 하기 때문이다. 이들에게 조식組食, 악식惡食을 시키고 기진맥진하게 중노동을 시켜 땀을 흘리게 하면 3개월 이내에 임신이 가능하다. 남자도 거친 근육일을 하는 사람일수록 수태시키는 힘이 강하다. 그러나 불행하게도 대부분의 도시 사람들은 식물적인 생활을 하고 있다.

　옛날 궁중에서는 많은 여자들이 임신하려고 혈안이 되었지만 일반 여자들에 비해 임신이 잘되지 않았다. 물론 씨앗이 부실한 탓도 있겠지만 근본적인 원인은 힘든 일을 안 하고 조용히 앉아서 예절과 학문만을 익혀 수태 능력이 떨어졌기 때문이다.

가난한 사람들은 임신이 너무 잘돼서 걱정이고 궁궐 여인들은 임신이 잘 안 되어 걱정한 이유는 어디에 있는가. 동물과 식물의 차이점을 살펴보면 그 해답은 쉽게 구해진다.

동물과 식물은 살아가기 위해서 탄수화물, 지방질, 단백질 등의 유기물이 필요하다. 생명체는 이러한 유기물로 구성되어 있고 유기물 속에 있는 화학 에너지를 써서 생명 활동을 유지하기 때문이다. 동물과 식물의 차이는 이러한 유기물을 어떻게 구하느냐로 구별된다.

동물은 유기물을 스스로 만들어 낼 능력이 없으므로 유기물을 찾기 위해 계속 움직여야 한다. 반면에 식물은 기본적으로 태양 광선을 이용하여 스스로 필요한 유기물을 만들어 내면서 생존하고 있다. 움직여서 살도록 진화한 것이 동물이고 정지해서 살도록 진화한 것이 식물이다. 식물을 여기저기 옮겨 심으면 죽지만 동물은 움직이지 않고 가만히 있으면 죽는다.

궁중의 여인들은 식물처럼 가만히 있으면서 유기물을 취하기 때문에 동물 암컷의 기본 능력이 저하된다. 임금 또한 유기물을 얻기 위한 힘든 활동을 하지 않으므로 식물 같은 인간이 되어서 동물 수컷의 능력이 떨어질 수밖에 없다. 이런 임금과 여자가 합쳐서 아이를 만들려다 보니 노력에 비해 결실이 보잘것없음은 당연한 노릇이다.

경우에 따라서는 가장 동물적인 것이 가장 인간적인 것일 수도 있다. 동물처럼 힘들여 유기물을 섭취하면 인간다운 인간이 된다. 따라서 우리는 식물적인 인간에서 동물적인 인간으로 바뀌어야 한다. 유기물을 섭취하는 동물적인 인간이 되면 임신은 매우 간단히 된다. 필요하다면 조경종옥탕調經種玉湯 같은 처방을 곁들여도 된다. '조경'이란 월수月水를 조절한다는 뜻이고 '종옥'에서 종種은 씨앗, 옥玉은 옥동玉童을 가리키니 곧 종자지공種子之功을 뜻하는 말이다.

불임의 원인중에는 정신적인 면도 있다. 칠정소상七情所傷에 의해 경수부조經水不調로 수임하지 못하는 수도 많다. 여자에 국한된 이야기가 아니다. 예전에는 남자들에 비해 여자들이 속상해서 생기는 칠정소상이 많았으나 현대에는 남자들이 이것에 의해 발기가 안 되거나 발기되더라도 기운이 약하다. 한마디로 스트레스를 받아 정력이 저하되고 있다는 이야기이다. 이런 정신적인 문제 또한 식물적인 생활에서 오는 것이므로 근육을 많이 움직여 땀 흘려 일하거나 운동을 하여 동물적인 자연스러운 생활로의 전환이 필요하다. 이렇게 일하거나 운동하면 정신적인 번뇌도 없어지고 아이도 얻을 수 있고 건강해지므로 일석삼조가 된다.

안 아픈 데가 어디냐?

어쨌든 유기물을 얻기 위해 뼛골 빠지게 일하던 시절에는 유난히 임신이 잘 됐다. 먹을 것도 별로 없고 오락도 없고 전기 불도 없었던 예전에 유난히 출산율이 높았던 이유도 이런 설명으로 이해가 될 것이다.

생활은 힘든데 본의 아니게 아이가 생기던 그 시절에는 원치 않는 임신으로 아이를 유산시키고자 애를 쓰기도 했다. 자초紫草를 삶아 먹거나 귀출파징탕歸朮破癥湯 등의 처방을 했으나 잘되지 않았다.

금년 82세 된 고만이 할머니의 어머니는 딸의 이름을 '고만'이라고 지어 그 당시의 정서를 보여주었다. 이 할머니의 어머니는 아이를 셀 수 없이 많이 낳자 '이제는 고만 낳았으면 좋겠다' 싶어 할머니의 이름을 '고만'이라고 지었다고 한다. 하지만 고만이 할머니 역시 열다섯 살에 시집가서 열여덟부터 쉰까지 줄줄이 아기를 낳았다. 아기 낳는 기계 같았다.

지금은 영양 상태가 좋아 가임 연령이 낮아졌지만 초근목피로 연명하던 시절의 여자들은 15세를 전후하여 시집가서 대체로 18세 전후하여 아기를 낳았다. 이 할머니는 몇 명을 낳았는지 정확하게 기억하지 못한다. 현재 7명은 살아 있고 대강 7~8명은 낳다가 죽던가, 어려서 죽었으니 절반은 건진 셈이다. 임신도 잘되고 영아嬰兒 사망률도 높았던 시절이었다.

이 할머니는 아이를 많이 낳았지만 일도 소 못지않게 열심히 했다. 아이를 낳은 다음 날에도 어김없이 밭에 나가 일을 했다. 어느 해인가, 아이를 낳던 그 해에는 눈앞이 잘 안보이고 음식을 전혀 먹을 수가 없었다. 밭일은커녕 걷기조차 불편하여 집안에 며칠 누워 있었다. 갓난아기도 물론 허약했다. 이대로 두었다가는 산모와 아기 모두 죽기 십상이었다. 남편은 서둘러 오소리 쓸개를 구해 왔고, 이 쓸개를 소주에 타서 먹자마자 할머니는 눈앞이 환해지고 식욕이 생겨났다. 허겁지겁 아이에게 젖을 물려 산모와 아기는 건강하게 되었다.

이 시기에는 출산하다가 죽는 사람이 많았는데 그 원인은 영양실조였다. 이때 먹은 오소리 쓸개는 두 명의 생명을 구하는 신비의 약이 된다. 이러한 신비가 여기저기 소문이 나다 보니 이 땅의 오소리는 수난 시대를 맞았고 거의 멸종 단계에까지 이르렀다.

일반적으로 간이 극도로 허약해진 영양실조 상태에서는 오소리 쓸개 외에 산돼지 쓸개, 소 쓸개, 개 쓸개, 잉어 쓸개 등도 같은 약효가 있다. 할머니는 몇 년 전에도 몹시 편찮아 주위 사람들이 이젠 돌아가시나 보다 했었다. 그런데 십전대보탕十全大補湯을 한 재 달여먹고는 다시 젊은 이 못지않게 밭일에 매달렸다.

노인병은 전신병이다. 발바닥, 무릎, 허리, 어깨가 저리고 숨이 차며 눈이 침침하거나 귀에서 소리가 난다. 머리카락만 빼놓고는 아프지 않은 데가 없을 정도로 전신에 문제투성이다. 한마디로 노화 현상이다. 이럴 때에는 '어디가 아프신가?' 묻기보다는 '안 아픈 데가 어디냐?'고 묻는 게 현명한 질문이다.

피로 쌓이면 실명된다

어느 날 할머니의 며느리가 찾아 왔다. 시어머니가 일 년 전부터 눈이 침침하더니 반 년 전부터는 전혀 실명 상태가 되어 한치 앞도 보지 못한다고 했다. 전에도 가끔 실명 상태를 보일 때가 있었는데, 그때는 오소리 쓸개를 해 드려 효과를 봤으나 이번에는 전혀 소용이 없다고 했다. 그래서 몇 년 전 돌아가실 뻔했을 때 달여먹었던 십전대보탕을 먹으면 나을 듯싶어 찾아왔다고 했다. 나는 십전대보탕을 한 재 지어드렸다.

며칠 후 며느리가 다시 찾아 왔다. 지어 간 약을 정성껏 끓여 드렸는데, 약효는커녕 오히려 속이 거북하고 설사가 나서 도저히 드실 수 없다는 것이었다. 한때 명약 구실을 한 약이 이번에는 거꾸로 몸에 해로우니, 혹 약을 잘못 지은 것이 아닌가 되묻기까지 했다. 왜 똑같은 약인데,

어떤 때는 기막힌 명약이 되고 어떤 때는 부작용이 생기거나 효과가 없는 것일까. 그리고 산모와 아기의 생명을 건진 오소리 쓸개가 왜 이번엔 소용 없는 것일까. 산삼보다 약효가 더 좋았던 십전대보탕이 이번에 부작용을 일으키는 이유는 무엇인가.

답은 간단하다. 몸의 효율이 달라졌기 때문이다. 예전에는 일을 심하게 해서 과로 때문에 생긴 병이라 그 약이 효과가 있었으나 지금은 극도의 기운 순환 장애로 그 약을 소화하여 에너지로 전환시킬 기본적인 힘이 부족했던 것이다. 기본적인 힘이 있어야 보약이든 음식이든 에너지로 바꿀 수 있다. 이 힘이 없으면 아무리 좋은 약이나 음식일지라도 구토하거나 설사하여 음식이나 약을 바깥으로 내보낸다. 이럴 때 가장 급한 일은 환자의 몸의 효율에 맞춰 기운을 북돋워 주는 처방이다.

환자에게 신념을 갖게 하는 일도 치료법의 하나이다.

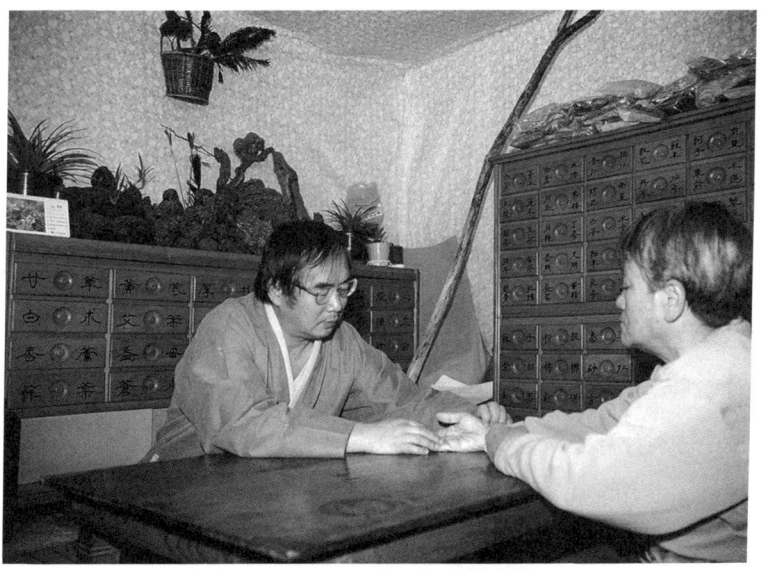

다음 날 며느리가 시어머니를 모시고 다시 찾아 왔다. 나는 이 할머니를 오랫동안 치료하여 그의 체질이 어떠한지를 잘 알고 있었다. 또 노인들의 실명에 대해 어느 정도 연구한 바도 있어서 할머니에게 '눈을 뜨게 해주겠다'고 장담했다. 나를 절대적으로 믿고 있는 이 할머니는 눈만 뜨면 다시 밭일을 하고 싶다고 했다. 물론 나로서는 평생 처음 시도해 보는 일이어서 은근히 걱정도 되었다.

노인들 중에는 일을 많이 하여 과로로 실명이 되는 수가 있다. 피로가 누적되면 간이 나빠지고 간염 증상이 생기면서 눈이 안 보일 때가 있다. 또 간이 나쁜 환자들은 눈이 침침하고 먼지가 들어간 것 같아 눈을 자주 비비는데, 이런 현상이 악화되면 실명되는 수가 있다.

자연 속에서 땀 흘리며 심한 일을 많이 하는 사람들은 간의 해독 능력이 커진다. 그들은 간병이 악화되더라도 실명 정도에 그치지만 도시의 간병 환자는 실명이 되기도 전에 간병으로 죽는다. 도시에서는 간이 약해 실명되는 사람을 보기 힘들지만 농촌에서는 과로에 의해 간이 약해지고 실명이 되는 노인을 자주 보는 까닭은 여기에 있다. 우리는 심한 충격을 받을 때 흔히 '눈앞이 캄캄해진다'는 표현을 자주 쓴다. 실제로 충격에 의해 간이 손상을 입어 눈이 잘 보이지 않는 상태가 있다. 충격이 간에 영향을 주어 시력 장애를 일으키는 것이다.

나는 할머니에게 간형肝型 기운순환제를 복용케 하고 눈 주위에 지압을 했다. 간형 기운순환제는 간단한 음식도 먹기 힘든 노인들에게 처방해주는 식사 대용 약인데 약리적藥理的 작용보다는 식이적食餌的 성질이 강한 한약이다. 또 허약한 노인에게는 백내장 치료용 혈穴에 침 대신 지압을 해야 한다. 허약한 노인에게 침을 놓으면 해롭다. 왜냐 하면 침을 놓는 것은 기운을 빼는 사법寫法에 속하는 것이기에 기를 보충하는 보법補法이 필요하기 때문이다.

마침내 맹인이 눈을 뜨다

실명한 노인을 치료한다는 이야기는 이곳 산골에서 곧 화젯거리가 되었다. 평소 '웬만한 병은 화타 선생한테 가면 낫는다'는 믿음을 갖고 있는 마을 사람들조차 '이번에는 화타 선생이 미친 짓을 하고 있다'고 수군거렸다. 심지어 할머니의 며느리조차 집에서 할일 많은데 매일매일 시어머니를 모시고 한약방까지 왔다 갔다 하는 게 쓸데없는 짓이 아닌가 싶다는 항의성 의견을 제시했다.

눈을 뜰 수 있다는 신념을 가진 사람은 고만이 할머니와 나뿐이었다. 보름쯤 지난 어느 날, 이 할머니가 버스에 앉아 집으로 돌아가는데 차창 밖으로 기둥 같은 것이 흘깃흘깃 보였다. 길가의 전봇대가 희미하게나마 시야에 포착된 것이다. 다시 보름이 지나자 푸른빛이 눈에 들어 왔다. 녹음이 우거진 푸른 산 빛이 구별된 것이다. 전에는 희미하게 명암만 구별했는데 이젠 색깔이 구별된 것이다. 다시 한 달쯤 지나자 내 얼굴이 식별된다고 눈을 깜짝거리며 눈물을 흘렸다. 드디어 나는 맹인의 눈을 뜨게 한 명의가 된 것이다.

간이 약해지면 기의 공급 능력이 약화되어 피로해지며 간의 창구, 즉 기의 창구인 눈에 제일 먼저 반응이 온다. 뼈가 빠지게 일한 사람들은 뼛속에 에너지가 축적되어 간이 이 뼛속 에너지의 도움을 받는다. 소위 저력이 있다는 말이 된다. 그리하여 평소 근육 일을 많이 한 사람들은 기운이 쇠약해져도 간병으로 발전될 확률이 적다. 간병 환자의 대부분이 근육 일을 많이 하는 노동자나 농민보다는 도시의 정신노동자에 집중되어 있음이 이를 반증한다.

단순한 휴식이나 요양을 한다고 하여 간병이 고쳐지지 않는 것은 당연하다. 적절한 근육 운동이 간병을 치료하는 기본 요법이다. 뼛속에 에너지가 축적되어 있다는 것은 다른 말로 하면 단전에 진기眞氣가 모여 있다는 말이 된다. 그런데 사람들은 방안에 가만히 들어앉아 숨쉬기만으로 단전에 기를 모은다던가, 산속으로 들어가 고도의 심신 단련을 하면 단전에 기가 모이는 줄로 알고 있다.

하지만 나의 임상 경험으로는 단전만을 위한 운동법에는 분명 한계가 있다. 오히려 오랜 세월동안 뼈 빠지는 인고忍苦를 통해 뼛속에 힘이 꽉 들어차야 비로소 단전에 진기가 축적된다. 뼈가 빠지는 고통만이 진기를 준다. 이렇게 본다면 시신경視神經이 끊어져 생긴 실명은 회복이 불가능하지만 기력이 약화되어 생긴 실명을 고치는 것은 별로 대단한 의술이 아니다.

저녁을 굶으면 머리가 좋아진다

　환자는 천국의 열쇠를 받으러 의사를 찾아오는 것이 아니다. 아픈 고통을 덜기 위해 조그만 지푸라기라도 잡고 싶은 심정으로 찾아온다. 이들에게 무엇이 가장 필요한가를 알아내고 그것을 손에 쥐어 주는 것이 명의의 조건이다. 그러나 그 절반은 환자의 몫이기도 하다.
　나를 찾아온 환자라면 누구나 경험했듯이, 나는 환자들에게 보통 백일 동안 내 처방을 따르라고 말한다. 환자는 계속 아프려는 관성이 있다. 이 '환자 관성'을 '건강인 관성'으로 바꾸는데 걸리는 시간이 최소한 100일이다.
　인체를 구성하는 세포의 숫자는 대략 60조兆이다. 이 엄청난 수의 세포 속에 입력되어 있는 기존 정보를 새로운 정보로 바꾸어 입력시키기 위해 100일이 필요하다는 연구는 이미 서양 의학의 임상실험 결과로 증명된 바 있다. 굳이 외국의 예를 들지 않더라도 단군신화에서는 곰과 호랑이가 인간이 되기 위해 굴속에서 석 달 열흘 동안 지낸다. 또 우리는 아기가 태어났을 때 백일잔치를 갖는다. 백일기도를 드려 정성을 바치면서 소원을 빌기도 한다. 모두 새로운 환경에 적응하기 위한 최소한의 기간을 100일로 잡고 있음을 보여준다. 여기 두 젊은이가 겪은 이른바 '100일 작전'이 그 실상을 잘 드러내 준다.

저녁 굶어 고시 합격한 여대생

명문 대학의 사회학과를 2년 전에 졸업한 M양의 부친은 외교관이다. 전공과는 다르지만 부친의 가업을 잇는다는 결심으로 외무 고시에 세 번 응시했으나 번번이 떨어졌다. 지난 해 삼수에 실패하고는 부친과 안면이 있는 나한테 며칠 쉬겠다고 찾아 왔다.

편히 쉬겠다고 이곳 산골로 왔건만, 곁에서 지켜보니 틈만 나면 책을 붙잡고 있었다. 이틀을 지켜보니 그녀의 고시 실패가 두뇌나 노력에 원인이 있는 것이 아니라 체력에 문제가 있음을 알 수 있었다. 얼굴이 예쁘고 몸매도 날씬했지만 아무래도 같은 또래의 처녀에 비해 마른 체구였다. 몸무게가 정상 체중보다 훨씬 이하를 맴돌고 있었는데, 짐작컨대 40킬로그램을 넘지 않을 듯싶었다. 밥을 먹을 때면 이것저것 맛만 보다가 먹는 둥 마는 둥했다.

3일째 되는 날, 나는 M양과 함께 산책하면서 이런 이야기를 했다. 책만 붙들고 있다고 해서 공부가 되는 것은 아니다. 아무리 마음을 굳게 먹는다 해도 몸이 따라 주지 않으면 소용없다. 육체의 힘이 넘쳐야 정신 에너지도 활발하게 작용을 한다. 몸의 효율이 낮으면 정신 집중력도 떨어지므로 먼저 몸의 효율을 높이는 데 노력해야 한다는 요지였다.

몸이 뚱뚱한 사람이나 마른 사람이나 인체의 효율이 나쁘다는 점에서는 똑같다. 그리고 인체의 효율을 높이는 방법으로는 체질에 따라 음식을 가려먹는 것이 아니라 입맛에 맞는 음식을 먹고 싶은 만큼 먹되, 몸이 휴식을 취하는 시간, 즉 저녁에 음식을 공급하지 않으면 된다. 이럴 때 몸의 효율이 높은 사람은 표시가 얼른 나타나지 않지만, 낮은 사람은 금방 효과가 있음을 알 수 있다. 마른 사람은 살이 찌고, 살이 찐 사람은 살이 빠진다.

나는 M양에게 공부하다가 편한 시간을 택해 오전, 오후 각기 한 시간씩 산책을 하고 저녁 식사를 거르게 했다. 몸의 효율을 높여 기운 순환이 활발하게 되도록 하기 위해서이다. 그리고 밤늦게까지 공부하는 것을 감안하여 기운을 돋워 주는 가열순환제를 복용케 했다.

앞서 이야기한 100일 작전을 하다 보면 처음 열흘을 넘기는 것이 가장 힘들다. 마지막 관문이라고 생각하여 찾아오는 중환자들은 대부분 잘 견디는데, 문제는 본인이 아닌 가족이나 주위 사람들의 불신이다. 중환자가 아닌 M양의 경우에도 예외는 아니었다. 본인은 보기보다는 강단이 있어서 나를 믿고 잘 따랐지만 가족들의 불신은 이만저만이 아니었다. 먹지 못해서 삐쩍 마르는 판에 저녁까지 먹지 말라니 굶겨서 죽일 셈이냐는 항의가 빗발쳤다. 내 논리는 전혀 과학적인 근거가 없다고 하면서 믿으려 하지를 않았다. 이럴 때에는 가까운 친구 사이라는 것도 소용없었다. 또 덕망과 사회적 지위가 있다는 사실도 아무런 도움이 되지 않았다. 결국 나는 이 어려운 숙제를 M양에게 맡길 수밖에 없었다. 부모는 처음에는 딸의 말에도 긴가민가 의심했고 내가 사주한 것으로 오해했다. 그러나 딸의 진지한 설명이 거듭되자 마침내 부모는 고개를 끄덕이고 모든 것을 나한테 맡겼다.

M양은 석 달 열흘간 내 지시 사항을 하루도 거르지 않고 실천에 옮겼다. 고시 시험 날이 다가오면서 공부의 양을 늘렸음에도 불구하고 몸은 전보다 더 좋아지고 있다고 했다. 6개월 뒤, 신문에 부녀 외교관이 탄생했다고 떠들썩하는 기사를 읽고 나는 흐뭇했다. 건강은 의사의 몫이 아니라 환자 자신의 몫임은 두말할 나위도 없다.

뚱뚱하면 공부 못한다

M양이 너무 말라서 공부를 못했다면 영훈이라는 고교생은 살이 너무 쪄서 공부를 못했던 학생이다. 이 학생은 수재로서 4년 전에 이곳 출신으로는 유일하게 경기과학고등학교에 입학하여 온 마을을 떠들썩하게 만들었던 화제의 주인공이었다. 그런데 어찌된 일인지 고등학교에 들어가서는 아무리 공부를 열심히 해도 성적이 오르지 않고 자꾸 떨어졌다. 반면에 살은 찌기 시작하더니 1학년 말에는 75킬로그램이 넘는 비만 증상을 보였다.

체중이 1킬로그램 늘어날 때마다 혈관은 그 길이가 1마일 늘어난다고 한다. 말하자면 살이 찌는 것만큼 두뇌 에너지로 전환되어야 할 에너지가 혈관을 유지하는 데 쓰이는 것이다.

나는 이 학생이 기숙사 생활을 하는 것을 감안하여 별도로 운동 시간을 내라고 하기보다는 금식하는 시간을 한 시간 앞당기도록 했다. 즉, 오후 6시 이후에는 생수 외에는 아무것도 먹지 못하게 했다. 그리고 식사 대용으로 가열순환제를 먹게끔 했다.

이 학생 역시 내 말을 철저하게 따라 주었다. 사실 아무도 행동을 통제하는 사람이 없을 경우에 환자 자신의 결단이 없으면 음식을 먹는 유혹에 이끌려 실패를 한다. 사람에게는 먹는 것도 커다란 즐거움의 하나이다. 그러나 이 학생은 자신이 의지력을 시험해 본다는 마음으로 버텼다. 처음의 5~7일 정도만 견디고 나면 그 다음부터는 별다른 어려움이 없는 법이다.

'100일 작전'을 철저하게 지키며 두 달 남짓 지났다. 하지만 이 학생의 몸에는 아무런 변화가 없었다. 가족을 비롯한 주위 사람들은 애꿎은 아이만 곯렸다고 당장 그만두라고 불만을 토로했다. 그러나 3개월이 지나자 조금씩 변화가 생기기 시작하여, 반 년 뒤에는 55킬로그램의 정상 체중을 되찾게 되었다. 체중 조절에 성공한 이 학생은 그 뒤로는 저녁을 먹으면서도 자신의 몸을 정상으로 유지할 수 있었다. 그리고 체중이 정상으로 돌아오자 그토록 쏟아지던 잠도 없어지고 성적 또한 향상되기 시작했다. 20킬로그램의 불필요한 군살에 들어가던 에너지가 정신 에너지로 전환되니 머리가 맑아지고 성적이 오르는 것은 당연한 일이다. 이 학생은 지난해에 서울대에 합격하여 또 한 번 온 마을에 한바탕 잔치가 벌어지게 했다.

M양이든 영훈이든 자신의 신념과 결단이 확고했기 때문에 성공할 수 있었다. 내가 처방했던 약은 단지 조그만 도움을 주었을 뿐이다. 만약 그들이 약에만 의지하려 했다면 약은 무용지물이 되었을 것이다. 여기 독자들의 이해를 돕기 위해 영훈이라는 학생이 쓴 글 가운데 일부분을 적어 보기로 한다.

"처음에는 저녁을 굶는 일이 매우 힘들었어요. 하지만 제 자신의 인내력을 시험해 보겠다는 생각으로 참았습니다. 고통스럽기도 했지만 막상 해 보니 약간의 공복감은 즐길 만하더군요. 5~7일 정도 지나니까 저녁을 굶는 것이 일상사처럼 되었습니다. 물론 기숙사에서 특식이 나올 때면 먹을까 말까 망설여질 때도 있었습니다.

서너 달이 지나고 먹던 약의 양이 조금씩 줄어들 무렵, 몸무게가 65~66킬로그램 정도 되더군요. 물론 그때까지 운동도 열심히 했습니다. 중학교 때는 아이들과 축구, 농구를 하면서 어울릴 기회가 많지 않아 운동을 별로 못했지만 고등학교에 와서는 기숙사 생활을 하는 덕분에 아이들과 어울려 운동할 기회가 많았던 덕을 본 것입니다. 가끔은 혼자 운동장을 몇 바퀴 뛰기도 했습니다.

몸무게가 빠진 후, 두세 달 동안은 아무런 변화가 없다가 어느 날 달아보니 59킬로그램으로 줄어 있었습니다. 그동안 간식을 하거나 저녁을 조금 먹은 때가 없지 않았지만 대부분은 걸렀답니다. 한두 달이 더 지나고 몸무게가 54~55킬로그램으로 정상을 되찾은 다음부터는 몸무게를 조절하기가 퍽 쉬워졌습니다. 오랜만에 집에 돌아가 과식하면 몸무게가 1~2킬로그램 정도 늘어났으나 금방 제자리로 되돌아왔습니다.

몸무게가 빠지면서 좋았던 점은 우선 몸이 편해졌다는 점인데 무슨 일을 하더라도 덜 귀찮고 힘도 덜 듭니다. 잠도 줄었습니다. 원래 저는 잠이 많은 편이거든요. 이제 생각해 보니 중요한 것은 운동을 하면서 저녁을 적게 먹던가 굶는 것이라 생각됩니다.

얼마 전 TV에서 무조건 저녁을 굶거나 심지어 하루 한 끼만 먹는 사람들이 출연하여 이야기하는 프로그램을 봤습니다. 그러나 운동을 하지 않고 식사량만 줄이는 경우 체내 대사량이 식사량에 맞추어 하향 조정되기 때문에 식사량을 원상태로 되돌릴 경우 몸무게가 전보다 더 늘어나는 경우가 많다는 이야기를 듣고는 저와 비교해 봤습니다. 저의 경우 식사량을 조절하면서 운동을 했고 또 식사량 감소로 인한 체력 약화나 영양 부족을 막을 수 있도록 한약을 복용했기 때문에 체중 감량에 성공한 것으로 생각됩니다.

제가 먹던 한약의 덕을 본 것은 저만이 아닙니다. 저희 큰아버지와 큰어머니는 하루에 박카스를 열 병 이상씩 드셨는데 일종의 중독 증상이었습니다. 나이 드신 분 중에는 이런 분들이 많다고 합니다. 그런데 두분께서 제가 먹는 약과 똑같은 약을 드시고 나서는 박카스를 끊었답니다."

체질에 따라 약도 독이 된다

뱀과 개구리로 간경변 고친다?

해병대 고급장교 출신의 P씨는 젊었을 때부터 심하게 술을 마시다가 50대를 갓 넘어 간경변 진단을 받았다. 어디선가 개구리, 뱀, 개고기를 먹고 간경변을 고쳤다는 이야기를 듣고는 나를 찾아왔다. 그리고 이곳 저곳을 기웃거려 개구리와 뱀을 사 먹으려 했다. 나는 그에게 직접 잡아 먹어야지 가만히 앉아서 사 먹으면 아무런 효과가 없다고 말해 주었다.

그는 다음 날 새벽부터 뱀을 잡으러 방태산에 올라갔다. 해병대 정신이 아직 남아 있는지 힘이 들어 헉헉거리면서도 하루 종일 산속을 돌아다녔다. 그런데 실제로 뱀을 잡으러 다니다 보면 잡기는커녕 눈에 띄지도 않는다. 우연히 마주치는 경우란 극히 드물다. 그는 일 주일 동안 해 뜰 때 주먹밥을 싸 들고 산에 올라갔다가 어두워질 때 내려왔지만 뱀은 한 마리도 구경하지 못했다. 땅꾼들은 뱀을 쉽게 잡는다. 그들은 무작정 산속을 돌아다니는 게 아니다. 오랜 경험으로 뱀이 살고 있는 곳을 찾아가 잡는다. 일주일을 헤맸지만 뱀 꼬리도 구경하지 못한 그는 그만 풀이 죽었다. 뱀을 먹어야만 간경변을 낫게 할 텐데 뱀 한 마리조차 볼 수 없다고 한탄했다. 보다 못해 나는 그에게 땅꾼 한 사람을 소개해 주었다. 그는 해병대 고급 장교 출신인 자기가 땅꾼의 시중꾼이 되는 게 못마땅했지만 자신의 생사가 달린 일이라 마지못해 따라 나섰다. 뱀을 잡는 데는 대통령이라도 땅꾼의 시중을 잘 드는 게 기본 도리이다. 그는 땅꾼을 쫓아다녔다. 물론 뱀을 잡지는 못했다. 그러나 땅꾼이 잡은 뱀을 싼값에 구입하여 숙소로 돌아와 고아 먹었다.

이곳 방태산은 높고 험한 산이라 칠점사七点蛇라는 뱀이 많다. 이 뱀에게 한번 물리면 일곱 발자국을 걷지 못하고 죽을 정도로 독이 강하다 하여 붙여진 이름인데, 그 무게가 200그램 넘는 것을 정품으로 치고 약효가 크다 하여 값도 비싸다. 요즘엔 이 뱀이 보호 동물로 지정되어 잡는 것을 금하고 있는데, 그에 따라 값 또한 훨씬 비싸졌다.

그가 20여 마리의 칠점사를 먹을 즈음 뱀들이 동면하는 철이 되어 더 이상 이 뱀을 구할 수 없게 되었다. 칠점사란 뱀이 동면하는 시기가 되면 높은 산의 계곡에는 살얼음이 언다. 이 시기가 되면 뱀 대신 산개구리를 잡아먹는 적기가 된다.

산개구리는 논개구리와 달리 덩치가 크고 통째로 다 먹는다. 산속에서 생활하던 산개구리는 늦가을이 되면 겨울잠을 자기 위해 무리 지어 계곡으로 내려온다. 개구리는 오소리나 산돼지처럼 굴을 파서 집을 만드는 기술이 없기에 계곡의 물속에서 동면을 한다. 계곡물 속에 있는 바위 밑에 잠자리를 만드는데, 바로 이 시기의 개구리가 일 년 중 영양이 제일 많다. 특히 암개구리는 뱃속에 알을 잔뜩 집어넣고 동면을 한다.

땅꾼의 시중꾼 노릇을 마친 그는 다시 산속을 헤매면서 열심히 개구리를 잡기 시작했다. 차디찬 계곡 물에 들어가 무거운 바위를 들춰내고는 개구리를 잡았다. 그리고 화롯불을 피워 개구리를 구워 먹었다. 사람들은 암컷 개구리가 맛도 좋고 영양이 많다고 한다. 개구리의 암수 구별은 간단하다. 죽어 있는 개구리가 앞발과 뒷발을 쭉 펼치고 있으면 암놈이고 네 개의 발을 몸 쪽으로 오므리고 있으면 수놈이다.

아무리 추운 날씨에도 찬물 속에서 큰 바위를 이리저리 들추다 보면 온몸에서 열이 나 추운 줄을 모른다. 오히려 물 밖에서 구경하는 사람이 오들오들 떨지만 얼음물 속에서 개구리를 잡는 사람들은 땀이 난다. 그는 겨울 내내 얼음을 깨고 바위를 들추면서 개구리를 잡아먹었다. 그리고 틈틈이 사료를 먹여 키운 개가 아닌, 농가에서 놓아기른 개를 사서 큰 가마 솥에 끓여 수시로 먹었다.

6개월 후 병원에 가서 검사를 해보니 간경변이 씻은 듯이 없어졌다는 진단을 받았다. 그 뒤로 그는 누구에게나 간경변의 특효약은 뱀, 개구리, 개고기라고 말한다. 그러나 그의 말을 들은 어느 간경변 환자는 뱀만 먹다가 죽을 뻔한 적이 있다. 실제로 죽은 사람도 있다.

그렇다면 왜 P씨는 뱀, 개구리, 개고기를 먹고 간경변을 치료했는데 다른 사람들은 죽을 뻔했는가. 이유는 간단하다. 몸의 효율이 좋으면 고단백질은 약이 되고 몸의 효율이 떨어지면 똑같은 고단백질이라도 독이 된다. 말하자면 개구리, 뱀, 개고기가 간경변 환자의 치료제가 될 수 있는지 아닌지는 각 개인의 정신력과 몸의 효율에 달려 있다.

P씨는 이 동물들을 먹으면 간경변이 완치될 수 있다는 신념으로 이

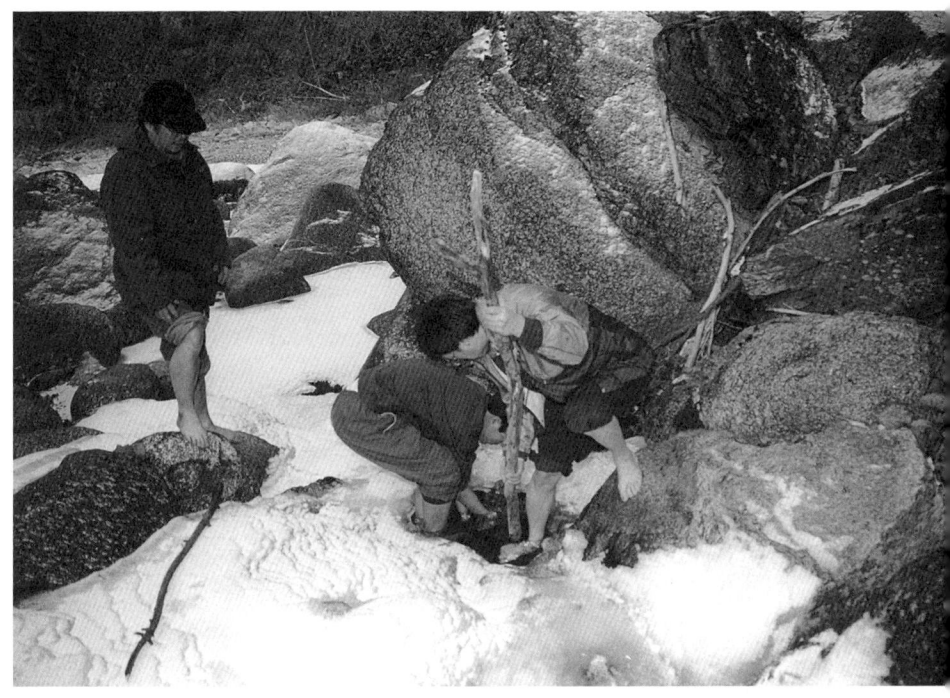

아무리 개구리를 먹어도 손수 험한 산을 오르내리며 잡지 않으면 간경변을 고칠 수 없다.

동물들을 잡기 위해 하루 십여 시간 험한 산으로 돌아다닌 게 결정적인 도움이 되었다. 또한 뱀, 개구리, 개고기를 100퍼센트 에너지로 전환시킬 수 있는 몸의 효율과 체력이 있었다. P씨의 간경변 치료는 그의 투철한 정신력과 운동, 그리고 그 동물들을 소화해 낼 수 있는 몸의 효율이 복합적으로 조화를 이룬 것이다.

  동상에 걸린 사람에게 겨울 개구리를 잡아먹게 하거나 무릎 관절염 환자에게 견지낚시를 하게 하는 것도 같은 이치이다. 무릎 관절염은 기운 순환 부족으로 무릎 부위까지 기운이 전달되지 않는 것을 말한다. 이럴 때 견지낚시를 반 년쯤 계속하면 완치된다.

물론 허리까지 차디찬 강물에 담그고 장시간 낚시하기란 쉬운 일이 아니다. 그러나 고기를 낚는 재미가 생기면 몇 시간이고 찬물 속에 있게 된다. 허리까지 찬물에 담그고 있으면 몸 아래 부분의 온도가 내려가게 되므로 우리 몸의 방어 체계가 위쪽의 기운을 아래쪽으로 몰아준다. 체내의 많은 기운이 무릎 부위로 몰리면서 강제로 기운 순환이 되어 자연스럽게 관절염이 낫는 것이다.

음식 궁합과 체질은 문제 아니다

어떤 식품이건 간에 약과 독은 공존하게 마련이다. 예컨대 우리는 옻닭이 몸에 좋다고 하여 여기저기 찾아다니며 옻닭을 먹는데, 그 좋다는 음식을 먹고 죽는 사람도 있다. 옻닭은 그 독의 성분을 해독해서 몸의 약으로 쓰는데, 간이 나쁜 상태에서 옻닭을 먹으면 죽게 된다. 몸의 상태에 따라 약이 될 수도 있고 독이 될 수도 있다는 좋은 예이다.

환자들은 식이요법이란 이름으로 음식을 가려먹는다. 하지만 이는 별로 좋은 식생활이 아니다. 물론 음식 중에는 상극하는 것이 있다. 그러나 우리는 식품의 칼로리를 섭취하는 것이 아니라 그 식품의 기를 먹는 것이기에 체질에 따라 음식을 가리는 것은 바람직하지 않다.

우리 사회는 불과 40여 년 전만 해도 못 먹어서 병들고 죽어 가는 사람들이 많았다. 그 뒤 원조물자나마 밀가루와 우유가루가 들어와서 허기를 면해 주었고, 경제발전에 따라 돼지고기나 닭고기 등 육류를 섭취함으로써 수명을 연장할 수 있었다. 밀가루, 우유가루는 태음 체질의 음식이고 돼지고기는 소양 체질의 음식, 그리고 닭고기는 소음 체질의 음식이니 이런 것을 섞어 먹어 온 우리들의 체질 건강론은 어떻게 설명될 수 있는가.

내가 이곳 산골에 온 80년대 초를 되돌아보면, 이곳 화전민들은 반찬이란 개념을 이해하지 못했다. 반찬이란 밥이 많아서 어떻게 밥을 잘 먹을까 하는 고민이 있을 때 필요한 것이다. 하루 세 끼 밥조차 먹기 힘들어했던 이들 화전민들은 아무것이나 가리지 않고 먹고 열심히 일하면서 건강하게 살았다. 음식이란 환경에 의해 달라지는 것일 뿐 체질에 따라 선택되는 것이 아니다.

체질도 그렇다. 흔히 사상의학에서는 사람의 체질을 '소음인, 소양인, 태음인, 태양인'으로 분류하는데, 어느 한쪽의 체질이라고 딱 정하기보다는 각기 적당히 포함되었다고 봐야 한다. 체질이란 환경, 교육, 운동 등에 따라 달라진다. 그런데도 음식 궁합을 따지고 체질을 확정짓는 것은 우리가 흑백논리식 이분법적 사고에 물들어 있기 때문이다.

이제 우리도 남들이 좋다고 선전하는 자연건강 식품보다는 자신의 몸의 소리를 중하게 여겨야 한다. 누구나 먹고 싶은 음식, 구미가 당기는 음식이 있는데, 그것은 인체가 그 음식물이 필요하다는 신호이다(단, 중독 증세는 예외이다. 광고에 의한 중독도 이에 해당된다). 몸의 신호에 따라 다양한 자연 식품을 생식生食과 화식火食을 골고루 하여 각자 몸의 효율에 맞춰 먹으면 그것이야말로 적합한 음식물이 된다.

이런 관점에서 보면, 이상한 약초나 신비의 약초, 비싼 동물의 내장 등은 자연히 무시하게 되고 산삼이나 녹용, 웅담이 별것 아니라는 것을 알 수 있다. 섭취한 음식물을 100퍼센트 에너지로 바꾸기 위한 운동과 노동이 필요할 뿐이다.

처방에도 전략전술이 필요하다

　병을 고치는 사람은 이순신 장군이나 제갈공명처럼 전장에서의 전략 전술이 필요하다. 눈앞에서 적군이 완강하게 버티고 있으면 뒤로 돌아가서 쳐부수는 전술을 써야 한다. 음식이나 물을 전혀 먹지 못하는 환자에게 처방할 때, 한약이란 반드시 먹어야 한다는 기존 관념의 벽을 허물어야 한다는 것도 이 때문이다. 약이 입으로 넘어가지 않는다고 포기할 것이 아니라 먹는 약을 환부에 바르는 방법을 택할 수도 있다.
　C부인은 십여 년 전부터 간경변으로 복수가 차고 기력이 없어 문지방도 넘기 힘들었다. 음식을 먹어야 기력을 회복하여 병을 이겨낼 텐데 물만 먹으면 토하는 판이니 약이고 음식이고 전혀 먹을 수가 없었다. 나는 이 부인에게 DDS방식에 의한 가열순환 패치를 처음으로 사용했다. 이것은 약을 어떻게 효율적으로 환자에게 투여하여 약효를 극대화시킬 수 있는가 하는 병리학적 전략이다. 쉽게 말하면 어떻게 효율적으로 적을 무찌르나 하는 전략 개념이다.

나는 가열순환제를 계란 노른자위에 개어 환자의 환부에 하루 서너 차례씩 바르게 했다. 일주일이 지나자 이 환자는 물도 조금씩 마시며 가열순환제를 조금씩 먹을 수 있었다. 그리고 보름이 지나자 복수에 찼던 배가 절반쯤 꺼지면서 마당을 힘들게나마 걸어 다닐 수 있었다. 반 년 후, 이 부인은 완전히 정상적인 몸이 되었다.

그로부터 10년이 지난 금년 가을의 어느 날, 이 부인의 남편이 돌연 나를 찾아왔다. 부인이 10년 전과 똑같이 간경변 복수로 고생하니 약을 지어 달라고 했다.

원래 이 부인의 병은 농사를 지으면서 남자도 하기 꺼려하는 농약 뿌리기를 많이 했기에 생긴 농약 중독에 의한 간경변이었다. 예나 지금이나 농사를 짓는 사람 중에서 화전 밭을 일구는 사람들이 가장 많은 농약을 쓴다. 경사가 급하고 척박한 땅이기에 적은 노동력으로 조금이나마 많은 소출을 얻으려면 농약을 많이 쓸 수밖에 없다. 그리고 이런 농사를 오랫동안 짓다 보면 자신도 모르는 사이에 농약 중독으로 간이 굳어져 간경변에 걸린다. 또 한번 간경변에 걸렸다가 나았다고 해서 다시 농약을 만지지 않을 만큼 삶이 넉넉하지도 않다. 화전민촌 사람들은 워낙 생활들이 힘들다 보니 조그마한 소출이라도 더 얻으려고 몸이 무너지는 것을 알면서도 무리하게 농약 통을 직접 짊어지고 뿌린다.

이 부인도 예외가 아니다. 90세가 다 된 시부모와 건달 남편과 살다 보니 농사일과 궂은일은 모두 부인의 몫이었다. 농약 통을 짊어지고 농약을 뿌리면 결과가 어떻게 되는 줄 뻔히 알지만 생존을 위해 다시 농약 통을 짊어지고 농약을 계속 뿌리다가 간이 다시 나빠진 것이다.

약을 지어 간 지 보름 뒤, 남편이 힘없이 찾아왔다. 10년 전에 죽음의 문턱에서 부인을 구한 약이 이번에는 전혀 효험이 없다고 했다. 나는 남편을 따라 부인을 찾아갔다. 죽음을 의식한 이 부인은 내가 말해준 주의사항을 지키지 않아 이 지경이 되었다고 미안해했다. 하지만 그 자리는 사과를 하고 사과를 받을 자리가 아니었다. 왜 전에는 잘 듣던 처방이 지금은 무용지물인가가 더 문제였다.

   부인을 진맥하고 약을 다시 처방했다. 몸의 효율이 나빠지니 예전에 잘 듣던 처방도 맥을 못 췄다는 게 다소 불안했다.

   한 달 후 남편이 다시 찾아왔다. 그동안 밀린 약값이라고 하면서 돈봉투를 내미는 순간, 나는 섬뜩함을 느꼈다. 이곳 화전민들이 약값을 갚는 시기는 주로 봄과 늦가을이다. 농협에서 영농자금을 대출 받을 때와 가을걷이를 하여 농산물을 팔았을 때인 것이다. 하지만 요즘엔 사정이 많이 변했다. 농협에 빚이 많아 봄철에 영농자금을 받는 가구가 거의 없고 농산물의 가격이 형편없이 낮아 가을에 추수해 봤자 손에 쥐어지는 현금이 없기 때문이다. 그들이 약값을 가져오는 시기는 경조사가 있어 돈이 들어올 때뿐이다. 이 부인은 죽었고 장례식 때 들어온 조의금으로 남편이 밀린 약값을 가져온 것이다.

   이곳 산골에서 한약방을 하면서 내가 만난 간질환 환자들은 대략 1만여 명쯤 된다. 그 중에서 절반 정도는 완치되었다. 주위에서는 '대단히 놀라운 치료율'이라 말하지만 나는 너무 늦게 찾아와 치료할 기회를 놓쳤거나, 완치 후 내 지시 사항을 어겨 재발한 환자들을 더욱 기억하게 된다. 명의란 단순히 병을 고치는 사람이 아니다. 건강한 정신과 건강한 몸을 갖게 해주어야 하는 것이다.

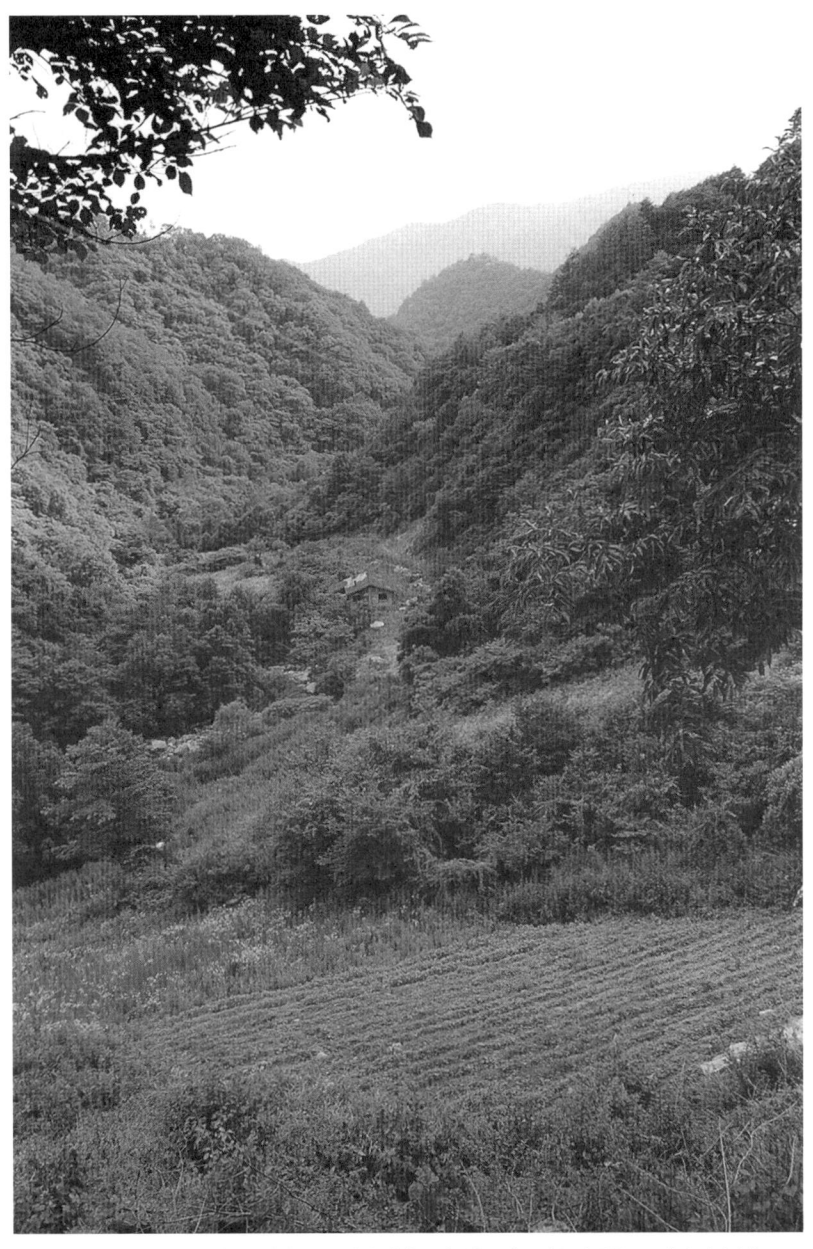
화전밭을 일구는 사람들은 농약을 많이 오랫동안 쓰다 보니 농약 중독으로 간이 나빠진다.

동의보감은 '엉터리 책?'

장마비가 장대처럼 쏟아지는 어느 해 여름날이었다. 온몸이 흠뻑 젖은 한 아낙네가 헐레벌떡 한약방 안으로 들어섰다. 이곳 강원도에서 대학식가로 이름이 난 ㅁ선생의 부인이었다. 부인의 말인즉, 남편과 딸이 갑자기 쓰러져 있으니 급히 가 달라고 했다.

올해 60세인 ㅁ선생은 강원도 산골에서는 보기 드문 학식가이다. 한문을 초서로 물 흐르듯 줄줄 써 내리고 즉석에서 한시漢詩를 지어 주위 사람들의 존경을 한몸에 받고 있으며 한의학에도 조예가 깊다. 『동의보감』은 순한문으로 된 스물다섯 권짜리 원전으로 보는데 거의 외우다시피 한다. 간혹 한문으로 쓴 한의학 서적을 갖고 한약방으로 찾아와서는 토론하자고 하여 나의 기를 죽이기도 했다.

한의학에 조예가 깊다 보니 웬만한 병에 대해서는 직접 처방한다. 본인은 물론 집안 식구들의 약까지 직접 처방한다. 산에 가서 필요한 약초를 캐고 국내에서 나오지 않는 수입품 약초만 나에게서 가져간다.

서둘러 그의 집에 도착해 보니 ㅁ선생은 고혈압 풍으로 쓰러져 코고는 소리를 크게 내는데 인사불성 상태였다. 그리고 평소 지병을 앓고 있던 스물다섯 살 가량의 딸은 저혈압과 악성빈혈로 곁에 조용히 쓰러져 있었다.

딸은 어릴 때부터 기혈氣血 부족으로 고생하여 아버지가 십전대보탕을 사시사철 먹이고, 본인은 팔미지황원八味地黃元을 장복하고 있다는 것을 이야기한 적이 있어서 나는 두 사람의 병에 대해 어느 정도 알고 있었다. 십전대보탕은 일절허손一切虛損에 쓰이는 대표적인 처방의 하나로 전문가나 일반인이 널리 사용하고 있다. 염소탕 집에서 염소탕이나 개소주에 넣어 끓이는 한약재도 십전대보탕이고 생사탕 집에서도 이것을 넣어 뱀을 끓인다. 기혈양허氣血兩虛에도 팔물탕八物湯과 더불어 십전대보탕을 쓰는데 ㅁ선생이 허약한 딸에게 이 처방을 했으나 딸의 악성빈혈은 좀처럼 낫지 않았다. ㅁ선생은 딸의 병을 치료할 처방을 『동의보감』에서 찾아보려 했으나 뾰족한 처방책이 제시되지 않자 '동의보감은 엉터리 책!'이라고 몰아붙였다. 왜 자기 딸에게 십전대보탕이 효과가 없는지 이해하지 못했다.

같은 풀을 먹여도 소는 부쩍부쩍 크는데, 개는 허기져 죽는다. 개는 육식성 동물이라 고기를 먹어야 하고, 소는 초식성 동물이라 풀을 먹어야 하기 때문이다. 각자의 체질에 따라 음식이 다른 것이다. 세계적인 화가 피카소와 똑같은 물감이나 기법을 사용하여 그림을 그린다고 해서 누구나 피카소가 될 수는 없다. 나는 ㅁ선생에게 이 같은 이유를 설명해주고 싶어도 『동의보감』 원전을 더 많이 외우고 있어 나보다 한 수 위라고 생각하고 있을 그에게 감히 말할 엄두가 나지 않았다.

십전대보탕은 소음 체질의 사람이 먹으면 설사를 한다. 십전대보탕은 인삼, 백출, 백봉령, 감초, 숙지황, 백작약, 천궁, 당귀, 황기, 육계 등 열 가지 약재를 각기 4그램씩 넣어 만든 것이다. 소화력이 약하고 기운이 없는 소음 체질은 사물탕 재료인 숙지황, 백작약, 천궁, 당귀를 소화시키지 못하여 설사를 하게 된다. 한약을 먹어 설사하거나 살이 찌게 되면 그것은 한약의 부작용이다. 며느리가 정성껏 끓여 준 염소탕을 먹고는 속이 거북하고 설사하거나 살이 쪄서 고민하는 시어머니가 적지 않은데 이는 한약의 부작용 때문이다. ㅁ선생은 딸이 소음 체질에 가깝다는 것을 미처 생각지 않은 것이다.

옛날에는 십전대보탕을 먹고 허약하던 몸이 튼튼하게 된 사람이 많았다. 지금은 도회지 사람들에게 부작용이 많지만 이곳 산골 사람들에게는 잘 듣는 처방이다. 이유야 여러 가지가 있을 것이다. 형제가 똑같이 복용했는데, 도시에 사는 형은 이 처방에 부작용이 생기고 산골에 사는 동생은 이 약이 잘 듣는 것을 보면 가장 큰 이유는 바로 우리가 마시는 식수이다. 도시에서는 거의 죽은 물, 끓인 물을 먹지만 산골에서는 살아 있는 물, 생수를 마시기 때문에 소화력에 큰 차이가 있다. 물론 좋은 공기의 영향도 있다.

이곳 산골에서 살던 한 청년이 대구로 이사를 갔다가 일 년 만에 고향으로 놀러왔다. 그는 예전의 습관대로 아무 생각 없이 고향의 생수를 먹고는 탈이 나서 며칠간 고생했다. 불과 일 년 만에 대구의 죽은 물에 체질이 적응된 탓이다. 양계장에서 평생 다섯 발자국을 움직이지 않고 알만 낳은 닭을 산속 우리에 가두어 두면 처음에는 잘 움직이려 하지 않는다. 그러다가 용감한 놈이 먼저 몇 발자국 옮기면 나머지 무리들도 따라 움직이는데, 일주일 정도 지난 뒤에는 날아다닐 만큼 재빠르다. 환경에 적응하기 때문이다. 물 좋고 공기 좋던 시절의 명처방인 십전대보탕이 현대 도시인들에게는 별로 효과가 없는 이유도 마찬가지다. 좋은 약초나 처방에도 몸의 효율이 나빠져서 설사를 하는 도시인들의 체질은 확실히 문제가 있다.

ㅁ선생이 자신의 고혈압 증상에 쓰는 팔미지황원은 명문양허命門陽虛에 쓰는 유명한 처방이다. 성인의 고혈압에 대한 통치방通治方이고 정력제 처방이다. 그러나 음증 체질인 M선생은 이 처방의 주약主藥인 숙지황을 제대로 소화시키지 못했다. 그가 이 처방으로 된 환약을 먹으면 항상 속이 더부룩한 게 그 원인인데 그는 정력제란 '아래'를 다스리는 약이니 소화와는 무관하다고 생각하고 계속해서 복용해 왔던 것이다.

정력제이건 강장제이건 간에 소화가 안 되는 것은 체질상 그 약이 맞지 않아 거부하는 신호이다. 아무리 고가의 산삼이라도 먹어서 머리가 아프고 소화가 안 되면 체질에 받지 않는 것이니 남에게 주는 편이 이익이다.

동의보감 원전을 꿰뚫고 있는 ㅁ선생의 풍부한 의학 지식은 결국 자신은 물론이고 딸마저 병들게 만들었다. 우리 주변에는 아프면 먼저 자신이 스스로의 병명을 정하고 그에 맞는 약을 신문 광고에서 찾아 먹는 사람들이 많다. 그들은 피아노에 관한 책을 읽으면 피아노를 잘 치게 되는 것으로 알고 있는 사람들이다. 쓰러진 부녀를 한 시간 정도 치료하니 딸이 먼저 눈을 뜨고 잠시 후 아버지가 눈을 떴다. 대문을 나서면서 문득 한 가지 말이 떠올랐다. '선무당이 사람 잡는다.'

땀 흘려 노동하면 피부병 고친다

결혼하면 얼굴 종기 없어질까

민수라는 청년이 있다. 딸을 가진 부모라면 누구나 한번쯤 미래의 사윗감으로 점찍어 둘 만큼 집안 좋고 인물 좋고 인간성도 좋은 스물두 살의 청년이다. 아버지는 이름 있는 어느 재벌 기업의 총수이고 어머니는 현모양처인데다가 예술을 전공한 여자답게 분위기 있는 가정을 꾸려 갔다. 이처럼 모든 사람이 부러워할 이 청년에게도 한 가지 고민이 있다. 사람을 만나는 것조차 꺼리는 대인 공포증이 생길만큼 얼굴에 종기가 심하게 났다.

사람은 아흔아홉 개의 좋은 조건과 단 한 개의 나쁜 조건을 가지고 있더라도 '99점'이라며 좋아하지 않는다. 나쁜 하나가 나머지 아흔아홉의 좋은 것을 덮어 버려 불행해지는 경우가 많다.

여드름은 청춘의 심벌이라 한다. 사춘기 시절의 여드름은 그럭저럭 견딜 만하지만 나이가 들어서도 없어지지 않는 여드름은 극심한 좌절감을 안겨 준다. 이 청년은 여드름이 점점 심해지더니 대학 재학 중에는 여드름 단계를 넘어서 심한 피부병 증상을 보였다. 얼굴에 마치 곰팡이가 잔뜩 핀 것처럼 보여, 속없는 친구들이 '곰팡이 썩는 놈'이라 놀려대니 본인으로서는 속상한 정도가 이만저만이 아니었다. 사귀던 많은 여자들도 하나같이 곰팡이 때문에 달아나 버렸다.

얼굴의 종기는 대학 생활뿐 아니라 사회생활을 하는 데도 많은 불편을 가져 왔다. 길거리를 걸어가도 모든 사람이 자신의 얼굴만을 쳐다보는 깃 같아 방안에 틀어박히기 일쑤였다. 나중에는 가까운 일가 친척들조차 만나는 것을 꺼려했다. 자연히 심한 우울증과 열등감에 사로잡혀 착하던 성격은 점점 난폭해져만 갔다.

부유한 집안인지라 부모는 치료하는데 돈을 아끼지 않았다. 국내의 이곳저곳에서 치료를 받았고, 마침내 세계 제일의 피부 클리닉으로 명성 있는 미국 병원에 여러 달 동안 입원하기도 했다. 그러나 어느 정도 고쳐졌는가 싶어 귀국하면 얼마 지나지 않아 재발하기 일쑤였다. 세계 제일의 병원에서도 실패했으니 이제는 끝이라는 절망감이 본인은 물론 온 가족을 우울하게 했다. 이때 청년의 할머니가 한 가지 비방을 제시했다. 장가를 가면 종기가 없어질 터이니 서둘러 결혼을 시키자는 것이었다. 그러나 청년은 '말도 안되는 소리는 하지 마라!'고 펄쩍 뛰면서 억지로 결혼을 시키겠다면 가출해 버리겠다고 위협을 했다. 그러다가 유명 여배우의 피부병을 고쳤다는 이야기를 전해 듣고는 나를 찾아왔다.

나는 치료에 앞서 불문곡직하고 이곳의 어느 화전민 집에서 몇 달 간 살도록 했다. 그냥 숙식하는 것이 아니라 주인집의 두 아들과 똑같이 일하고 밥 먹고 자는 생활을 하게끔 했다. 이 청년이 머문 집은 75세의 과부 할머니가 광욱, 광복이라는 두 아들을 데리고 2000여 평의 화전 밭에 옥수수, 감자를 일구어 근근이 사는 집이다.

장애자인 산골 청년과의 만남

올해 서른다섯 살인 광욱이라는 젊은이는 불구자이다. 몇 년 전, 물고기를 잡아먹으려고 다이너마이트를 다루다가 사고가 나서 두 손과 눈 하나를 잃었다. 그의 동생 광복은 스물다섯 살인데, 세 살 때 열병을 앓아 정신박약아가 되었다. 지능은 다섯 살 정도지만 성격이 온순하고 황소처럼 힘이 센 청년이다.
 이 집은 유기농법으로 농사를 짓는데, 몸이 성한 사람보다 훨씬 높은 소득을 올린다. 특히 양손이 없는 광욱이는 정말 자신이 농사를 지을 수 있을지 의심스러웠지만 그 나름대로 팔 쓰는 법을 개발하여 주위에서 보는 사람들이 불편해 할 뿐 본인은 전혀 개의치 않는다. 자동차 운전도 능숙하게 잘하고 바둑도 잘 두고 당구도 잘 친다. 매사에 화를 내는 법 없이 즐겁게 살고 있다.
 광욱은 처음 사고가 났을 때는 자살을 여러 번 시도하기도 했고, 하루 종일 술에 취하여 온갖 사고는 다 일으켰다. 집에 있는 돈을 몰래 훔쳐 내어 도시에 나가 2~3일 만에 다 쓰고 들어와서는 도리어 큰소리치는가 하면, 대낮부터 술이 취해 아이, 어른 가리지 않고 시비를 걸어 싸움판을 만들었다. 그러다가 나를 만났다.
 우리 두 사람은 한약방 뒤뜰에서 소주잔을 기울이면서 많은 이야기를 나누었다. 지금은 그때 해준 말을 정확하게 기억하지는 못하지만 대충 이런 내용이었다.

'광욱이 또래의 도시 청년들을 보면 성적 기능이 약하거나 장애를 일으키고 있는 젊은이들이 많다. 소변을 보는 이외에는 써먹을 용도가 없는 청년들이 많다는 이야기이다. 그렇다면 양손이 없는 상태와 성기性器가 없는 상태 가운데 하나를 선택하라고 하면 어느 쪽을 택하겠는가. 있어도 제대로 써먹지 못하는 성기를 갖고 있는 도시 청년들보다 양손 없는 광욱이가 훨씬 건강한 상태라고 본다. 인간이 위대한가 아닌가는 건강한 정신 상태에 있는 것이다. 손 두 개, 눈 하나가 더 있는가 없는가는 대수롭지 않다.'

대강 이런 취지의 말을 한 것으로 기억되는데, 이 말이 광욱에게는 꽹

나를 찾아오는 환자들의 간병인 노릇을 잘하는 산골 청년 광욱(사진 왼쪽).

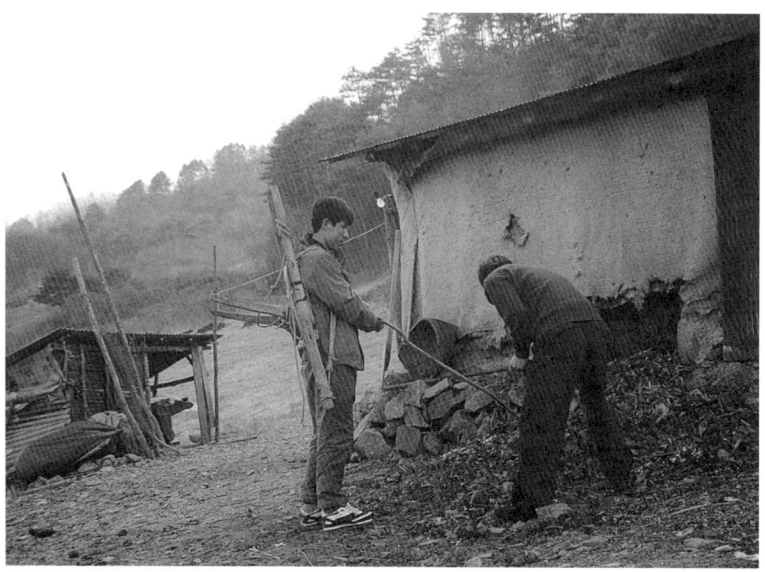

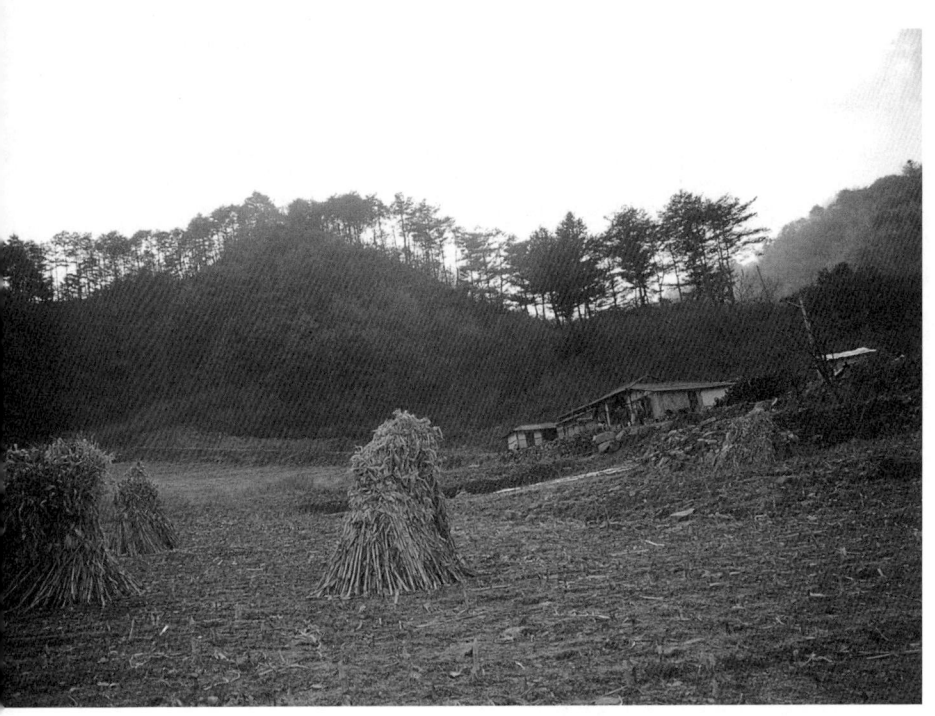

광욱이 형제가 노모를 모시고 사는 집.

장한 충격으로 받아들여진 모양이다. 그는 다음 날부터 술을 끊고 새 사람이 되었다. 타고난 품성이 착한 탓이었다. 내가 충고를 해서 사람이 바뀌었는지, 아니면 바뀔 때가 되어서 그렇게 되었는지는 중요하지 않다. 여하튼 그는 새로 태어났다.

난생 처음 발가벗고 개울에서 목욕

나는 민수가 광욱의 집에서 제대로 생활할 수 있을까 적지 않게 걱정했다. 도시라는 현대 문명의 울타리 속에서 길들여진 청년이 조선조 시대나 다름없는 화전민 생활방식에 과연 적응할 수 있을 것인가 하는 것이 궁금했다. 하지만 민수는 그 착한 품성 탓인지 광욱의 동생 광복을 친형처럼 받들면서 즐겁게 생활했다. 산에 함께 다니면서 약초나 칡뿌리를 캐고 뱀도 잡는가 하면, 소여물을 한 지게씩 하기도 했다. 뙤약볕에 땀을 뻘뻘 흘리며 옥수수 껍질을 벗기고 감자도 캐냈다. 땔감으로 쓸 나무를 한 짐씩 해 왔다. 때때로 장작을 패기도 했다. 그러다가 땀으로 온몸이 범벅이 되면 계곡에 올라가 발가벗고 목욕을 했다. 야외에서 옷을 다 벗어 나체가 되어 보기는 생전 처음이라고 수줍게 말하면서도 기분 좋다고 했다. 그 기분은 무엇과도 바꾸거나 비교하고 싶지 않다고까지 말했다.

광욱 형제와 같이 먹고 자고 일하고 놀면서 3개월 남짓 지나자, 그렇게도 오랫동안 악귀처럼 붙어 있던 종기가 거짓말처럼 없어지고 티 하나 없는 깨끗한 얼굴이 되었다. 뙤약볕에서 일하여 구릿빛 얼굴이 되니 더욱 건강하고 멋진 청년이었다.

민수의 얼굴 종기는 간에 문제가 있어서 생긴 것으로 현대 의학으로는 해결되지 않는다. 좋은 물, 깨끗한 공기, 적절한 근육운동, 안정된 마음이 서로 어울려 간이 좋아지니 얼굴 종기는 자동적으로 없어진 것이다. 내가 도와준 것은 기운 순환을 위한 가열순환제를 처방해 준 일뿐이다. 한 마디로 말해서 민수의 피부병 치료는 물 좋고 공기 좋은 곳에서 땀 흘려 일한 것, 그리고 몸은 불구지만 아주 정직하게 땀 흘리며 살아가는 두 농촌 청년의 밝은 삶이 특효약이었다. 특히 국민학교 중퇴라는 학력에다가 한때 실의에 빠져 망나니 같은 생활을 했지만 뉘우치고 열심히 살아가려는 광욱의 인생관은 민수에게 큰 스승이 되었다.

우리 사회에는 정도의 차이는 있을지언정 민수와 유사한 환경에서 자라 온 젊은이들이 많다. 비교적 여유 있는 가정, 엄마의 치맛바람 극성에 내몰린 과외 공부, 항상 걱정해야 할 학교 성적, 그리고 대학 입학과 유학, 출세 등으로 스트레스를 받다 보면 각종 신경성 질환에 시달리게 된다. 이들은 대개 이 세상에 어려움이 있다는 것을 잘 모르고 남의 칭찬만 받으며 성장해 왔다. 그리하여 항상 완벽해야 한다는 콤플렉스에 시달려 대수롭지 않은 질병도 큰 병으로 만들어 간다.

민수가 이곳에서 몇 달 동안 생활하는 가운데 얻은 가장 소중한 것은 이 같은 콤플렉스에서 벗어나 삶의 본질이 무엇인가를 처음으로 생각할 여유와 시간을 갖게 되었다는 점이다. 그리고 행복의 참된 모습을 발견한 것이다. 그는 지금까지 다른 사람의 평가에 의존하여 살아온 자신의 삶이 '참다운 삶'이 아닌 것을 비로소 깨달았다. '그까짓 얼굴 종기가 뭐 대수냐! 남이 곰팡이라고 놀려대면 어떻고 썩은 놈이라 한들 어떠랴. 나는 내 방식으로 살아간다'는 열린 마음을 진정으로 갖게 되니 종기는 가볍게 없어진 것이다. 얼마 전 이 청년은 입대하여 남이 싫어하는 변소 청소를 자원했다고 전해 왔다.

우울증은 정신병이 아니다

 텔레비전에서 방영된 주말 연속극 '옥이 이모'를 보면 시골 학교를 배경으로 공부를 잘하고 선생님 말씀도 잘 듣는 모범 학생 김상구와, 공부도 못하면서 장난치기만을 즐겨 선생님 속을 썩힌 문제의 학생 권복태가 등장한다. 두 사람이 20여 년 뒤 어떤 모습으로 등장하고 있는가도 흥밋거리지만 어린 시절에 두 사람을 지도하는 시골 학교 선생님의 정서를 나는 퍽 관심 있게 지켜봤다.
 환자도 그렇다. 심성이 착하여 시키는 대로 내 말을 따라 주는 정직한 사람이 있는가 하면, 미꾸라지처럼 요리조리 빠져 다니면서 핑계를 대는 얄미운 사람도 있다. 이런 환자들은 치료하고 싶은 마음보다는 마구 두들겨 패서 인성교육부터 다시 시키고 싶을 때가 한두 번이 아니다. 환자가 내 말을 제대로 따랐는가 하는 것은 그들의 눈빛만 봐도 알 수 있다. 두 시간 운동을 하라고 했는데 한 시간만 한다던가, 산꼭대기까지 올라가라고 했는데 중간까지만 간다던가 하여 꾀를 내면 그 차이는 불과 일주일이면 단박 표가 난다. 8년 전, 신경성 우울증으로 찾아 왔던 어느 중학교 교장의 부인이 그 좋은 예이다.

교장 선생과는 가끔 오다가다 길에서 만나면 술 한 잔으로 세상 이야기를 나누는 사이였다. 지금은 너나없이 정치에 대한 탁견이 많아 도시 사람들과 별로 다르지 않지만, 당시만 해도 이곳에서 정치 이야기를 하면 무조건 야당 인사거나 불순한 사람으로 치부되기 일쑤였다. 언젠가 이곳의 유일한 야당 당원과 일이 있어 술자리를 가졌는데, 이튿날 경찰서의 안면 있는 사람이 찾아와서는 그 사람과 접촉하지 말라고 경고(?)를 하기도 했다. 무소속 군수와 야당 도지사가 탄생하는 오늘날과 비교해 보면 호랑이 담배 피우던 시절의 이야기 같다. 하지만 교장 선생과는 정치 이야기보다 사람이 사람답게 사는 길에 대해 더 많은 대화를 했다.

우울증 환자는 암 걸릴 확률 높다

어느 날 교장 선생으로부터 부인의 정서가 지극히 불안정해 보이니 한 번쯤 진맥해 달라는 부탁을 받았다. 부인은 만나자마자 자신이 정신병을 앓고 있다고 말했다. 스스로 정신병을 앓고 있다고 믿는 이 부인은 틈나는 대로 정신병에 관련된 온갖 의학 서적을 구해 읽었는가 하면, 무당까지 불러들여 굿판도 여러 번 벌였다고 한다. 진맥을 해보니 저혈압 체질에다 기운이 매우 낮게 가라앉아 있었다. 신경성 우울증 환자의 전형이었다.

어떤 환자라도 병력病歷을 아는 것이 중요하지만, 특히 이런 환자일수록 더욱 필요하다. 환자가 성장한 생활환경이나 사고방식, 그리고 언제, 어떤 치료를 받았는가를 파악하는 일은 환자를 대할 때 가장 먼저 관심을 두어야 할 분야이다.

다리가 부러졌다거나 피부에 상처가 난 것은 그 부위만을 치료하면 되지만 한의를 찾아오는 대부분의 환자들은 신체의 종합 구조에서 문제가 생긴 사람들로서 종합적인 관찰이 필요하다. 나는 특히 환자의 정신 상태에 역점을 두어 살핀다. 환자 스스로 병이 나을 수 있다는 확신을 갖게 해주는 일은 한약을 처방하는 것보다 더 중요하기 때문이다.

이 부인의 생활환경을 살펴보았더니 하루 일과가 잔소리로 시작하여 잔소리로 끝난다. 남편에게는 물론, 멀리 객지로 시집 간 딸에게도 하루 한 번씩 전화를 걸어 이것저것 꼬치꼬치 묻고는 "시부모한테 잘해라, 신랑한테 잘해라" 등 잔소리를 늘어놓는다. 춘천에서 자취하며 공부하는 아들에게도 이틀이 멀다 하고 전화를 걸어 수다를 떨어야만 잠을 잘 수 있었다. 심지어는 남편이 재직하고 있는 학교 교사에게도 이런저런 잔소리를 늘어놓기 일쑤였다.

나는 부인의 병은 정신병이 아니라 단순한 신경성 우울증이라고 말하고, 정신병은 치료가 불가능하지만 우울증은 간단하게 고칠 수 있다고 설명했지만 부인의 태도는 듣는 둥 마는 둥이었다.

우울증이란 한마디로 억압된 분노이다. 분노를 표출시키지 못하면 내부에서 곪아 점점 더 심해진다. 우울증은 음증이고 정신병은 양증이다. 극단적으로 말하면 정신박약이나 정신병자는 암에 걸릴 확률이 적지만 우울증 환자는 암에 걸릴 확률이 매우 높다.

우울증의 치료 방법은 매우 간단하다. 막힌 기를 열어 주면 된다. 기분이 항상 우울하고 짜증이 나고 매사에 의욕이 없는 것은 몸의 기운 순환에 장애가 생겨 기가 막혀 있다는 신호이다. 이런 신호를 방치할 때 기가 막힌 상태가 계속되면 우울증으로 발전한다. 이런 우울증은 심한 운동을 하여 기운 순환을 시켜 주어야 한다. 그런데 무당을 불러 굿판을 벌인다거나 프로이드의 학설에 따라 복잡한 정신 분석을 해대고 신경안정제를 복용하면 기는 오히려 더 차단된다.

오스트리아의 철학자 비트겐슈타인은 정신적으로 고민이나 갈등이 생기면 시골 학교 선생님, 수도원 정원사, 병원 청소부와 같은 노동을 자청하여 정신의 안정과 조화를 찾았다는 사실에 유념할 필요가 있다.

백일 동안 잔소리 금지!

정신박약아나 정신병자를 제외하고, 사람들은 누구나 우울증을 지니고 있다. 다만 우울증을 어떻게 해소하느냐에 따라 달라진다. 인생을 적극적으로 사는 사람에게는 이 우울증이 오히려 삶의 활력소가 될 수 있지만, 몸을 움직여 기운 순환을 시키지 않은 채 정신적으로만 해결하려 하면 정신적인 골만 깊어지고 별것 아닌 우울증은 깊은 병으로 나타난다. 정신적인 병은 육체적인 운동으로, 육체적인 병은 정신 개혁으로 고치는 게 음과 양을 조화시키는 또 하나의 방법이다.

나는 이 부인에게 매일 두 시간씩 학교 뒷산을 오르게 하고 100일 동안 말을 하지 말라고 일렀다. 말을 하지 못하도록 한 것은 기의 소모를 줄이기 위한 것이다. 마음이 불안해지면 말이 많아지고 말을 많이 하다보면 기가 소모되어 기운이 뜨게 된다. 아래로 내려가야 할 기가 입으로 발산되니 기운 순환에 심각한 영향을 미친다. 산행을 시킨 것은 몸을 물리적으로 기운 순환시키기 위해서였다.

　하루 종일 잔소리를 하다가 갑자기 말을 못하게 하니 처음에는 잠을 못 자고 밥맛을 잃고 몸이 뒤틀리는 것 같은 현상이 일어났다. 이럴 때, 결심이 굳은 환자들은 이를 악물고라도 참고 견디어서 성공하지만 심지가 약하고 의심이 많은 환자들은 잔꾀를 부리거나 중단하여 실패하고 만다. 교장 선생의 부인도 오래 가지 않았다. 사흘을 견디지 못하고 다시 시집 간 딸에게 전화를 걸어 그동안 못한 한을 풀기라도 하듯 한 시간을 잔소리해 댔다. 또 내가 지어 준 가열순환제도 제대로 먹지 않았다. 오랫동안 복용해 온 약이 효과가 없는데 대한 불신감의 결과였다. 대신 산에 올라가서는 바위나 고목을 찾아 두 손 모아 빌기 일쑤였다.

　환자가 하는 꼴을 봐서는 당장이라도 "당신 마음대로 해!"라고 소리치고 싶었다. 하지만 교장 선생의 부탁도 있었고, 그럴 경우 나 또한 환자와 다름없을 것 같아 꾹 참았다. 한 달간의 입씨름 끝에 이 부인은 마침내 나의 처방을 정직하게 따르게 되었다.

　그동안 나의 설득도 있었지만 끝까지 화를 내지 않고 참으며 기다려 준 남편의 도움이 컸다. 6개월 뒤, 두 부부가 팔짱을 낀 채 다정하게 찾아왔다. 20년을 넘게 시달려 온 우울증에서 벗어나니 인생을 새롭게 사는 것 같다는 말이 정답게 느껴졌다.

위장병에 약 먹으면 해롭다

소화는 기운으로 한다

산골 사람들은 도시 사람들에 비해 식욕이 강하다. 나이 70, 80대 노인들도 도시의 젊은이들보다 훨씬 많이 먹는다. 살아 있는 공기와 물을 마시고 강렬한 햇빛 아래서 땀 흘려 일하다 보면 식욕이 좋을 수밖에 없다. 특히 청년들의 식욕은 매우 왕성해서 세숫대야 정도의 양을 먹어도 위장 장애라는 것을 모른다. 그만큼 일도 많이 하고 힘도 장사다.

임꺽정 같은 장사는 날씨가 더우면 자동으로 체온이 올라가서 더운 날씨에 적응하고, 날씨가 추워지면 자동으로 체온이 내려가서 추운 날씨에 잘 적응하는 체질을 갖고 있었다고 한다. 또 10인분이나 20인분의 밥을 한꺼번에 먹어도 거뜬히 소화해 냈고 며칠을 굶어도 기력이 떨어지지 않았다고 한다.

소화는 기운으로 하는 것이다. 힘센 장사는 소화력이 좋고 식력食力이 대단히 강하다. 또 축적된 기운이 있어 며칠을 굶어도 끄떡없다. 임꺽정은 야생 동물과 같은 장사 체질을 갖고 있었던 것이다.

인간도 자연 속에서 생활할 때는 누구나 장사 체질을 갖고 있었다. 그런데 현대 과학 문명의 온실 속에서 오만과 자만을 부리다 보니 허약한 체질이 되었다. 특히 도시인은 조금만 과식해도 소화불량이 되고 한 끼만 굶어도 기진맥진하는 병적인 체질을 갖고 있다. 장사 체질의 산골 청년들이 도시에 가서 며칠 동안 머물게 되면 체질이 금방 변한다. 그들은 왕성하던 식욕을 졸지에 잃어버리고 거의 식사를 하지 못한다. 심지어 소화제를 식사 대용으로 먹는 청년도 있다. 그렇다면 식욕이 열차 객차처럼 붙었다 뗐다 할 수 있는 것이란 말인가. 산골 청년들은 식욕을 산골에 내버린 채 도시로 간 것일까.

방태산 기슭에다가 몇 해 전에 황정계 토막집처럼 지어 놓은 전형적인 통나무집 백세터에는 개가 한 마리 있다. '백돌'이란 이름을 가진 일년생 진돗개인데 한 번의 식사량이 돼지고기 두 근이다. 그것도 5분 만에 날것을 먹어 치운다.

동물학자들은 자연 상태의 야생 동물들은 대체로 1회분 식사량으로 자기 체중의 20퍼센트까지 먹을 수 있다고 말한다. 나는 이 개의 체중이 15킬로그램이므로 체중의 20퍼센트인 3킬로그램, 즉 다섯 근까지 한꺼번에 먹을 수 있는지를 실험 중이다. 현재까지의 기록은 세 근이다.

원칙적으로 나도 체중(70kg)의 20퍼센트인 돼지고기 스무 근을 5분 안에 먹을 수 있어야 한다. 왜냐 하면 나의 조상도 야생 동물 시절이 있었기 때문이다. 그러나 그 많은 양을 먹을 생각만 해도 끔찍한 일이다. 스무 근은커녕 두 근도 엄두를 못 내고 있다.

백세터에 있는 진돗개 '백돌'을 데리고 마을로 내려와 한약방 뒤뜰에다 매어 놓으면 한나절을 먹어도 돼지고기 반 근을 못 먹을 만큼 먹는 양이 줄어든다. 반 근은 고사하고 아예 고기를 거들떠보지도 않을 때가 많다. 그렇다면 이 진돗개도 체중의 20퍼센트를 먹어 치우는 식욕을 산속에다 두고 온 것일까.

배꼽티 입으면 위암 걸린다

나를 찾아온 환자들에게 무조건 "위장이 몹시 약하군요" 하면 귀신같이 알아맞힌다고 감탄을 한다. 우리 주위에는 위장병 환자가 김씨 성을 가진 사람만큼이나 많다는 이야기이다. 그들은 짧게는 몇 년, 심지어 몇십 년을 위장병 때문에 고생하는 사람들인데, 그동안 먹은 위장 약을 모으면 한 트럭이 넘는 사람들도 적지 않다. 위장 약을 몇 달간 복용해도 차도가 없다든지, 약을 먹을 때는 낫는 듯싶다가 중단하면 재발하는 경우라면 그 치료 방법을 재고할 필요가 있다.

위장병이란 무엇인가.

위장병의 대표적인 처방으로 평위산平胃散이 있다. 이 처방은 창출, 진피, 후박, 감초로 구성되어 있다. 창출은 삽주 뿌리이고, 진피는 귤껍질, 후박은 후박나무 껍질이다. 평위산의 '평平'이란 글자는 막혔던 숨于이 터진八 것처럼 마음이 환하고 평정하다는 뜻이다. 따라서 평위산은 위를 조화시켜 기를 평하게 하는 것이 목적이다. 이 약을 먹고 위가 조화를 이루어 기평氣平해진다면 약 먹는 것을 그쳐야 한다. 간단히 말하면, 위장병은 기가 막혀 있는 병이니 기가 순환되면 위장병은 낫는다는 이야기이다. 그리고 기가 순환되면 더 이상 약을 먹을 필요도 없고 먹으면 오히려 해롭다.

위는 인체의 기운 순환선 중앙에 위치하고 있다. 인체는 폐쇄된 순환선이라 상체에 있는 열, 즉 기가 하체로 내려가야 하체에 있는 기가 상체로 올라오게 된다. 상체에 있는 기가 내려가지도, 하체에 있는 기가 올라가지도 못하면 상체와 하체가 연결되지 못하게 되며, 그 연결 고리 역할을 하는 위가 막히게 된다. 우리는 이런 상태를 일반적으로 위장병이라 부르는 것이다. 이와 반대로 아래에 있는 음, 즉 수水가 위로 올라가고, 위에 있는 양, 즉 화火가 아래로 내려가는 순환이 매끄럽게 진행되는 것을 음과 양이 조화된 상태, 기운 순환이 원활한 상태, 곧 건강한 상태로 본다.

음양 조화, 즉 수승화강水升火降이 원만하지 못하여 가운데서 막히게 되면 중초中蕉에 이상이 생겨 위장병이 생긴다. 이 같은 원인에 의해 생긴 위장병 환자에게 위속만을 들여다보는 치료란 장님이 코끼리 다리를 만지는 격이다.

우리는 만성 소화불량으로 고생하던 사람들이 농촌에 가거나 등산을 하면 그 증상이 별안간 없어지는 것을 흔히 볼 수 있다. 따라서 위가 불편한 사람은 일단 기가 막혀 있는 것으로 간주하고 기를 열어 주는 운동이나 등산, 노동을 할 필요가 있다. 기운 순환으로 상체와 하체가 원만히 연결되면 막혔던 중초의 기가 열려 통칭 위장병은 사라지게 된다. 최악의 상태인 위암도 강도 높은 기운 순환 운동으로 치료되는 수가 많으니 보통 위장병은 병이라 부르기도 창피하다.

한국인의 사망자 중에서 암으로 죽는 사람이 4분의 1이고 그 암 환자

중 4분의 1이 위암 환자이다. 위암 환자가 많은 까닭은 여러가지 있겠으나 우리나라 사람은 서양 사람에 비해 몹시 냉한 체질이 많기 때문이다. 사상의학적으로 볼 때 우리나라 사람의 60퍼센트가 소음적 체질을 갖고 있는데, 소음 체질은 위에 취약점이 있고 이 취약점을 항상 따뜻하게 해주어야 한다.

음식도 더운 음식을 먹고 잠잘 때도 가급적 배를 따뜻하게 해주어야 한다. 소음 체질의 여자가 찬음식을 즐겨 먹고 배꼽을 드러내는 옷을 입으면 10년 후에는 여자 암 환자의 4분의 1이 위암 환자라는 통계는 크게 수정될 것이다. 위암으로 죽고 싶으면 냉면, 아이스크림을 열심히 먹고 배꼽티를 입으면 된다.

어쨌든 산골 청년들이 도시에 가서 한두 달 생활하다 보면 소화가 잘 안된다. 가까운 거리도 차를 타고, 힘쓰는 일은 거의 안 하면서 음식은 고단백질로 과식을 하니 자연히 기운 순환에 장애가 생길 수밖에 없다. 이런 순환 장애의 첫 번째 신호가 곧 중초가 막힌 소화불량이다. 시골에서 농사 짓던 부모님을 도시에 사는 자식이 편히 모신다고 하루 종일 아파트에 있게 하지만 대부분의 노인들이 쉽게 병을 얻는 것은 바로 이 같은 이치에서 비롯된다.

야생 동물처럼 하루 종일 움직이던 백세터의 진돗개도 집에 묶어 놓으면 운동량이 없어 기운 순환이 될 리가 없다. 하지만 동물은 사람과 달리 몸의 기운 순환 장애가 생기면 일체의 음식물을 섭취하지 않는다. 영리한 동물이건 미련한 동물이건 간에, 모든 동물은 자동적인 자가 치유 능력으로 질병을 미리 예방하거나 치료한다.

그런데 똑똑하다는 인간만이 이 귀중한 자가 치유 능력을 상실하고,

음식을 섭취해서는 안 될 해로운 상황에서도 꾸역꾸역 먹고는 과식이니 소화불량이니 하여 고통을 받는다. 과식하고 약을 먹고, 약을 먹고 과식하는 악순환을 계속하고 있다.

과식이나 소화불량으로 고생하는 사람들은 동물보다 현명하지 못한 동물(?)이다. 탐욕을 벗어나는 첫 번째 길이 음식 욕심을 버리는 것이라는 사실을 잘 알면서도 실천하지 못하고 있다. 이제라도 위장병은 기운 순환에 이상이 있다는 신호임을 깨달아 약물에만 의존하지 말고 운동으로 치료하도록 해야 한다. 즐겁게 근육 운동을 하는 사람들의 사전에는 위장병이란 단어는 없다.

간기 바로잡으면 기관지 천식 고친다

　서울의 모 외국어 고등학교에 재학 중인 P군은 대학 입시를 눈앞에 둔 수험생이다. 고등학교 2학년까지 줄곧 전교 수석을 차지하여 주위 사람들의 부러움을 한 몸에 받고 부모의 가장 큰 자랑거리이기도 했다. 그러다가 3학년이 되면서부터 웬일인지 학교 성적이 떨어져 수석의 자리를 남한테 내주기 일쑤였다. 열심히 공부하는데 이상하게 성적이 오르지 않았다. 본인은 물론이고 부모들도 걱정이 많았다. 어려운 살림살이였지만 아이의 장래를 생각하여 값비싼 과외 교사를 과목별로 붙여 보았지만 별로 달라지지 않았다.
　대체로 고등학교 3학년이 되면 거의 모든 학생들이 이른바 '고3병'에 걸려 긴장 속에서 공부한다. 물론 일찌감치 대학을 포기하고 제 적성을 찾아가는 학생도 일부 있지만 우리의 사회적인 교육 환경은 이를 포용할 만큼 아직 성숙해 있지 않다.
　그런데 특별난 천재나 수재, 그리고 지진아가 아니면 인간의 두뇌에는 별 차이가 없다. 머리가 좋은가 나쁜가 하는 것은 환경과 건강과 관심의 차이일 뿐이다. 고교 시절, 간단한 영어 단어도 잘 기억하지 못해 선생님으로부터 '돌대가리' 소리를 듣던 여학생이 전화교환수로 취직하여 한 달 만에 전화번호를 2~3천 개 외우기도 한다. 또 석차를 뒤에서 헤아리는 것이 빠를 만큼 공부는 못하면서 멋만 부린다고 손가락질을 받던 여학생이 탤런트가 되어 수십 페이지 되는 드라마 대사를 하룻밤에 외우기도 한다. 이 여학생들은 학업이 적성에 맞지 않고 관심이 없어 '돌대가리' 취급을 받은 것이지 실제로 두뇌가 나쁜 것은 아니다. 누구나 관심을 갖고 열심히 하면 공부를 잘할 수 있다. 그러나 P군의 경우처럼 열심히 노력하는데 동급생에게 뒤떨어지는 경우는 두뇌나 노력, 비싼 과외 교사에 문제가 있는 게 아니다. 건강에 원인이 있다.

　이 학생은 어려서부터 비후성 비염과 기관지 천식을 앓고 있었다. 평소에는 그 증상이 잘 나타나지 않지만 정신적으로 신경을 많이 쓰고 과로하면 그 증상이 심해진다.

　비염과 천식은 코와 폐에 그 결과가 나타나지만 근본적으로는 몸 전체의 기운 순환 장애에 원인이 있다. 기운 순환에 장애가 생기면 피로해지고 신체의 취약점에 문제가 생긴다. P군처럼 폐기肺氣가 약한 사람들은 비후성 비염으로 표출된다. 또 기관지 천식으로도 나타난다.

　기운 순환 장애로 인해 코가 막히면 머리에 산소 공급이 힘들어져 두통이 생기고 피로해지면서 학업 성과에 차질을 빚는다. 보통 육체 에너지의 30~40퍼센트를 두뇌 에너지가 사용하는데 에너지 창고에 재고가 부족하니 공부하는데 필요한 에너지가 적절히 공급되지 않는 것이다. 이러한 학생들은 공부에 앞서 비후성 비염을 치료하여 코를 시원하게 열어 주어야 한다. 비후성 비염은 난치병에 속한다. 몇 년 전까지만 해도 군 입대를 면제받는 사유가 되었는데, 해당자가 워낙 많다 보니 면제 대상에서 제외되었다. 이들을 전부 면제시키다가는 국군 병영이 텅텅 비는 사태가 생길 우려가 있을 만큼 걸려 있는 사람들이 많은 병이다. 미국에서는 에이즈나 기관지 천식을 앓고 있는가를 묻는 것은 상당히 큰 실례라고 할 정도이다.

비염이 만성화되면 코로 숨을 쉬는 게 불편하여 무의식적으로 입을 벌리고 숨쉬게 된다. 이런 나쁜 버릇이 깊어지면 이빨이 앞으로 튀어나와 후천적 뻐드렁니가 되어 보기 흉하게 되는 경우도 있다.

나는 P군에게 매일 새벽마다 마스크를 쓰고 30분간 조깅하도록 했다. 산행을 두 시간 정도 하면 좋겠지만 고등학교에 다니는 학생의 몸이라 환경과 조건이 여의치 않을 것 같아 차선책을 강구한 것이다. 이는 코를 가지고 숨을 쉬게 하는 연습이다. 처음에는 매우 힘들지만 차차 운동 관성이 생겨 습관이 되면 코의 기능도 좋아지고 폐의 기운도 활성화되어 몸 전체의 기운 순환이 이루어진다. 그리고 이것이 서로 상승 작용을 하게 되어 체질이 건강한 몸으로 바뀐다.

비후성 비염은 폐기가 약해서 생기는 증상이다. 폐기가 약해지는 원인은 다시 간기의 허약에서 찾을 수 있다. 간기가 약해지면 기운 순환에 장애가 생기고, 이 장애는 몸의 취약 부분에 영향을 주어 폐기가 약한 사람은 비후성 비염, 기관지 천식, 축농증으로 표출된다. 따라서 폐기가 강해지면 비염, 천식, 축농증은 저절로 물러간다. 근본적인 치료는 간기를 바로 잡아 주는 일이다.

전화선이 빠진 전화기를 아무리 들어다 봤자 통화가 되지는 않는다.

전화선을 바로 꽂으면 간단하게 통화가 되는 일을 하루 종일, 아니 일년 내내 전화기와 씨름해 봤자 시간 낭비일 뿐이다.

간기를 바로 잡는 방법은 누차 설명한 바와 같이 간병 치료와 같다. 가열소염제, 가열순환제를 기본으로 하여 적절한 기운 순환 운동과 식이요법을 처방하고 각자의 체질과 증상에 따라 '마스크를 쓰고 조깅하기' '마스크를 쓰고 줄넘기하기' 등의 방법을 추가하면 100일 후에는 체질이 바뀌면서 근본적으로 치료가 된다. P군도 간병 치료요법에 마스크를 쓰고 달리기를 겸하여 100일 후에는 완치되었다. 건강한 체력이 되니 그 비싼 과외 교사를 쓰레기 치우 듯이 전부 없애 버렸는데도 학교 성적은 다시 정상을 차지했다. 기관지 천식이나 축농증의 치료 방법도 비후성 비염이나 별로 차이가 없다. 병의 원인이 같으니 치료 방법 또한 같을 수밖에 없다.

기관지 천식에 관해 씁쓸하고 안쓰러운 기억이 있다. 몇 년 전, '한국의 디오게네스'라 불리던 M선생의 기관지 천식을 치료하다가 C시인의 간경화 복수 치료가 급하여 M선생의 치료를 소홀히 하는 바람에 돌아가시게 했다. 그는 천식 발작으로 기도가 막혀 환갑잔치를 받아 놓고 별안간 사망했다. 숨이 막히면 누구나 몇 분 사이에 죽는다.

쉽게 치료할 수 있는 병인데, 나의 게으름으로 아까운 분을 일찍 돌아가시게 했다는 죄책감이 몇 년이 지나도 가시지 않는다. 지금도 M선생에 대한 송구스런 마음은 여전하다. 삼가 그의 영전에 명복을 빈다.

모든 병의 근원은 간이다

술에 관대한 우리의 정서

내가 이곳 산골에 정착하여 가장 적응하기 힘들었던 것 가운데 하나는 산골 사람들의 음주 문화였다. 아침에 낯익은 사람들과 길에서 만나 가볍게 인사를 나누고 다방에 가서 커피나 한 잔 마시자고 하면, 그들은 예외 없이 소주나 한 잔 마시자고 한다. 처음에는 그들이 농담하는 줄 알고 앞장서서 다방으로 가면 그들은 정색하면서 소주 파는 구멍가게로 나를 데리고 간다. 그리고는 두 홉짜리 소주병 마개를 이빨로 따서 맥주잔에 한 잔씩 가득히 붓고는 누구를 위한 건배인지는 몰라도 하여튼 건배를 하자고 한다.

그들이 소주를 마시는 논리는 간단하다. 다방에서 맛도 없는 커피를 마시는 것보다 소주를 먹는 게 돈도 절약되고 건강에도 좋고 기분도 좋다는 이야기이다. 아침에 눈 비비고 일어나서 마셔 대는 술이 건강에 좋은지 아닌지는 각자의 체력과 취향에 달린 문제지만 기분이 좋은 것만은 확실하다.

　도시에서 성장하여 도시 문화에 길들여진 사람들은 대체로 저녁에 일을 마치고 날이 어둑어둑해질 무렵에 술을 마시기 시작한다. 요즘 자가 운전자들이 많고 음주운전 단속이 심하다 하여 점심 식사 때 술을 마시는 샐러리맨들이 늘어났다고 하지만 그래도 낮에 술을 마시는 것은 아직은 생소하고 어색하다. 하지만 이곳 산골 사람들은 만나면 악수 대신 오전 오후 가리지 않고 소주를 마신다.

　농촌 생활은 술이 거나해져서 밭에 출근해도 나무랄 상사가 없다. 눈치를 봐야 할 동료나 부하 직원도 없다. 또 술에 취해서 일한다고 하여 감자나 옥수수가 덜 자라지도 않으니 술 마시는 데엔 아무런 제약이 없다. 그들은 친지를 만나도 서로 싱긋 웃고는 별말 없이 구멍가게로 가서 소주 한 병을 안주 없이 깡으로 마신다. 술을 나누어 마심으로써 서로의 정을 나누고 상대를 대접하는 것이다.

　우리의 산골은 30년 전만 해도 절대 빈곤 상태였다. 때문에 밥 한 끼 제공하는 게 커다란 대접이었고 그 귀한 식량으로 만든 술을 내오는 것은 VIP대접이었던 것이다. 확실히 술은 우리의 생활 문화에서 귀한 자리를 차지하고 있다. 식량 문제가 해결된 오늘, 예전 같지는 않지만 그래도 술 인심은 후하다는 게 우리 국민의 정서이다. 이곳 산골에서도 과거에 누렸던 술의 사회적인 위치가 면면히 이어져 오고 있다.

　사실 술에 대한 우리의 정서는 조금은 유별나다. 중국의 유명한 시인이 술에 취해 물에 빠져 죽었어도 '미친 사람'이라고 욕하는 대신 '풍류를 즐긴 멋있는 인생'이라고 부러워한다. 천재 작가들이 알코올 중독으로 건강을 해쳐 서른을 넘기지 못하고 아깝게 요절을 해도 그들의 방탕하고 무절제한 건강관리를 나무라기는커녕 오히려 '자유분방하고 고고한 예술 세계를 살다가 갔다'고 높이 평가한다.

어느 유명 시인은 젊은 시절에 시 몇 편을 써 놓고는 수십 년간 술만 마시며 나태한 생활을 하다가 그만 간경변으로 죽었는데, 사람들은 그의 게으름에는 관심을 두지 않고 '이 풍진 세상에 물들지 않는 청초한 일생을 보냈다'고 찬사를 아끼지 않았다. 힘든 일을 수치로 여기고 아침 식사 때부터 반주로 술을 마시고 낮에는 기생 끼고 술판을 벌려야 풍류를 즐기는 멋진 선비로 인정받았던 역사가 있었으니 술이 지녀 온 명성은 어제 오늘의 일만은 아니다. 하지만 술을 자주 마시면 알코올 중독으로 몸만 망가지는 게 아니라 정신도 황폐화되어 건전한 사고보다는 남을 모방하는 간사한 지혜만 발달하게 된다.

술 마시는 이유는 공포심 때문

『동의보감』에 의하면, 만배불취단萬盃不醉丹은 칡뿌리가 주요 재료인 처방이다. 이 약을 한번 먹으면 1~2년간 술을 마셔도 취하지 않는다고 하니 주당들에게 권할 만한 처방이다. 갈화해성탕葛花解醒湯은 갈화, 즉 칡꽃 등으로 구성된 처방인데, 『동의보감』은 '술을 많이 마셔 술병이 난 사람을 고칠 수는 있지만 부득이해서 쓰는 것이지 길게 믿을 수는 없다. 술을 끊지 않으면 천 년을 던다'고 적혀 있다. 술 먹고 약 먹고 해 봤자 쓸데없는 짓이니 술을 마시지 않는 게 제일 좋다는 말이다. 실험실에서 이 칡꽃을 실험해 보면 술 속에 있는 아세트알데히드가 18퍼센트 감소

한다. 칡꽃의 해독 능력은 대단하다고 하겠다.

　술을 마시면 알코올이 분해 되어 물과 이산화탄소로 바로 만들어지는 것이 아니다. 중간 단계로 아세트알데히드라는 물질이 만들어져 체내에 쌓인다. 술을 알맞게 마시면 간에서 즉시 아세트알데히드를 해독하여 물과 이산화탄소로 분해하지만, 많이 마시면 간의 해독 능력이 떨어져 아세트알데히드가 체내에 쌓이게 된다. 그리하여 간이 손상을 입고 머리가 아프게 된다. 술을 많이 마시면 뇌 세포가 파괴되는데 그 주범이 아세트알데히드이다.

　몇 년이나 몇 십 년 동안 계속해서 술을 마실 경우 신동이나 천재, 수재 소리를 듣던 사람들도 몸은 형편없이 망가지고 정신은 거의 정신박약아와 같이 된다. 알코올은 발산되면서 우리 몸속에 있는 기를 빼앗아 간다. 그래서 술을 마시면 고혈압 환자는 혈압이 더 높아지고 저혈압 환자는 혈압이 더 낮아지는 것이다. 고혈압이나 저혈압이나 기가 약한 상태이기 때문이다. 한마디로 술의 악마적인 특성이다.

　사람은 왜 술을 마시는 것일까. 술을 마시면 스트레스가 해소되고 기분이 좋아진다고 하는데, 정신과 육체를 파괴하면서까지 기분이 좋아질 필요는 없다. 다른 방법으로 스트레스를 해소하고 기분을 좋게 하는 게 현명하다.

　사람이 술을 마시는 가장 큰 이유는 인간의 원초적 공포심 때문이다. 세계 역사를 보면 위대한 영웅호걸은 술을 많이 마시는 것으로 유명했다. 이들의 의식의 밑바닥에 남보다 더 큰 공포심이 자리 잡고 있다는 증거이다. 호랑이가 '어흥!' 하고 산천초목이 울리도록 큰소리를 지르는 것은 호랑이의 공포심 때문이라는 것이 동물학자들의 견해이다. 호랑이처럼 힘센 동물도 미지의 세계에 대한 공포심 때문에 '어흥!' 하고 허세를 부리는데, 하물며 인간은 어떠할까.

전 세계 헤비급 챔피언이던 무함마드 알리가 링에 오르기 전에 시끄럽게 떠벌리는 것도 미지의 상대에 대한 공포심 때문이었다고 본인이 고백했다. 알리 같은 세계적인 싸움꾼도 본능적인 공포심은 어쩔 수 없는 것이다. 그가 공포심에서 벗어나기 위해 시합 전에 "나비같이 날아서 벌처럼 쏜다"고 횡설수설 해댔건만 사람들은 이를 가리켜 "여유 있게 시적인 표현을 한다"고 칭찬한 것이다.

백담사로 유배로 떠났다가 교도소에 들어간 전두환 전대통령의 충직한 부하 중 한 명이 "내가 입을 열면 나라가 망한다"고 큰소리를 치는 것도 알고 보면 무지무지하게 겁을 먹고 하는 소리이다. 충성심이나 엄청난 비밀을 알고 있기 때문만은 아니다. 개 짓는 소리, 소 하품하는 소리가 시詩가 될 수는 없다.

사람이 술에 취하려고 하는 욕구는 어느 동물이든 다 가지고 있는 원초적 공포심에 기인한다. 얌전하던 사람이 술에 취하면 큰 소리를 치고 허풍을 떨고 겁이 없어지는 것도 이 때문이다. 음주는 원초적인 공포심을 없애기 위한 순간적인 도피 행각이다. 우리는 자신이 감당하기 어려운 일에 부딪히면 차근차근 그 실마리를 풀기보다는 우선 알코올의 우산속으로 도피하려 한다. 그러나 알코올 속으로의 도피는 문제의 해결이 아니라 더 깊은 수렁으로 빠져드는 패가망신의 지름길임을 알아야 한다.

사람은 누구나 다 허약하고 공포심이 있다는 사실을 직시하고 어려움에 대처해야 한다. 나 자신만 약하고 공포심이 있는 게 아니라 누구든지 모두 약하고 공포심이 많은 것이다.

병 없다는 진단 '만성피로증후군'

도시의 음주 문화는 해가 지면 가까운 사람들과 어울려 푸짐한 안주와 함께 술을 마시는 게 일반화되어 있다. 그러나 우리 인체는 동식물과 마찬가지로 태양이 뜨면 기운 순환이 활발해지면서 발산하고 태양이 지면 기운 순환이 둔화되면서 수렴한다.

아침에는 푸짐하게 음식물을 섭취해도 인체의 대사 활동이 왕성하여 섭취한 음식물을 기운 순환에 필요한 운동 에너지로 전환시킨다. 그러나 해가 진 저녁에는 다르다. 아무것도 먹지 말아야만 휴식을 취하고 있는 오장육부를 도와주게 된다. 우리 신체의 특성이 이럴진대, 저녁에 술을 마시다 못해 과음하고 다량의 음식물을 몸속에 쏟아 부으면 뇌세포는 망가지고 몸은 개가 뜯다만 닭꼴이 되는 것은 당연한 노릇이다. 심지어 술을 마시며 고단백 음식을 많이 먹으면 간에 좋다고 하여 일부러 과식하는 미련도 부린다. 밤에 과음, 과식으로 몸속에 들어간 다량의 음식물은 에너지로 전환되지 못하고 체내에 그대로 축적되어 독소를 방출하며 총부리를 우리에게 겨눈다. 이때 간은 독소를 미처 해독하지 못하고 기운이 모자라 허덕이게 된다.

농촌에서 일하는 사람들은 햇빛 아래에서 흙냄새를 맡으며 땀 흘려 힘든 일을 함으로써 알코올을 해독시킬 기회가 많다. 하지만 대부분의 도시인들은 낮에 햇빛이 차단된 콘크리트 공간에서 웅크리고 앉아 업무에 관련된 스트레스에 시달리니 알코올이 해독될 리 만무하다. 더욱이 저녁이 되면 다시 폭음, 폭식을 하여 기운 순환 장애가 심해지다 보니 만성피로에 허덕이게 된다.

종합 검진을 받아 간질환으로 판정을 받은 사람은 병명이라도 확실히 알고 있으므로 피로한 것을 당연한 것으로 여기지만 만성피로로 심한 고통 속에 시달리는 사람의 간수치가 검진에서 정상으로 판정되면 당황하지 않을 수 없다. 간염 환자나 간경변 환자와 증상이 같고 이들 환자와 마찬가지로 심하게 피로를 느끼는데도 최첨단 시설을 갖춘 병원에서는 하느님 같은 권위로 '병 없음'이란 판정을 내리는 경우가 적지 않다. 기계가 '병 없음'이란 판정을 내리면 아무리 죽을듯이 괴로워도 건강한 사람이 되어야만 하는 게 현대 도시인의 슬픈 현실이다. 과연 병이 없다는 것인가, 아니면 병을 발견하지 못했다는 말인가. 최근 미국에서는 위에서 말한 현대 도시인의 병을 '만성피로증후군'이라 이름 붙여 주고 환자 대접을 하고 있다. 미국에만 대략 500만 명의 환자가 있다는데 치료는 속수무책이라고 한다.

짜증이 잘 난다, 쉽게 피로해 진다, 잠을 아무리 많이 자도 몸이 무겁다, 일에 흥미가 없다, 사는 것이 재미가 없다, 바라볼 희망이 보이지 않는다, 만사가 귀찮다, 두통이 자주 있다, 밥맛이 없다, 성욕이 떨어진다, 피곤해서 잠을 자고 싶은데 쉽게 잘 수 없다, 그냥 우울하다 등 종합 검진에서 간의 수치가 정상이건 아니건 간에 이런 증상이 지속되고 있다면 기운 순환 장애가 심해져 간에 이상이 있다는 증거이다.

흔히 간은 '음중지음陰中之陰의 장기' 또는 '침묵의 장기'라 부른다. 웬만큼 간이 나빠져서는 그 증상을 자각하지 못한다는 이야기이다. 많은 사람들이 술을 계속 마시고 몸이 알코올에 절어 마비 상태가 되어서야 몸에 이상이 생긴 것을 감지하는데, 이미 그때는 간이 심하게 상한 상태이다. 송아지가 물 건너 간 다음에야 병을 알게 되어 수선을 떨지만 이미 때는 늦어 회복 불능인 것이다. 명의는 이런 환자를 문전에서 돌려보낸다. 이런 환자를 치료하겠다는 것은 썩은 나무에 꽃을 피우겠다는 엉터리 짓이다.

내가 임상 실험으로 확인한 만성피로증후군 치료법은 앞서 누누이 밝힌 간염 치료법과 같은 맥락이다. 치료 기간은 100일이 소요된다. 누구나 처음에는 힘들지만 한두 주일이 지나면 차차 새로운 환경 관성에 적응된다.

건강한 사람만이 세상을 아름답게 볼 수 있다. 금수강산도 몸이 골골하면 적막강산이다. 진수성찬도 건강이 나쁘면 독약이다. 양귀비도 몸이 허약하면 그림의 떡이다. 건강은 상대적인 척도로 매겨지는 게 아니라 절대적인 자기 몸의 조화에 있다. 남보다 힘이 세고 술을 많이 마시고 밥을 많이 먹는다고 건강한 게 아니다. 음과 양이 조화된 상태, 짜증과 번뇌와 집착이 없는 상태, 세상이 긍정적으로 아름답고 기분 좋게 보이는 상태 – 우리가 추구하는 건강의 길이다.

3

마음을 열면 기가 열린다

병명 없이 아픈 사람들에게

제주 '신침 노인'의 가르침

어느 날 30대 중반의 여인이 얼굴에 수심이 가득차서 찾아왔다. 하나밖에 없는 남동생이 죽게 되었는데, 이 동생이 3대 독자라 잘못되는 날에는 늙고 병약한 부모님들까지 영향을 받아 줄초상이 날지도 모른다며 울먹였다. 동생은 얼마 전 고열이 나고 허리 통증이 심하여 병원에 입원을 했는데 병명病名도 나오지 않고 점점 병이 깊어지는 것 같아 애를 태우고 있다고 했다. 병 이름이 나와야 그에 알맞은 치료를 할 터인데, 그렇지 못하니 번지 없는 주막을 찾은 꼴이다. 병명은 나타나지 않고 몸은 그대로 계속 아프니 혹시 새로 나타난 죽을병에 걸린 게 아닌가 하여 본인은 물론 온 가족이 공포에 휩싸이게 되었다.

우리는 병원에서 정밀 검사를 하여 이상이 없으면 병이 없는 것으로 간주한다. 하지만 물에 빠져 죽기 직전인 사람도 정밀 검사를 해보면 이상이 없지만 몇 분 후에는 죽는다. 평생 모은 돈을 사기꾼에게 몽땅 털려 울화로 심장이 터질 것 같은 사람도 검사를 해보면 이상이 없다. 이처럼 정밀 검사의 영역에는 한계가 있다. 인체의 물리적인 이상이 있을 때는 물리학의 기초 이론으로 만들어진 기계가 귀신같이 알아내지만, 정신적인 요인에 의한 질병에는 속수무책이다. 이런 것을 알아내는 계측기계는 아직 만들어져 있지 않다.

한의가 병원으로 환자를 찾아가 진맥하는 것은 금기에 속하는 일이다. 이는 십여 년 전 '신침神鍼'이라 불리는 제주에 사는 노인에게 터득한 가르침이다.

이 노인은 얼마나 많은 침을 놓았던지 침놓다가 병까지 얻은 기인이었다. 사실 침을 놓는 일은 겉보기엔 별로 힘 안 드는 일처럼 보인다. 하지만 침을 놓는 정성에 따라 그 효과가 달라질 만큼 정성을 쏟으면 쏟을수록 몸의 기가 빠져나가는 매우 힘든 중노동이다.

신침 노인과 산책을 하다가 풍을 맞아 쓰러진 사람을 만났다. 그 사람은 병원에 가는 도중이었는데 신침 노인을 보자마자 집으로 가서 침을 놓아 달라고 간청했다. 다 죽어 간다고 통사정을 늘어놓았지만 신침 노인은 한사코 가려 하지를 않았다. 어째서 환자를 고치러 가지 않는가 의문이 들었는데, 곧 그 노인의 설명을 듣고는 이해가 되었다.

환자가 처음에 병이 나서 찾아오면 치료할 수 있지만 병이 악화되어 다른 곳으로 가다가 우연히 만나서 살려 달라고 할 때의 상황은 이미 병 치료가 안 되기 때문에 단호하게 거절해야 된다는 것이다. 여기에는 정신의 문제가 개입되어 있다. 환자의 정신 속에 어디에 가서 누구에게 치료를 받아야겠다는 자세가 치료의 요건이 된다는 것이다.

양의든 한의든 처음에는 어떤 병이든지 다 고치려고 노력을 한다. 그러나 실력이 늘고 경험이 많아질수록 할 수 없는 게 더 많아진다. '난 못 고치는데' 하는 사람이 확실하게 병을 고칠 수 있다.

여자와 심하게 관계했구먼!

나 역시 환자의 누나를 따라 그 병원에 갈 수 있는 상황이 아니었다. 하지만 3대 독자인 그 환자가 곧 죽어 간다고 하고, 병원에서는 원인이 안 나오니 살려 달라고 애원하는 통에 할 수 없이 가게 되었다.

환자는 허리와 다리에 중무장을 하고 있었다. 얼굴에 투구만 쓴다면 돈키호테와 시합을 겨루는 중세 시대의 기사가 됨직해 보였다. 그럼에도 병명이 없어 답답해하는 환자와 그 가족의 심정은 이해할만 했다.

병명이 나오지 않는 제일 큰 이유의 하나는 병이 없기 때문이다. 그러므로 당황하게 된다. 허리가 아프다고 하는데 병명이 안 나오는 경우가 있고, 허리가 굽었는데도 아프지 않은 사람도 있으며, 완전히 정상적인 허리를 가지고 있는데도 아픈 사람이 있다. 허리 자체는 지극히 정상인데 아파서 진찰을 했더니 아무 병도 없으면 본인과 가족은 당황하게 된다. 의사 또한 병명이 안 나오면 병이 없다고 생각하지 않고 이상한 병이 아닌가 의심하여 이런저런 검사를 하게 된다.

병상에 누워 고통을 참지 못해 얼굴을 찡그리고 식은땀을 흘리고 있는 환자를 보니 몹시 아픈 것임에는 틀림없었다. 얼굴을 자세히 살펴보니 큰 범죄를 저지른 범인이 경찰서에 끌려갔을 때의 표정이 고통에 의한 표정과 혼합되어 있었다. 환자의 맥을 짚은 뒤 남모르게 환자와 귓속

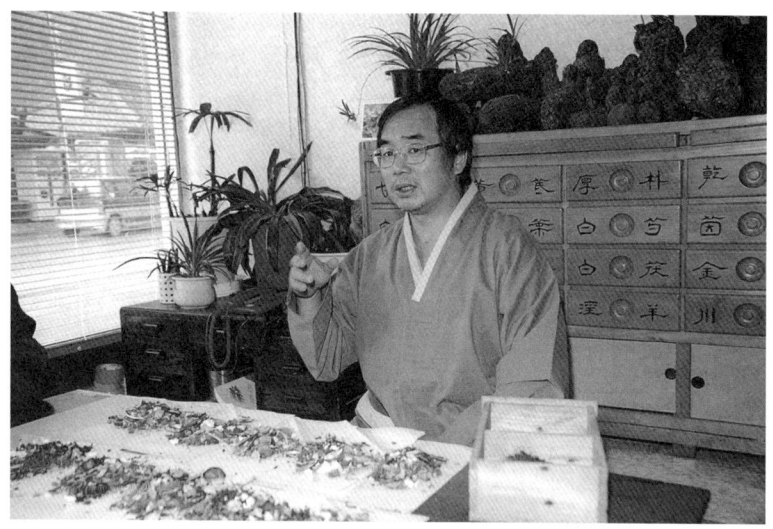
환자의 정신 속에 어디에 가서 누구에게 치료를 받아야겠다는 자세가 치료의 요건이 된다.

말을 몇 마디 나누고는 병실을 나왔다. 다음 날 환자는 씻은 듯이 병이 나아 퇴원했다고 전화 연락이 왔다.

독자들은 내가 무슨 술수를 부렸는가 생각할지 모르지만 전혀 아니다. 사람이 많은 고민으로 기가 막히면 어떤 사람은 허리, 어떤 사람은 목 디스크가 오기도 한다. 이 청년은 육체의 피로와 정신의 고민으로 기가 막혔는데, 그 반응점이 허리였던 것이다.

병원과 관계가 없는 한의가 왔지만 청년은 내게 간절한 구원의 눈빛을 보내고 있었다. 환자를 처음 대할 때 눈을 보면 그가 나를 믿는가 안 믿는가를 알 수 있다. 눈빛은 기의 결정체이다.

30대 전후 총각의 고민은 뻔하다. 여자 문제 아니면 돈 문제이다. 맥을 짚어 본 뒤,

"여자와 심하게 관계했구먼."

"예."

"그럼, 돈 좀 썼겠네!"

그렇단다. 회사에 다니는 사람이 여자와 관계를 심하게 하려면 돈이 필요했고 월급으로는 충당할 수 없으니 공금이라도 썼을 것이다. 회사 공금으로 무리하게 여자 친구와 놀러 다니다가 공금 횡령이 들통나게 되자 병이 난 것이었다. 병원에 입원해 있으면서도 계속 그 공금 걱정만 하고 있었던 것이다.

이건 추리이다. 환자를 진맥하고 치료하는 데도 추리가 필요하다. 명의는 환자를 보는 순간, 병이 어디서 비롯되었는가를 알아내 환자보다 높은 위치에 서야 한다.

"그럼, 누나가 해결해 주면 되겠지?"

"누나가 무서워요!"

나는 누나에게 말했다.

"동생한테 아무 소리 말고 '내가 해줄게' 한마디만 해주시오. 그러면 동생의 병은 나을 것입니다."

누나는 아무에게도 알리지 않고 자기가 해주겠다고 했다. 누나가 공금을 변제하고 책임 추궁을 하지 않기로 약속하자 그는 그 즉시 병에서 해방되었다.

이와 비슷하지만 비극으로 막을 내린 경우도 있다. 친구 어머니에 관한 것인데, 이 친구 어머니는 거액의 계를 하다가 사고가 생겼다. 아들이 미국에 간 사이에 맡겨 놓은 집까지 동시에 날리고 말았다. 그 충격으로 목디스크가 왔다. 이때 조금만 참으면 된다. 하지만 모기에 물리기만 해도 참지 못하는 성미인지라 병원으로 달려가 수술을 받았다. 불행하게도 수술이 잘못되어 전신 불수가 되었다. 10여 년간 대소변을 받아 내며 식물인간으로 지내다 돌아가셨으니 그동안 본인이나 그 가족들이 겪은 고통은 이루 말할 수 없었을 것이다.

앞서 얘기한 청년이나 친구 어머니는 모두 정신적인 충격에 의해 기운 순환 장애가 생긴 것이다. 기운 순환 장애가 오면 각자 취약점에 따라 허리 디스크, 목 디스크, 심지어는 앞이 전혀 안 보이는 실명 상태까지 생긴다. 이렇게 정신적인 충격에 의해 생긴 병들은 차근차근 원인을 찾아내어 정신적인 안정을 시키면 쉽게 나을 수 있다.

과학 기계문명이 너무 실시나 보니 계측 기계의 결과가 대단한 것으로 인정받고 있는데, 실상 기계가 어린아이 장난감에 불과한 경우가 적지 않음을 우리는 알아야 한다.

이것이 암과 간경변 치료법이다

　이곳 방태산 자락에 자리 잡은 것은 80년대 초였다. 강원도 홍천, 양양, 인제군의 경계에 위치한 해발 1435미터의 방태산 지역은 남한 최고의 자연림 지대이다. 이 지역은 험준한 산세, 교통이 불편한 두메산골로 인간의 접근이 비교적 적어 곰, 산양, 산돼지 등의 대형 야생 동물과 구렁이, 장지뱀 등 희귀한 파충류들이 대량 서식한다. 하늬등 계곡, 댓골, 젓가리 계곡 등 수많은 계곡 역시 오염도가 0.00ppm의 그대로 마실 수 있는 깨끗한 수질을 유지하고 있으며 열목어, 금강고치, 새코미꾸리 등 희귀 어종의 국내 최대 서식지이기도 하다. 또한 백두산, 한라산에서나 볼 수 있는 고산 초원 지역이 잔존하는 남한 최고의 원시림에 가까운 우수한 상태가 그대로 보존되어 있으며 150년 이상 된 주목이 대량으로 자생하고 있다.
　이 일대의 자연 환경에서 특히 눈길을 끄는 것은 희귀한 약초와 나물이다. 백두대간에서 나는 약초와 나물들은 '불치병'으로 불리는 세계의 간병 환자들에게 마지막 남은 희망이다. 나는 일본 열도를 다 주어도 강원도와 바꾸지 않겠다고 자신 있게 말할 수 있다.

간질환 환자에게 좋은 자연산 약초

이렇게 천국 같은 방태산 자락에는 오래 전부터 화전민들이 올망졸망 살고 있다. 예나 지금이나 농사꾼 중에서 화전 밭을 일구는 이들의 삶이 제일 고달프다. 화전 밭은 경사가 급하고 척박하다. 이들은 적은 노동력으로 조금이나마 소출을 더 얻으려고 화학비료나 농약을 많이 쓰게 되고 이러한 농사를 오래 짓다 보면 농약 중독으로 몸이 불편해도 병원에 가거나 쉴 형편이 못된다. 이들이 건강이 아주 나빠 병원에 가서 진찰받을 때에는 50퍼센트 이상 농약 중독에 의한 간경변 상태일 때이다.

이들은 병원에서 별 뾰족한 치료 방법이 없으니 집에 와서 그냥 죽을 날만 기다릴 수밖에 없다. 그렇다고 편안히 쉬고 고단백질을 섭취할 좋은 팔자도 못되어 죽는 날까지 힘든 일을 계속할 수밖에 없다. 그들은 간경변을 고칠 엄두는 못내고 기운이 너무 없고 피곤하니 계속 일할 수 있도록 기운이 나는 것이 소원이다. 가난한 사람들의 대부분은 자기 생명과 건강을 생계와 바꾼다.

나는 처음에는 그들에게 기운이 나게 하는 처방을 했다. 그들은 내가 지어 준 약을 먹고 계속해서 일을 할 수 있었다. 간경변 환자에게 기운 나게 하는 처방을 하는 것은 그리 간단한 일이 아니다. 그들에게 간병 통치 처방인 사물탕을 먹이면 99퍼센트가 토하거나 설사를 하는 부작용이 생긴다. 그들은 물을 먹어도 부작용이 생길 정도의 몸의 효율을 가지고 있어 약 처방을 하는데 애를 먹었다. 내 처방대로 하여 기운이 생겨서 하루하루 일하던 그들이 반 년이나 일 년 후에는 간경변이 없어지고 건강인이 되었다는 검진을 받았다. 물론 처음 몇 년간 많은 시행착오와 우여곡절이 있었으나 몇 년 지나니 50퍼센트 이상의 간경변 환자를 치료할 수 있었다. 요행히 병의 초기 때 나를 찾아온 환자라면 100퍼센트 치료를 보장할 수 있었으나 간경변으로 몸이 완전히 기울어진 사람들이 대부분이니 이 정도의 치료율도 어쩌면 다행한 것이라 여겨진다.

    나의 일차 목표는 간경변 환자가 기운이 나서 힘든 노동일을 하는 것이었지 치료는 아니었다. 그런데 기운이 나서 반 년, 일 년 이상을 중노동을 하다 보니 자연히 간경변이 치료가 되었다. 순전히 우연에 의해 간경변 치료 방법을 알게 된 셈이다. 여기에는 행운도 따랐다. 나에게 오는 환자의 대부분이 농약 중독에 의한 간경변 환자로 죽는 날까지 쉴 틈이 없는 사람들이다. 그들은 기어 다닐 힘만 있으면 밭에 나가 일을 하거나 산에 가서 약초나 나물을 캔다.

    이들은 산골 마을에 대대로 내려오는 민간 구전 처방 이외에는 한약이건 양약이건 별로 약을 써 보지 않은 '처녀 환자'들이다. 여기에서 '처녀'란 기존 약을 별로 복용하지 않고 또 정신적으로 기존 의학 지식에 매어 있지 않는 상태를 말한다. 의학 지식이 풍부한 간경변 환자는 죽기도 전에 죽는 수가 많다. 이 순수한 환자들을 상대로 기운이 나게 하는 가열순환제를 투약하니 이들은 힘든 일을 하면서도 버텨 나가고 나중에는 간경변이 자동으로 치료되었다. 호랑이를 사냥하던 포수에게 산돼지 정도는 별로 힘든 사냥감이 아니다. 산토끼나 노루를 사냥하던 포수에게는 벅찬 상대일 수 있겠지만.

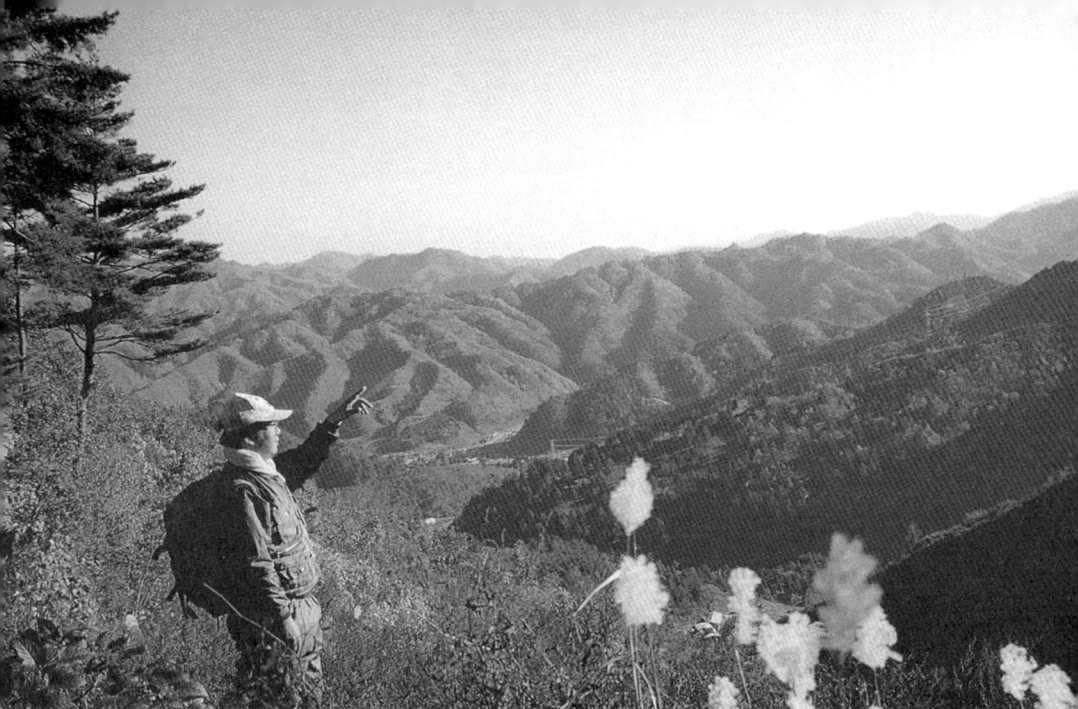
간경환자들에게 유용한 약초와 나물의 보고인 방태산(황정계곡에서 바라본 방태산).

　나는 간경변 환자를 상대로 하여 치료하다보니 간염 환자는 비교적 고치기 쉬운 상대로 여겨지고 실제로 쉽게 병을 고칠 수 있었다. 내가 그들에게 한 처방들은 『동의보감』에 있는 것 중에서 그들이 방태산에서 쉽게 구할 수 있는 약초나 나물이었다. 『동의보감』에 의하면 사물탕, 청간탕 혹은 보간환을 쓰는데 당풍하는 것을 금한다. 그리고 단방은 21종이 있으나 방태산에서 쉽게 구할 수 있는 나물, 약초를 사용했다. 간단히 소개해 보기로 하자.

　① 초용담草龍膽은 용담과에 속한 다년생 풀로 간장의 기를 돕는다. 잎과 줄기는 봄에서 여름까지 나물로 쓴다. ② 세신細辛은 쥐방울과에 속한 다년생 풀로 간담肝膽을 돕는다. 많이 먹으면 죽는 수가 있다. 1회 적정량은 잎은 4그램, 뿌리는 1그램이다. ③ 결명자決明子는 간열을 없애며 간기를 돕고 또 간의 독열을 다스린다. 어린잎과 줄기는 나물로 쓴

다. ④ 차전자車前子는 질경이로 잎은 나물이나 국을 끓여 먹는다. ⑤ 제자薺子는 냉이로 간옹肝癰을 주치하고 눈을 밝게 한다. ⑥ 복분자覆盆子는 나무딸기로 보간補肝하고 눈을 밝게 한다. ⑦ 청상자靑箱子는 맨드라미씨로 진간鎭肝하고 간장열을 없앤다. ⑧ 산조인酸棗仁은 멧대추씨로 간기를 돕는다. ⑨ 산수유山茱萸는 온간溫肝한다. ⑩ 사삼沙蔘은 더덕을 말하며 간기를 기른다. ⑪ 창이자蒼耳子는 국화과에 속하는 일년생 풀인 도꼬마리의 열매로 간열을 없애고 눈을 밝게 한다. ⑫ 작약芍藥은 함박꽃 뿌리로 강원도에서 나오는 작약을 '강작약'이라 하여 최상품으로 친다. 보간완중補肝緩中하니 간을 손상한 자는 중中을 완緩하는 것, 즉 완중이다. ⑬ 고삼苦蔘은 쓴너삼 뿌리로 간담기를 길러준다. ⑭ 청피靑皮는 청귤 껍질로 간기가 막혔을 때 열어준다. ⑮ 모과木瓜는 간에 들어가 근육과 피를 돕는다. ⑯ 소맥小麥은 밀로 간기를 기른다. ⑰ 총백蔥白은 파의 흰줄기로 간의 사기邪氣를 없앤다. ⑱ 구자는 부추로 간기를 충족시키니 나물을 상복한다. ⑲ 이李는 자두로 간병에 상복한다.

욕심 버리면 난치병 고친다

나는 환자의 적성과 체질, 병의 상태에 따라 약과 나물을 캐어 먹도록 했다. 몸에 좋다고 먹기 싫은 것을 억지로 먹게 하지 않고 입맛에 맞는 것을 먹도록 했다. 환자에게는 입에 확실히 맞는 맛이 있게 마련이다. 병 상태에 따라, 그리고 체질에 따라 입맛이 달라지기 때문이다.

모든 나물은 자연 상태로 먹거나 나물국을 끓여 먹게 했다. 즙을 내어 먹는 것은 자연 상태로 먹는 게 아니다. 어느 식물의 특정 부위만 빼 먹는 것은 위험할 수가 있다. 인간은 오랫동안 화식에 길들여져 있어서 자연 상태의 생식만 하는 것도 오히려 자연스러운 일이 아니다. 각자 입맛에 맞게 생식과 화식을 곁들여야 한다.

나는 이상한 학설의 약초나 나물, 비방, 고가의 약을 전혀 쓰지 않고 방태산에 즐비한 나물과 약초로 간경변을 고쳤다. 죽도록 일하면서 간경변을 고친 예는 도시에서는 별로 흔하지 않지만 산골에서는 대다수의 사람들이 이런 방법으로 난치병을 고쳤다.

우리는 병이 나면 누워 있는 게 상식으로 되어 있지만 그것은 도시의 '유리 온실'에서 생긴 논리의 최선의 방법이다. 기운 순환 장애에 의하여 병이 생겼으니 적극적인 기운 순환 운동이나 노동이 난치병을 이겨내는 최선의 방법임을 그동안의 임상 실험을 통해 알게 되었다.

난치병은 크게 도를 깨우친 사람과 같은 욕심 없는 마음이 될 때 치료율도 높다. 이와 같은 사실은 이곳 산골 사람들을 치료하면서 얻은 결과이다. 산골 사람들은 누가 대통령이 되었고, 누가 큰 부자인지에는 아예 관심이 없다. 남의 일에는 관심이 없다는 이야기이다. 대대로 내려오는 화전민들의 습관은 열심히 자기 능력껏 자기 생활을 하는 것이니 누가 금송아지를 갖고 있거나 말거나 아예 관심이 없다. 그러므로 남과의 경쟁에서 오는 스트레스가 없고 자기 분수에 맞는 생활이 몸에 배어 탐욕을 부리지 않는다. 또한 심한 노동에 의한 과로를 과로로 여기지 않아서 과로하는데 체력이 적응되어 있다.

그동안 환자 1만여 명의 임상 실험을 통해서 얻어진 결과는 양질의 약초와 나물, 깨끗한 물, 깨끗한 공기, 과도한 노동, 마음을 비운 정신 등이 난치병을 고치는 중요한 요소라는 것이다.

섣부른 의학 지식이 사람 잡는다

영국의 경험론을 대표하는 인물로 철학자 베이컨 F. Bacon이 있다. 그는 우리가 실제 생활에서 참된 지식을 인식하지 못하는 것은 인간의 지각에 내재하는 선입견과 편견 때문이라고 보고 이를 타파할 것을 역설하였다. 그는 이러한 선입견과 편견을 우상偶像이라 불렀으며, 그 대표적인 것으로 '동굴 우상, 극장 우상, 시장 우상, 종족 우상'을 들었다. 그렇다면 우리는 병이 나면 누워 있거나 약을 먹거나 병원에 가야 한다는 선입견을 가지고 있는데, 이는 어느 우상에 속하는 것일까?

세계적 지휘자의 'Fantastic Doctor!'

어느 날 들것에 실린 채 죽을상을 한 30대 초반의 청년이 찾아왔다. 십여 년 전 오스트리아 잘츠부르크에서 열린 세계적인 음악 콩쿠르에서 일등으로 입상한 바 있는 전도유망한 젊은 오케스트라 지휘자였다. 그는 2개월 전부터 허리 디스크가 심하여 유명한 대학병원에서 치료를 받다가 별로 나아지는 기색이 없자 나를 찾아온 것이다. 그의 부친과는 오래 전부터 잘 아는 사이인지라 아파서 나를 찾아온 것은 이상한 일이 아니었다. 하지만 그의 부친이 유명한 대학병원의 외과 과장이고 청년 또한 외국에서 오랫동안 공부했기 때문에 한의학을 양의보다 낮게 평가하는 편견을 가졌을 텐데 나에게 치료를 받으려고 찾아온 자체가 얼른 이해되지 않았다. 한약방으로 들어와 누워 있는 청년에게 나를 찾아온 까닭을 물으니 우물쭈물하면서 내가 치료한 어느 외국인 지휘자 이야기를 했다.

몇 달 전 나는 서울 시립 교향악단 객원 지휘자로 와 있던 세계적인 지휘자 알도 체카토라는 유럽 사람의 허리 디스크를 치료한 적이 있었다. 지휘자는 많은 사람들을 일일이 신경 써 가며 오랫동안 서 있는 직업인지라 지병이 많다. 가장 대표적인 증상이 허리 디스크이다. 물론 토스카니나 번스타인처럼 유명한 지휘자는 지휘하는 순간, 섹스할 때 사정하는 것만큼의 카타르시스에 빠지기 때문에 자질구레한 잔병을 모른다고 한다. 또 어깨가 아픈 피아노 연주자는 화음이 잘 맞는 곡을 신나게 연주하고 나면 어깨의 통증이 씻은 듯이 사라진다고 한다. 그러나 대부분의 지휘자들은 알게 모르게 허리 병으로 고생을 한다.

이 지휘자도 오랫동안 앓아 온 허리 병을 고치려고 전 세계를 돌아다니며 지휘하면서 그 나라의 유명한 의사는 다 찾아다녔다고 한다. 하지만 별로 뾰족한 신통수를 만나지 못하고 있던 차에 마침 한국에 객원 지휘자로 있게 되자 수소문 끝에 나를 찾아온 것이다.

그는 나에게 올 때 옥스퍼드 대학에서 철학을 전공하는 아들과 함께 왔다. 아들은 기관지 천식으로 어려서부터 고생했는데, 이것도 서양 의학의 관점에서는 난치병에 속하는 병이다.

허리 병과 기관지 천식은 근본적으로 간이 튼튼하지 못해 생기는 병이다. 사람이 피로하게 되면 몸의 취약한 부분에 부하가 걸리는데, 기관지가 약한 사람은 축농증이나 천식, 간이 약한 사람은 간염, 척추가 약한 사람은 디스크의 증상을 나타낸다. 그러므로 허리 병이건 기관지 천식이건 간에 그 치료법은 대동소이하다.

나는 알도 체카토의 허리 병과 그 아들의 기관지 천식이 발병한 근본 원인을 찾아 치료를 해주었고, 그들은 병이 아주 손쉽게 낫자 '최고의 의사'라는 찬사를 수없이 되풀이했다. 알도 체카토는 자신이 시립 교향악단을 처음 지휘하는 날, 나에게 연주회에 꼭 와 줄 것을 간청했다. 십여 년 동안 강원도 산골짜기에 파묻혀 돈도 안 되는 한의학 연구에 몰두하는 남편 대신 가정 살림을 꾸려 온 아내에게 조그만 선물로 생각하고 오래간만에 부부 동반으로 세종문화회관을 찾았다.

연주회가 끝난 뒤, 무대 뒤에 있는 지휘자 방으로 와 줄 것을 간청한 그는 외교 사절들과 장·차관 등 유명 인사들과 담소를 나누다가 나를 발견하고는 "Fantastic Doctor!"라고 외쳐 댔다. 주위에 있는 사람들에게 일일이 소개하는 것도 잊지 않았다.

산골 한의로서는 세종문화회관의 분위기도 낯설지만 유명 인사 속에서 칭찬을 받으니 내 자신이 상당히 어색한 느낌을 감출 수가 없었다. 지휘자 옆에는 귀부인임을 티내는 여자들도 여러 명이 있었는데, 그들은 지휘자가 'Fantastic Doctor'라고 소개할 때는 눈이 반짝이다가 산골에서 한약을 만지는 사람이라고 추가 설명하자 실망하는 눈치를 보이기도 했다. 어쨌든 앞에 말한 청년은 알도 체카토의 치료 이야기를 듣고 찾아온 것이었다.

치료의 뼈대는 신념과 기

청년은 지휘자로서 외국에서 활동할 수 있었지만 나름대로 조국에 봉사하겠다는 마음을 앞세워 귀국했으나 눈앞에 펼쳐진 현실은 전혀 달랐다. 자신의 명성과 능력이라면 일류 대학에서 교수로 와 줄 것을 앞 다투어 경쟁하거나 유명한 교향악단에서 지휘자로 일해 줄 것을 애걸복걸할 줄 알았는데 아무도 반기지 않았다. 대학은 대학대로, 교향악단은 교향악단대로 이미 사람들의 인맥이 뿌리 깊게 형성되어 있었다. 아무리 훌륭한 지휘자라고 해도 그 누가 자신의 밥줄을 끊고서 남을 대신 앉히려 하겠는가. 따지고 보면 청년의 기대는 지나친 환상이었다.

이 청년의 실력과 기대와는 달리, 그가 비집고 들어갈 자리가 얼른 나타나지 않았다. 일할 자리는 쉽게 잡히지 않고 차일피일 시간만 보내던 어느 날 아침에 일어난 그는 허리에 심한 통증을 느꼈다. 하룻밤을 푹 자고 나면 괜찮겠지 했지만 다음 날에는 다리까지 마비되어 도저히 걸을 수조차 없었다.

아버지가 재직하고 있는 대학병원에 입원하여 디스크라는 진단을 받았다. 그러나 대부분의 의사들은 이 경우 수술을 반대한다. 이 청년의 아버지 역시 아들의 허리에 칼을 들이대는 것을 반대했다. 그 뒤, 종합병원에서 할 수 있는 모든 치료법을 다 써 봤지만 두 달이 넘도록 청년의 병세는 차도가 전혀 없었다. 이때 알도 체카토가 허리 디스크를 자연 요법으로 치료했다는 소식을 듣고서 병상에 누운 모습 그대로 나를 찾아 왔다. 병원에서 장치한 요란한 허리띠와 추를 다리에 단 채로….

나는 먼저 그 장치들을 당장 떼어내 갖다 버리라고 했다. 그리고 지금까지 알고 있는 의학 지식은 모두 쓰레기통에 내다 버리고 오직 나의 말만을 믿고 따를 것을 다짐받았다.

환자는 자기보다 유명하거나 지위가 높은 사람이 자신과 똑같은 병을 앓고 있을 때, 그를 치료한 의사를 다른 의사보다 신뢰한다. 아들은 따르겠다고 했지만 동행한 그 의사 아버지는 달랐다. 자신의 의학적 견해를 들어 반대했다. 아버지의 반대에 내가 "내 말을 듣지 않겠다면 돌아가시오"라고 단호하게 말하자 동행한 그 의사 아버지는 그만 입을 다물고 말았다.

나는 이름 없는 산골의 한의에 불과하지만 환자에게는 매우 엄격한 편이다. 하루에 두 시간 운동하라고 했는데 한 시간만 한다든지, 산꼭대기까지 올라가라고 했는데 중간까지만 간다든지 하여 꾀를 부리면 곧바로 치료를 중단하고 돌려보낸다. 또 대부분의 한의원이나 한약방에서 하는 것처럼 약을 중탕하여 먹기 편하게 팩에 넣어 달라고 하면 그냥 돌려보낸다.

내가 환자를 치료하는 중요한 뼈대는 '신념'과 '기'이다. 신념은 불치병이란 마차를 끄는 힘이고 기는 마차를 밀어 주는 힘이다. 자칫 목숨을 잃을지도 모르는 불치병을 앓고 있는 환자가 약을 끓일 정도의 시간과 정성, 그리고 '의사를 믿고 따르면 낫는다는 신념'을 갖지 않고 병이 낫기를 바라는 것은 애초부터 병을 고치지 않겠다는 뜻이나 다름없다. 매우 어리석은 짓이다. 그래서 나를 찾아왔던 환자들 중에는 배부른 소리를 한다고 비아냥거리며 되돌아가는 사람도 없지 않다.

의사와 환자와의 관계는 협조자나 동반자의 관계가 아니다. 의사는 환자를 다스릴 수 있어야 하고 환자 위에 군림해야 한다는 게 나의 신념이다. 그러기 위해서는 무엇보다도 나 자신부터 '열린 기'를 가지고 있어야 한다. '열린 기'는 환자에게 낫는다는 희망을 주고 어떠한 어려움도 이겨내겠다는 신념과 정성을 다할 수 있는 능력을 준다. 우리 인체에 있는 60조 개의 세포 속에 저장된 에너지들은 뇌파를 통해 방출된다. 뇌파와 뇌파가 만나면 바로 '열린 기'와 '닫힌 기'를 식별한다. '눈만 보면 안다'거니 '사랑은 눈으로' 라는 말들은 서로 눈이 마주쳤을 때, 농축된 뇌파 에너지를 감지할 때 느끼는 것이다. 내가 오전에만 환자를 보고 오후에는 여름이건 겨울이건 간에 산행과 반욕법을 하루도 거르지 않는 까닭은 항상 '열린 기'를 가지고 있기 위함이다.

'거지같은 세상'이라 욕하라!

나는 청년에게 잠시 산책이나 하면서 이야기를 더 나누자고 했다. 청년의 아버지는 누워 있어야 할 환자와 걷겠다는 내 말에 어이없는 표정을 지었지만 나는 개의치 않았다.

밖으로 나와 천천히 내린천 계곡을 걸었다. 내린천內麟川이란 행정구역상의 지명으로 홍천군 내면의 '내'자와 인제의 '인'자를 따서 지은 것이다. 하지만 이곳에서는 미산계곡이라 부른다.

미산계곡은 내설악 수렴동 계곡보다 더 아름답다고 말하는 사람들이 많을 만큼 길고(13km) 수량이 풍부한 계곡이다. 무더운 여름철 넓은 바위

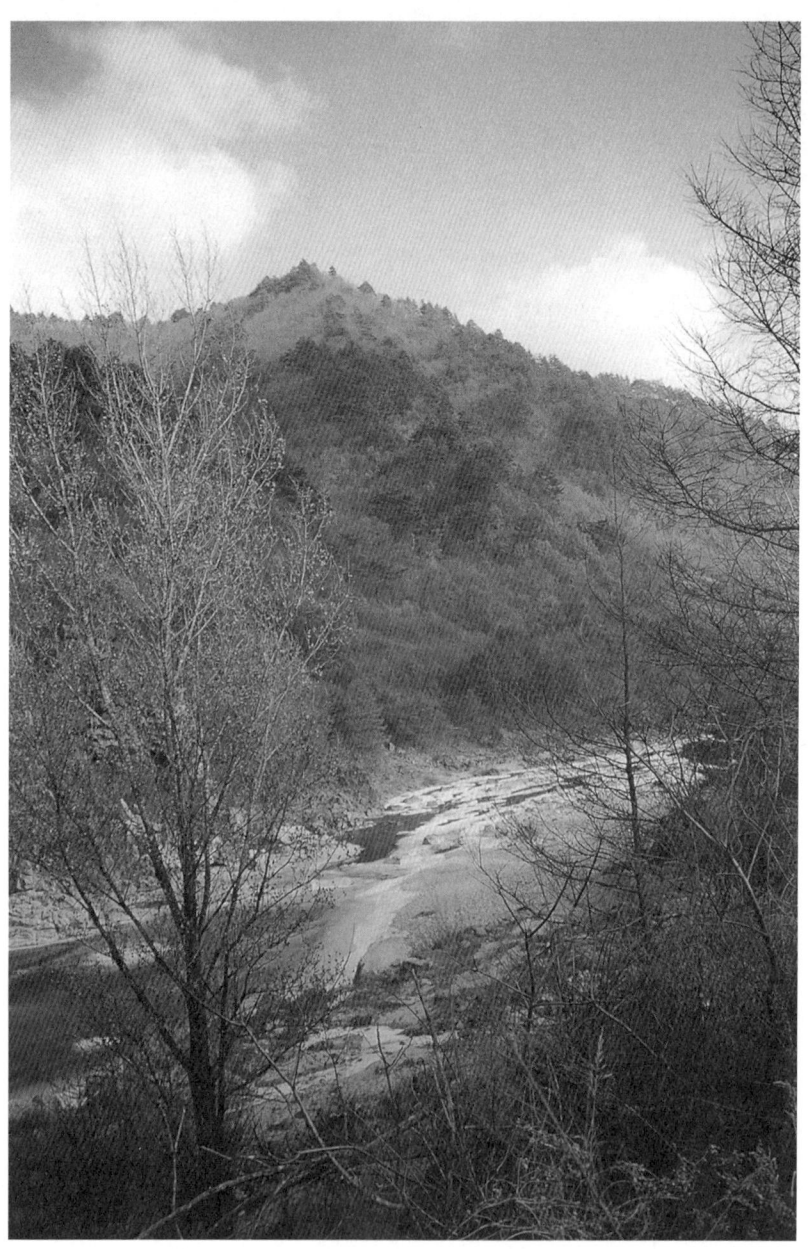

내설악의 수렴동 계곡보다 더 아름다운 미산계곡. 오른쪽 사진은 겨울철의 내린천.

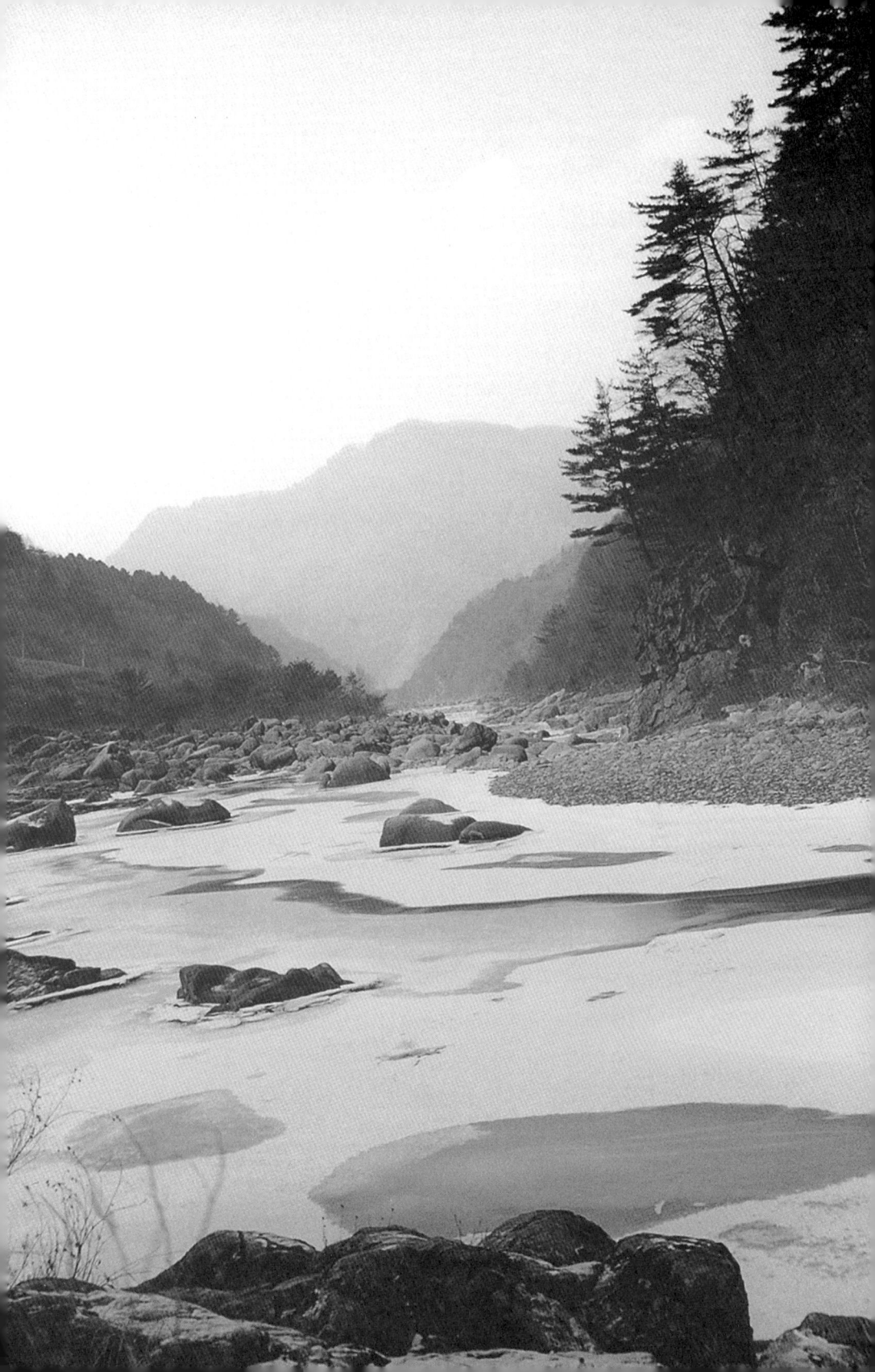

위에 걸터앉아 두 발을 담그면 상쾌한 기분과 함께 세속을 초탈한 듯 잡념을 잊어버리게 되는가 하면, 사시사철 때를 가리지 않고 낚시꾼들이 몰려드는 곳이기도 하다.

나는 청년이 잘츠부르크에 있을 당시의 이야기를 중심으로 도란도란 잡담을 나누며 미산계곡을 걸었다. 한참 걷다가 청년은 문득 시계를 들여다보고는 깜짝 놀라며 말했다. 자기는 누워서 절대 안정을 취해야 할 몸인데 두 시간 가까이 걸었으면 큰일 난 게 아니냐고 물었다. 병이 나기 전에도 두 시간을 걸어 본 적이 없는데, 하물며 지금처럼 중환자의 상태에서 두 시간을 걷다니 뭔가 잘못된 게 아닌가 하고 되물었다.

나는 청년이 앓고 있는 병의 원인과 인체의 신비에 대해 설명해 주었다. 청년의 디스크는 한마디로 속이 상해서 생긴 병이다. 사람들은 자기 목표대로 세상일이 안 되면 '거지같은 세상'이라고 욕을 하든가 자기도 모르게 병이 나서 병 속으로 도피하게 된다.

누구나 병이 났을 때 누워 있으면 진짜 환자가 된다. 청년은 처음 병이 났을 때 누워 있어야 된다는 선입견의 우상을 버리고, 속상해서 생긴 병이니 처음부터 기분 전환을 시키는 도보여행이나 등산을 했다면 병원에서 그토록 고생하지 않아도 되었을 것이다.

사람들은 별로 대수로운 병도 아닌데 중병에 걸렸다고 생각하여 진짜 중병 환자가 되는 경우가 많다. 이 청년이 두 시간 이상 걸을 수 있었던 것은 아름다운 계곡을 바라보며 걷다 보니 자기 자신이 환자라는 생각을 버리게 되었기 때문이다. 대체로 자기가 마음먹은 대로 일이 되지 않거나 할 일이 없으면 기운 순환이 정체되어 번뇌, 고민, 질병의 형태로 표출된다. 아무리 현실이 어렵다고 해도 비겁하게 병 속으로 도피하지 말고 당당하게 맞서며 실력이 조금 있다고 해도 자만하지 않는 생활 자세가 필요하다.

청년은 다음 날부터 이곳에 머물면서 방태산, 개인산 등 산행을 시작했다. 물론 간질환 치료제로 쓰는 가열순환제를 복용케 하여 몸의 기운을 북돋워 주었다. 처음에는 편평한 산길도 힘들게 걷던 청년은 시간이 갈수록 험한 산속도 즐겁게 돌아다녔다. 차츰 우울하고 자신감이 없던 것이 적극적인 생각으로 바뀌고 건강도 완쾌되어 100일 뒤에는 서울로 되돌아갔다.

참건강이란 어려운 게 아니다. 하루하루를 사는 것이 즐거우면 곧 건강하다는 징표이다. 즐거움의 주체가 건강인데, 사람들은 엉뚱한 곳에서 즐거움을 찾으려고 허둥대다가 건강을 해치고 인생을 괴로움 속에서 보낸다. 이 청년은 병이 나면 누워 있어야 한다는 우상을, 약을 먹어야 한다는 우상을, 그리고 병원에 가야 한다는 우상을 버렸기에 건강해질 수 있었던 것이다.

환상을 신념으로 착각하는 간병 환자들

'내 남편을 살려내!'

삼복더위가 극성을 부리던 8월 초, 이른 아침부터 전화벨 소리가 요란했다. 전화를 받았더니 대뜸 하는 소리가 "내 남편 살려내소!"였다. 남편의 병이 악화되어 병원에 입원했는데, 담당 의사의 소견이 한약을 먹어 그 지경이 되었다는 것이다. 가까이 있었으면 멱살을 잡고서 따귀라도 몇 대 때려 주고 싶지만 멀리 떨어져 있어 전화로 이야기한다고 했다. 상대방의 일방적인 말, 그것도 욕설만 귀가 멍하도록 듣고 나니 무더위보다 마음이 더 무겁게 내려앉았다.

올 정초에 경남 마산에서 이씨라는 40대 초반의 남자가 이곳 산골까지 오는데 이틀이나 걸렸다고 하면서 찾아왔다. 중소 기업체를 운영하고 있다는 자기 소개와는 달리 수줍어하는 성품에 지성적인 외모를 갖고 있었다. 몇 년 전부터 간염과 신장병을 앓고 있는데, 병세가 호전될 기미가 없어 찾아왔다고 했다. 소한의 매서운 바람이 부는 추운 겨울에 마산에서 이곳까지 천 리가 넘는 길을 찾아온 환자의 정성과 차분한 성격에 호감이 갔다.

곧 나을 테니 걱정하지 말라고 하며 처방을 했다. 보름에 한 번씩 병원에 가서 한약을 복용한 결과를 검사하고 그 결과에 따라 치료를 계속하도록 했다. 처음 얼마 동안은 보름 간격으로 연락이 와서 상태가 호전된다고 밝은 음성으로 말했는데 두 달 전부터 연락이 끊겼다.

나는 간염이나 간경변, 간암 등 간질환 환자들에게 내가 처방한 한약을 먹고 그 상태를 병원에서 본인들이 직접 검사를 하게 한다. 현대 의학으로 항체가 생겼다는 것을 확인해야만 환자 자신이 확실하게 믿기 때문이다. 대개의 경우 소식이 없으면 항체가 생겨 더 이상 나에게 별 볼일 없을 때가 많다.

항체가 생긴 사람 중에 고맙다고 인사를 하는 사람은 10퍼센트도 안 된다. 이상하게도 머리에 '먹물'이 들면 든 사람일수록 "고맙다"는 말에 인색하고 자신의 치부를 감추려 애쓴다. 유명 인사일수록 불치병이나 난치병에 걸렸다는 사실 자체를 남한테 알리고 싶지 않은 모양이다. 병은 떠들수록 낫는다는 옛말도 이들에게는 소용없다. 요즘 세상은 물에 빠진 사람을 구해 줘도 인사를 안 하는 세상인데 "고맙다"라는 인사를 애써 받고 싶지 않아 그저 나의 의무를 다했다는 것으로 만족하고 만다. 이씨도 항체가 생겨 소식이 없는 줄로 알고 있었는데 느닷없이 투병에서 실패했다는 전화를 받은 것이다.

나는 모든 환자들에게 병원에서 보름 간격으로 검진을 받도록 한다. 그리고 체질에 맞지 않아 작은 부작용이라도 생기면 바로 약을 중단한

다. 이씨의 경우처럼 상태가 호전되다가 악화되는 경우는 별로 많지 않
다. 평소 몸에 잘 받던 약이 별안간 해로워지는 상황은 좀처럼 납득하기
힘들다. 환자, 특히 중병을 앓고 있는 환자는 정상인보다 훨씬 약에 예민
하여 몸에 도움 되는지 해로운지를 동물적인 감각으로 빨리 판별한다.

환자 성격에 따라 치료 달라진다

마산의 이씨와 비슷한 시기에 같은 병으로 찾아왔던 김씨는 완치되었
는데 이씨만이 실패한 원인은 어디에 있는 것일까. 두 사람은 나이도 비
슷했고 체질도 같고 사업도 비슷한 업종의 중소 기업을 운영하고 있었
다. 이 두 환자에 대한 자료를 여러 가지로 비교 분석한 결과, 이씨가 실
패한 원인이 어디에 있는가를 알 수 있었다.

문제는 정신적인 면에 있었다. 대체로 간병 환자는 스트레스에 약하
다. 스트레스에 약한 사람이 간병에 잘 걸리는지, 아니면 간병에 걸려 스
트레스에 약해졌는지를 따지는 것은 별 의미가 없다. 하여튼 간병 환자
는 작은 스트레스에도 예민하게 반응한다. 스트레스에 의해 생긴 독소
는 간에 해를 주는데 간염 환자의 대부분은 사소한 충격에도 큰 손상을
입는다.

두 사람의 성격은 대조적이었다. 이씨는 선비 형의 내성적인 성격으
로 꼼꼼했고 김씨는 근육질 형으로 거칠고 활달하여 의지력이 강해 보
였다. 이씨는 자신이 경영하던 중소 기업에 불어 닥친 어려움을 해결할
수 없게 되자 지금까지 호전되던 병이 어떤 약이건 소용없는 상황으로
악화되었다. 잘 나가던 환자가 엉뚱한 변수로 인해 병이 악화될 때가 가

장 안타깝다. 이런 경우 환자에게 필요한 특효약은 경제적 어려움을 풀어 주는 돈밖에 없다.

같은 업종의 중소 기업을 운영하는 김씨에게도 경제적 어려움이 불어닥쳤다. 그러나 그는 '사업은 사업이고 건강은 건강이다'라고 생각했다. 자신이 건강해야 사랑하는 아내와 세 살짜리 외동딸과 행복하게 살 수 있을 것으로 믿고서 건강을 잃지 않으려 노력했다. 물론 사업체에 불어닥친 자금난이 걱정되지 않는 것은 아니었다. 다만 그로 인한 스트레스가 건강을 해칠만큼 크지 않았다는 뜻이다. 그 뒤 김씨의 어려움은 순조롭게 풀려 사업이 정상 궤도를 되찾았는데 이는 행운이라기보다는 몸이 건강하여 열심히 뛸 수 있었던 까닭이다.

불치병은 자신과의 싸움

사람이 어려움을 당했을 때, 패배적이고 나약한 성격을 가진 사람보다는 낙천적이고 활달한 성격을 가진 사람이 그 난관을 쉽게 이겨 나가는 것이 일반적이다. 투병 생활도 마찬가지이다. 어떤 불치병이든지 반드시 낫는다는 신념이 치료의 99퍼센트를 차지한다고 해도 과언이 아니다. 불치병이나 난치병에 걸렸다고 해서 '아, 이 병에 걸리면 모두가 죽더라' 하는 쓸데없는 선입견을 가질 필요는 없다. 이는 마치 아이가 자라서 늙으면 결국 죽고 말 텐데 무엇하러 태어나 고통스런 인생길을 가게 하느냐 하는 것과 같다.

죽고 사는 문제는 자연의 이치에 따라야지 인간의 의지와는 무관하다. 다만 악조건이 주어지더라도 이를 좋은 조건으로 바꾸는 노력을 꾸준히 하는 것이야말로 인간이 행할 수 있는 삶의 자세이다. 우리는 불치병으로 죽음의 문턱까지 갔다가 다시 살아 돌아온 사람들의 이야기를 종종 듣는다. 그러나 그들이 결코 운이 좋은 것은 아니다. 한결같이 마음을 비우고 열심히 노력한 대가로 건강해질 수 있었던 것이다.

정신적으로 확고한 신념을 갖고 흔들리지 않는 투병 생활, 이는 말로는 쉽지만 지극히 어려운 일이다. 특히 난치병, 불치병 환자들은 정신 상태가 극히 불안정하여 더욱 어렵다. 투병 기간 중에 기분 좋은 일이 생기면 병이 빨리 낫지만 언짢은 일들이 발생하면 병은 악화된다. 그렇다면 환자 자신이나 주위에서 좋은 일들을 만들면 되지 않겠냐고 하겠지만 그게 어디 말처럼 쉬운 일인가. 이러한 요인들이야말로 어쩔 수 없는 인간의 한계인 셈이다.

99퍼센트의 암 환자들은 죽음의 공포에서 헤어나지 못한다. 그런 처지에 있지 않은 사람들은 당당하게 정신력으로 맞서라고 말하지만, 실제로 그런 상황에 닥치게 되면 당당한 정신력을 갖기가 어렵다. 정확하게 병명을 환자에게 가르쳐 줘서 죽음에 맞서야 한다고 주장하던 어느 암 전문 의사는 본인이 막상 암에 걸려 죽게 되자 환자에게는 암에 걸린 사실을 알려주지 않는 게 좋다는 유언을 남기고 죽었다는 이야기를 들은 적이 있다.

불치병, 난치병과의 투쟁은 질병과의 싸움 이전에 자신과의 싸움이다. 이 싸움에서 승리하려면 인간의 한계를 뛰어 넘는 초인적인 의지가 필요하다. 그러나 과연 이러한 의지가 신념만으로 가능할까. 여기서 내가 말하는 신념이란 단순한 관념이 아니라 바로 이런 것들이다.

'실천이 없는 신념은 신념이 아니다.'

'행동이 없는 신념은 신념이 아니다.'

'신념은 실천과 행동의 뒷받침이 없으면 그 자격이 박탈된다.'

'실천과 행동이 없는 신념은 신념이 아니라 환상이다.'

'실천은 크게, 생각은 작게 해야 한다.'

'신념이란 행동을 통하여 말없이 하는 것이다.'

우리는 주위에서 병을 고치겠다는 굳은 신념으로 투병을 했는데 병이 낫지 않거나 악화된 경우를 자주 본다. 이런 사람들을 자세히 관찰해 보면, 그들은 환상을 신념으로 착각하고 있는 것이다. 요양원이나 기도원 같은 곳에서 편안하게 병을 고치겠다고 하는 것은 환상이다. 열심히 사회생활을 하면서 불치병, 난치병을 극복하겠다고 하는 것이야말로 신념이다.

제한된 환경, 제한된 생활 속에서 오로지 건강만을 위해 노력한다고 건강해지는 게 아니다. 일이 좀 잘 풀린다고 우쭐대지 말고 또 일이 언짢게 되었다고 찡그리지 말고 주어진 여건에서 평범한 일상생활을 열심히, 그리고 즐겁게 하면서 참 신념을 갖고 꾸준히 투병 생활을 하면 그 어떤 불치병이나 난치병도 그리 고치기 어려운 병은 아니다. 거듭 말하지만 신념이란 생각이나 말로 되는 게 아니다. 초인적인 의지와 실천, 그리고 행동의 총체적 복합체이다.

편안한 치료는 죽음 재촉한다

귀가 어두워 진료할 때 싸우는 것처럼 소리를 질러야 되는 박씨 할머니는 올해 72세이다. 이 할머니의 남편은 오래 전에 당뇨병으로 죽었는데, 큰아들도 3년 전에 당뇨와 간경변 합병증으로 죽었다. 둘째와 셋째 아들도 당뇨로 투병 중이며 외동딸마저 당뇨로 고생을 하고 있다. 한마디로 이 할머니의 집안은 당뇨병 집안이다. 당뇨가 유전병임을 한눈에 알게 해준다.

큰아들이 죽은 지 일 년 뒤, 과부가 된 맏며느리는 아이들 다섯을 늙은 시어머니에게 내던져 버리고 시집을 갔다. 나이 오십에도 사내 없이 혼자 사는 게 힘들었던 모양이다. 죽은 남편의 친구와 이웃 마을에 살림을 차렸는데, 동네 어른들은 '늙은 시어머니한테 많은 새끼들을 맡기고 도망간 화냥년'이라 욕하기도 하고 나이가 엇비슷한 과부들은 '과부 속사정은 과부만이 안다'고 빈정거리면서도 내심 부러워했다.

맏며느리가 재혼을 하자, 이 할머니는 울화통이 터져 속을 끓이다가 그만 왼쪽에 풍을 맞고 쓰러졌다. 나이 70세가 넘는 과부 할머니쯤 되면 과부 며느리가 시집가는 일 정도는 대범하고도 의연하게 대처할 만도 한데 여인네의 마음은 그렇지 않은 모양이다. 평소 혈압이 높고 당뇨 증세가 있는데다가 정신적으로 큰 타격을 받으니 중풍을 맞아 쓰러진 것이다. 처지를 안타깝게 여긴 가까운 친척들이 혈압 약, 중풍 약, 당뇨 약을 갖다 주었다. 그러나 하루 종일 집안에 들어앉아 약을 먹었지만 할머니의 몸은 차도가 없었다.

고민이나 번뇌 없애는 비결

어느 날 한약방 뜰에서 '불쌍한 내 새끼들, 어찌 되노…' 하고 푸념해 대는 이 할머니에게 나는 가열순환제를 복용케 하고 밭일을 다시 시작하도록 했다. 할머니는 일의 중요성을 이미 경험적으로 알고 있었다. 물론 지금까지 먹던 약은 모두 내다 버리라고 했다. 이곳 산속에 당뇨와 위장병에 효험이 있다는 개인산 약수가 있는데, 남편과 큰아들이 지병인 당뇨를 치료한다고 산속에 들어가 약수와 식이요법으로만 요양하다가 병이 더 악화된 적이 있었기 때문이다.

다음 날 할머니는 아침 일찍 일어나 친지에게 맡겼던 손자들을 찾아와서는 아침밥을 지어 먹였다. 친지들과 주위 사람들이 만류했지만 개의치 않았다. 밥을 지으면서 몇 번 쓰러졌으나 이를 악물고 버텼다. 그리고 밭에 나가 일을 했는데, 기운이 없어 밭고랑에 넘어지고 쓰러지곤 했으나 아랑곳하지 않았다. 넘어지는 것을 당연하게 여기니 넘어지는 게 별게 아닌 것이 되었다. 할머니는 밭일을 하다가도 졸리면 앉아서 졸고 기운이 모자라 쓰러질 것 같으면 아이들 과자 먹듯이 가열순환제를 복용했다. '낮에 누우면 죽는다'는 말을 주문처럼 되뇌이면서 하루 종일 일만 했다.

아무리 기운이 없어도 기어 다닐 힘만 있으면 햇빛 아래에서 움직여야 한다. 방에만 누워 있으면 영원히 눕게 되지만 보름 정도라도 비실비실 쓰러질 듯이 걸어 다니면 제법 걸어 다닐 수 있게 된다.

환자들에게 잘 먹으라는 말은 건강학적 측면에서 볼 때 빨리 죽으라고 고사를 지내는 것과 같다. 일을 하거나 흙을 밟으면서 걸어 다니는 것이 인체를 활성화시키는 가장 큰 전제 조건인데, 이 조건 없이 아무리 좋은 약이나 음식을 먹는다 해도 소용없는 노릇이다. 더욱이 할머니는 하루 종일 일거리를 찾아 몸을 움직여 대니 맏며느리 문제로 고민할 틈이 없었다. 밤이면 온몸이 파김치가 되어 속상해 할 틈도 없이 그냥 방에 쓰러져 잠이 들었다. 고민이나 번뇌는 별로 할 일이 없고 지루할 때 그 공백을 메우기 위해서 하는 것이다. 아무리 심한 정신적 번뇌가 있어도 물에 빠지면 헤엄쳐 나오려고 버둥대지 그 상황에서 번뇌를 하고 있을 사람은 없다.

그럭저럭 한 달쯤 지나자, 할머니는 다리에 힘이 생겨 근처 산으로 약초를 캐러 나섰다. 바쁘게 움직이니 며느리 때문에 울화통이 생길 일도 없고, 울화가 없어지니 병은 자연히 사라졌다.

일 년 후에는 귀가 잘 안 들리는 것을 제외하고는 중풍, 당뇨, 고혈압이 한꺼번에 다 나았다. 왜냐 하면 겉으로 보기에는 고혈압, 당뇨, 중풍이 서로 다른 병으로 보이지만 근본적인 면에서는 다같이 '기'가 부족해서 오는 병이기 때문이다.

이처럼 몸을 끊임없이 힘들게 움직여 당뇨, 중풍, 고혈압을 완전히 치료한 박씨 할머니와는 달리, 50대의 어느 재벌 총수는 당뇨를 돈으로 편안하게 치료하다가 나이 육십도 못 넘기고 세상을 떠났다.

병이 재발되는 이유

우리는 사소한 병도 남에게 숨기는 경향이 있다. 특히 이름난 공인公人일수록 그런 경향이 심해서 병으로 죽어도 무슨 병인지 확실히 밝히지 않고 다만 지병으로 죽었다고만 한다. 필자의 환자 중에도 사회적으로 유명한 사람이 많으나 이 책에서 그 이름을 구체적으로 밝히지 않는 것은 이런 이유에서다.

아무튼 이 재벌 총수는 당뇨를 오랫동안 앓아 왔는데, 국내의 의료진이 미덥지 않아서 사업차 미국이나 일본으로 출장을 간다고 하고는 그곳에서 장기간 입원 치료를 받았다. 몸이 좀 나아지자 귀국하여 '언제 아팠냐' 하는 식으로 다시 젊은 여자와 좋은 음식, 그리고 술을 마다하지 않았다. 그러다가 몸이 다시 나빠지면 외국으로 나가서 치료를 받았다. 이 같은 짓을 몇 번 되풀이하다가 환갑을 채 못 넘기고 죽고 말았다. 근본적인 처방이 아닌 일시적인 땜질식의 치료와 무분별한 생활이 죽음을 재촉한 것이다. 아무리 돈이 많은 재벌 총수라 해도 죽고 나면 한 마리의 살아 있는 쥐보다 못한 게 인간이다.

고혈압과 중풍은 근본적으로 간의 기운이 허약한 데서 오는 병이다. 간기를 보충하려면 강도 높은 기운 순환 운동과 가열순환제가 필요하다. 당뇨의 치료도 별다른 차이가 없다.

오랫동안 병을 앓고 있는 사람들은 대체로 자기가 웬만한 의사보다 낫다고 생각한다. 병에 대한 지식도 많이 가지고 있다. 이들은 당뇨 약과 식이요법으로 당뇨 수치가 정상으로 되면 병이 완치되었다고 믿는다. 그러나 대부분은 곧 재발하고 만다. 수치가 정상으로 되었다고 하여 당뇨병이 나은 것은 아니다.

당뇨병 환자는 시커먼 매연을 뿜어 대는 불량품 보일러처럼 에너지 효율이 아주 낮은 몸을 가지고 있다. 그러므로 아무리 좋은 영양분을 공급해도 그 영양분이 에너지로 전환되지 않아 항상 기운이 없고 피로하다. 시커먼 매연을 제거한다고, 집진 장치를 하여 굴뚝에서 연기가 나오지 않는다고 해서 불량 보일러가 우량 보일러로 갑자기 둔갑할 수는 없는 것이다. 문제는 보일러 자체에 있다. 보일러 속을 고쳐서 효율이 좋은 보일러로 만들어야 한다.

당뇨의 수치가 정상이라고 해서 당뇨가 근본적으로 치료된 것이 아니다. 또 수치를 인위적으로 잡는다고 해서 몸의 에너지 효율이 좋아지는 게 아니다. 몸의 효율을 높이는 길은 강도 높은 기운 순환 운동과 가열순환제 같은 농축된 고열 음식물로 화학적인 기운 순환을 시켜야 한다. 에너지 효율이 높아지면 기운이 생기고 피로가 없어진다. 이럴 때 당뇨 수치는 자동적으로 정상의 수치로 되돌아온다. 수치는 정상인데 몸이 늘 피곤한 당뇨 환자는 한번쯤 심각하게 생각해 볼 일이다.

70세 넘는 시골 할머니의 성공적인 투병 생활과 60세도 못 넘기고 죽은 재벌 총수의 투병 생활은 여러 면에서 시사하는 바가 많다. 건강한 생명체를 구성하는 요체는 운동에 의한 물리적 기운 순환과 적절한 음식물에 의한 화학적 기운 순환이 조화를 이루는데 있음을 알 수 있다.

집에서 만드는 자연 육각수

기가 꽉 찬 물이 육각수

물에는 생명이 있다. 인체의 65퍼센트 이상이 물로 이루어져 있으니 어느 관점에서 보면 사람이나 물이나 별 차이가 없는 셈이다. 물에 의해서 생명을 보존하며 건강을 지키고 살아간다고 해도 과언은 아니다. 옛날 오염되지 않은 샘물을 마시고 살던 미개한(?) 조상들의 시대에는 '성인병'이란 말이 없었다. 그러나 과학 문명이 눈부시게 발달된 오늘날은 어떠한가.

인간이 천수를 누리지 못하는 것은 수질오염이 가장 큰 원인이다. 우리는 물을 끓여서 마시면 안전하다고 생각한다. 그러나 이 끓인 물은 수인성 전염병을 예방하기 위한 방법일 뿐 '좋은 물'은 아니다. 좋은 물이란 천연 미네랄이 들어 있는 막 솟는 샘물이다. 이때의 물은 기가 살아 있다. 우리가 물을 마시는 것은 H_2O를 마시는 게 아니라 그 물이 가지

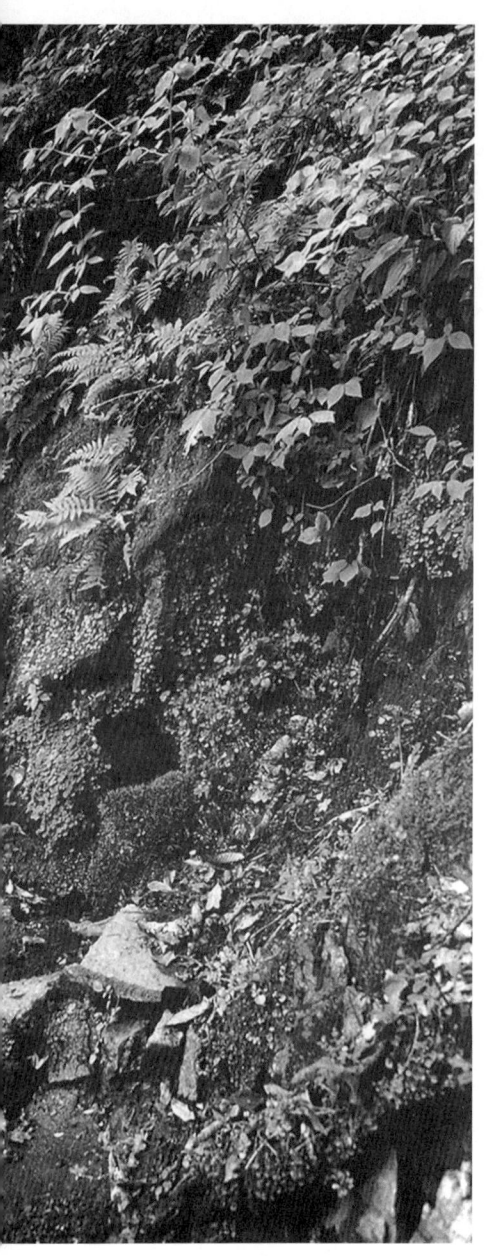

전설이 전해지는 신비의 물 석간수.

고 있는 기를 마시는 것이다.

몇 년 전 나를 찾아온 후두암 환자가 있었다. 세계적으로 '탁구 여왕'으로 이름난 어느 여자 선수의 아버지인 이 환자는 거의 말기 상태라 서울에서 죽는 날만 기다리는 것이 따분하여 강원도로 나들이를 했다가 나를 찾아왔다. 이 환자는 물을 목구멍으로 넘기는 것조차 힘들어했다. 알맞게 데운 물은 조금씩 마실 수 있지만 냉수는 전혀 목구멍을 넘기지 못했다. 나는 암 환자들이 마시고 병을 고친 석간수를 마시게 했다.

암 환자의 치료법에는 좋은 물인 육각수도 포함되는데, 육각수는 그 온도가 섭씨 4도 정도여서 냉수에 속한다. 육각수는 육각형으로 구조화된 물인데, 땅 속에서 솟아오르는 지하수가 제일 좋다. 이곳의 석간수는 여름에는 너무 차가워 데워 먹어야 하고 추운 겨울에는 너무 뜨거워 식혀서 먹어야 된다는 허풍 섞인 말이 있을 만큼 신비스러운 샘물이다. 또한 어느 부정한 짓을 한 사람이 물을 마시다가 하늘에서 벼락을 맞아 죽었다는 전설도 전해진다. 이 전설이 사실임을 증명이라도 하듯이 옆에는 벼락을 맞아 불 탄 듯한 커다란 고목이 있다. 보통 물이라도 자장磁場이나 전장電場을 통하게 되면 오각수에서 육각수로 변화되는 사실로 보아 이 전설은 허풍만이 아닌 듯싶다.

이 후두암 환자는 조심조심 석간수를 마셨다. 다른 샘의 찬물은 마실 수 없는데 이 차디찬 석간수는 마실 수 있다고 했다. 그는 석간수를 마시니 병이 반쯤은 나은 것 같다면서 어린아이처럼 좋아했다. 매일 새벽마다 그곳에 가서 석간수를 마시고 물통에 담아 숙소로 가지고 돌아왔다.

그런데 숙소에서 이 물을 마시려고 하면 목구멍에 잘 넘어가지 않았다. 그는 의아해 했다. 불과 한 시간 전에 마시던 물을 집에서 다시 마시려고 하면 먹을 수 없는 까닭은 무슨 이유일까. 그 이유는 다른 것으로는 설명되지 않는다. 막 솟는 샘에서 나올 때 충만하던 기가 물통에 담겨져 내려오는 사이에

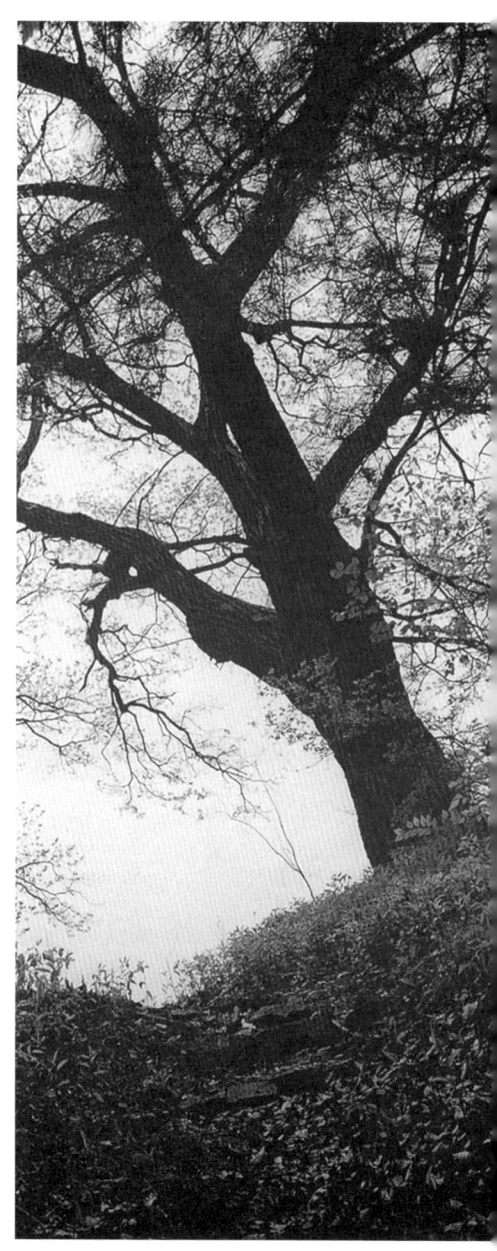

석간수 근처에 있는 고목.

사라진 것이다. 말하자면 이 석간수에 담긴 기의 문제인 것이다.

한약은 기의 섭취

우리가 생물이냐 무생물이냐를 구별하는 것은 단순히 겉으로 드러난 현상의 문제이다. 그러나 돌 자체는 무생물이지만 그 나름대로 기가 있다. 예를 들면 단순한 돌 조각을 조각가가 잘 다듬어 놓으면 우리는 아름답다고 말하고 또 그렇게 느낀다. 기가 꽉 찼다는 이야기이다. 건강도 그렇다. 정신적인 요소와 육체적인 요소가 조화를 이룰 때 남자는 건강하게 보이고 여자는 섹시하게 보인다. 기가 충만한 모습이다.

나는 찾아오는 환자를 내 환자로 받아들이는 조건으로, 한약은 본인이 직접 끓여 먹어야 한다는 것을 지금까지 고집해 오고 있다. 한약을 먹는 것은 약을 먹는 것이 아니라 기를 섭취하는 것이기 때문이다. 한약을 한약방에서 먹기 편하게 팩에 넣어 가지고 간다면 이미 기는 사라지고 환자는 물만 먹는 꼴이 된다. 그런데도 굳이 한약을 달여 달라는 환자들이 있다. 나는 그런 환자들을 향해 "당신은 환자로서 자격이 없으니 돌아가라"며 화를 낸다.

옛날 임금들은 산삼을 자주 먹었지만 그 효과는 별로 보지 못했다. 왜냐 하면 산삼을 끓이면서 진짜 '기'는 부채질해 가며 끓이던 나인이 다 섭취하고 임금은 삶은 무만 먹은 꼴이기 때문이다. 지금의 산삼보다 훨씬 기가 꽉 찬 것을 먹었을 텐데 많은 임금들이 심약하고 병약하여 단명했던 사실이 이를 증명한다.

기를 취해야 할 약을 염소탕이나 해장국 끓이듯이 푹 삶아 버리면 엉뚱한 약이 되고 만다. 식품도 종류에 따라 조리법이 다르다. 시금치는 살짝 데치고 콩나물은 끓일 때 뚜껑을 열지 말아야 하듯이 한약도 마찬가지다. 한약의 경우 '기약'과 '혈약'으로 구분되는데, 기약은 끓여서 성분이 완전히 우러나오는 시간이 1시간 30분 정도이고 혈약은 3시간이다. 기약의 경우에는 먼저 1시간 30분 정도 끓여서 얼른 따라 놓고 다시 재탕을 하는데 이 역시 1시간 30분 정도 끓인다. 모두 3시간가량 달이는 셈이다. 먹을 때는 초탕과 재탕을 섞어서 먹는다. 흔히 한약을 달여 먹을 때 초탕과 재탕을 따로따로 먹는데, 그렇게 되면 모두 기를 골고루 섭취할 수가 없다.

이 후두암 환자는 기가 충만한 물은 마실 수 있지만 기가 빠진 물은 마실 수 없었다. 지금은 과학적으로 증명되어 육각수가 건강에 좋고 암 치료에도 도움이 되는 것을 알고 있지만 우리의 선조들은 이미 그것을 알고 있었다. 옛날 노인들은 이른 봄철에 얼음 풀릴 때의 샘물이 산삼 썩은 물보다 더 '좋은 물'이라 하여 찾아다녔다. 이 시기의 물의 온도는 물의 비중이 가장 높은 섭씨 4도 정도로 자연 육각수인 셈이다. 비중이 높다는 말은 기가 꽉 차 있다는 이야기이다.

도시에서도 자연 육각수에 가까운 물을 만들 수 있다. 유액을 바르지 않은 항아리에 수돗물을 받아 놓고 하루가 지나면 수돗물의 나쁜 성분은 바닥에 가라앉게 되어 비교적 양질의 육각수를 얻을 수 있다. 하지만 같은 육각수라도 깊은 산골에 있는 자연 육각수와 냉장고에서 만든 육각수의 효능이 같을지는 의문이다.

황정계 토막집에서 하룻밤 자고 났더니

대도시에 살고 있는 우리나라 중년의 남자들은 한마디로 불쌍하다. 이들은 일제시대 말엽에 태어나 6·25를 겪다 보니 배불리 밥 먹는 일이 화두이고 인생의 제일 큰 덕목으로 여기며 성장해 온 세대이다.

이들은 힘을 덜 들이고 밥을 많이 먹을 수 있는 최선의 길은 일류 대학을 나와 일류 기업체에 취직하는 것이라 여겨 이 코스를 택하고자 줄 달음질쳐 왔다. 학창 시절에는 '젊은이여! 야망을 가져라' '뜻이 있는 곳에 길이 있다'는 좌우명으로 살았고, 사회인이 되어서는 '하면 된다'는 말을 하느님의 복음으로 여기며 열심히 일을 했다. 일요일이나 설날, 추석 명절에도 회사에 출근하여 일해야만 유능한 사회인으로 평가받던 시절이었다.

불한당不汗黨이란 말은 '땀 흘려 일하지 않는 무리'라는 뜻인데, '나쁜 놈, 좋지 않은 놈'이란 말도 된다. 시대적 정서가 땀 흘려 일하지 않는 불한당은 남의 밥을 축내는 '깡패'나 '도둑'과 동의어로 쓰였다. 따라서 이들에게는 '일하지 않는 자는 먹지 마라'는 말이 굉장히 지당한 말씀으로 여겨졌다.

대부분의 중년 남자들은 놀 줄을 모른다. 유망하다고 평가받던 사람들이 다 그러하듯이 휴식이나 놀이는 불한당이나 하는 파렴치한 짓으로 여기고 오로지 일에만 매달렸기 때문이다.

피로는 간에 이상 있다는 첫 징후

50대 초반의 전문 경영인 S사장도 그 같은 사람이다. 국내 굴지의 전자 회사를 경영하는 그는 일찍부터 영어 실력이 뛰어나 남보다 빠른 출세가 보장되어 있었다. 사실 1970년대만 해도 숙달된 외국어 실력은 전직 장관 경력이나 태극무공훈장에 버금가는 대단한 것이었다. 그 사람의 능력이나 교양, 인격까지도 가늠하는 중요한 잣대가 되기도 했고, 외국에 갔다 왔다는 자체가 자랑거리가 되어 외국의 유명 호텔 이름이 찍힌 목욕 수건은 선망의 물건이기도 했다.

세계를 안방 드나들 듯이 외국에서 일 년의 절반을 보내면서 무한궤도를 전속력으로 달리는 열차처럼 일에만 매달리던 S사장에게도 나이 오십을 넘기자 체력에 한계가 왔다. 처음에는 잠이 잘 안 온다, 눈이 침침하다, 현기증이 심하다, 관절에 통증이 온다, 숨이 가쁘다, 속이 쓰리고 소화가 안된다 등의 전신 증세를 대수롭지 않게 여겼다. 병원을 찾아 정밀 검사를 받았으나 특별한 병은 아니고 과로 증상이니 푹 쉬라는 말만 들을 뿐이었다. 그러나 아무리 잠을 많이 자도 몸은 가뿐하기는커녕 더 무겁게 느껴지고 쉽게 피곤을 느끼는가 하면, 짜증이 나고 술을 마셔도 예전 같지 않게 쉽게 취했다. S사장은 외국에 나갈 때마다 유명한 병원을 찾아가 검진과 진찰, 치료를 받았다. 그러나 돌아오지 않는 다리를 건넌 것처럼 예전의 기력은 회복되지 않았다.

'하면 된다'는 말은 체력이나 능력의 뒷받침이 있어야 맞는 말이지 분수에 안 맞을 때는 어느 날 갑자기 '하면 죽는다'가 될 수도 있다. 항상 피로 속에 있다 보면 피로가 생활화되어 피로 자체를 별로 심각하게 인식하지 못하는 피로 불감증에 걸린다. 그러다가 어느 날 '멀쩡한 사람이 죽었다' '아까운 나이에 과로로 죽었다' 등의 대열에 합류하게 된다.

유명한 목사나 신부가 천당에 보내 주는 것은 아니다. 마찬가지로 유명한 병원이나 의사가 질병을 고쳐 주는 게 아니다. 천당을 가든지 지옥을 가든지, 본인의 노력으로 가는 것이고 질병도 본인의 노력으로 치유되는 것이다. 질병은 자연을 거슬러 생긴 것이니 자연과의 합일合一을 통해 자연스럽게 치유되어야 한다.

인간은 오스트랄로피테쿠스*Australopithecus*로부터 400만 년 동안 진화해 왔으므로 원시 자연 상태의 습성이 몸에 배어 있다. 자연 속에서 노루나 토끼처럼 뛰어다니며 하루 종일 산속을 헤매야 될 사람들이 도시라는 폐쇄된 공간에서 오염된 공기와 물을 마시며 육체적 활동은 거의 하지 않고 두뇌만 쓰는데다가 오염된 음식물을 과식하고 엄청난 경쟁 속에서 시달리니 간질환이 생길 수밖에 없다.

서울에서 지하철을 타 보면 자리에 앉은 사람이나 선 사람이나 모두 졸고 있다. 다 피곤한 탓이다. 이는 많이 먹고 많이 생각하고 조금 움직이고 공해에 노출된 공기와 물을 마시는 탓으로 간의 기운 순환에 이상이 생긴 것이다. 도시인의 80퍼센트는 완전한 간을 가지고 있지 않다고 해야 할 것이다. 말하자면 간병은 현대 문명 속에서 생활하는 현대인들에게 숙명적으로 생기는 질환으로 현대 문명의 자충수이다.

간질환은 조기 발견이 어렵다.

피로는 간에 이상이 있음을 표시하는 중요한 신호인데, 우리는 이 신호를 무시한다. 피로 속에서 살다 보면 이것이 만성화되고 생활화되어 피로를 우리 건강의 일부로 착각하게 된다. 피로가 누적되어 돌이킬 수 없는 간질환으로 발전되었을 때 비로소 치료하려고 허둥대지만 이미 시기를 놓친 경우가 대부분이다.

또 사람이 다같이 피로하더라도 기본적으로 간이 튼튼한 사람은 피로를 별로 느끼지 않는다. 사람이 피로하게 되면 취약 부분에 부하가 걸리는데, 기관지가 약한 사람은 축농증이나 천식, 간이 약한 사람은 간염, 신장이 약한 사람은 몸이 붓는 반응을 보인다. 그러나 전체적으로 피로를 다스리는 기관은 간이다. 간이 좋고 신장이 나쁘거나 폐가 나쁜 경우는 드물다. 기운의 포스트는 간인 것이다.

황정계 집은 '태평양의 유토피아'

나는 S사장에게 이곳 상남의 황정계곡에 지어 놓은 토막집에서 일 주일간 머물도록 했다. 간염이나 간경변이라고 구체적으로 질병이 드러나지는 않았으나 간병 치료법과 동일한 처방을 해 주었다. 다른 사람과 달랐다면 70퍼센트의 소음 체질과 30퍼센트의 태양 체질이 복합된 체질이라는 점을 감안하여 소음인 보중익기탕補中益氣湯을 복용케 한 점이다. 보중익기탕은 황기, 구감초, 인삼, 백출, 당귀, 진피, 승마, 시호로 구성된 처방이다. 이 처방은 금, 원나라 시대의 사대가四大家 가운데 한 사람인 이동원李東垣의 『동원서東垣書』에 심신이 노곤하거나 허약하고 신열身熱, 번조煩燥와 땀이 저절로 나는 권태증을 치료하는 처방으로 나와 있다. 이동원은 밥을 잘 먹으면 무병無病이라고 주장하여 당대에 상당한 평가를 받았던 사람이다. 심신이 피로하면 위에 증상이 나타나고 보중익기탕을 먹고 피로를 없애면 건강하다고 주장했다. 이제마 선생은 훗날 이 처방을 보완하면서 인삼, 황기의 양은 늘리고 승마, 시호를 빼고 곽향藿香, 소엽蘇葉을 추가하여 소음인 보중익기탕으로 만들었는데, 소음 체질을 가진 사람에게는 썩 잘 듣는 명처방이다.

황정계의 토막집은 본디 100여 년 전의 이곳 화전민이 살던 귀틀집이었다. 나무와 흙을 재료로 하여 지은 집인데, 너와를 얹은 지붕이 너무 삭아 양철 지붕으로 바꾼 것 외에는 원형 그대로 남아 있다. 이곳에서는 귀틀집을 '방틀집' 또는 '말집'이라고도 한다. 오대산, 태백산, 지리산 등의 산악 지방과 경기도의 화악산, 축령산 등의 산간 부락에서 더러 찾아볼 수 있다.

한약방에서 이 토막집으로 가려면 우담슬 마을을 지나 용수암 폭포 길로 가거나 용네미 고개를 넘어서 간다. 우담슬이라는이름은 본래 '윗엄수'였는데 '윗엄수'가 '윗엄술'로 다시 '우담술'로 변형되었다고 한다. 한약방이 있는 마을 이름이 엄수嚴水이고 보면 그 윗마을을 가리키는 말인 듯싶다.

용수암 폭포는 높이가 10여 미터로 큰 소沼를 이루고 있는데 돌기둥 사이로 떨어지는 폭포수와 그 밑에 파여진 작은 소가 마치 여자의 자궁子宮으로 씨가 입入하는, 정자가 자궁으로 들어가는 형상을 보여 '씨 입

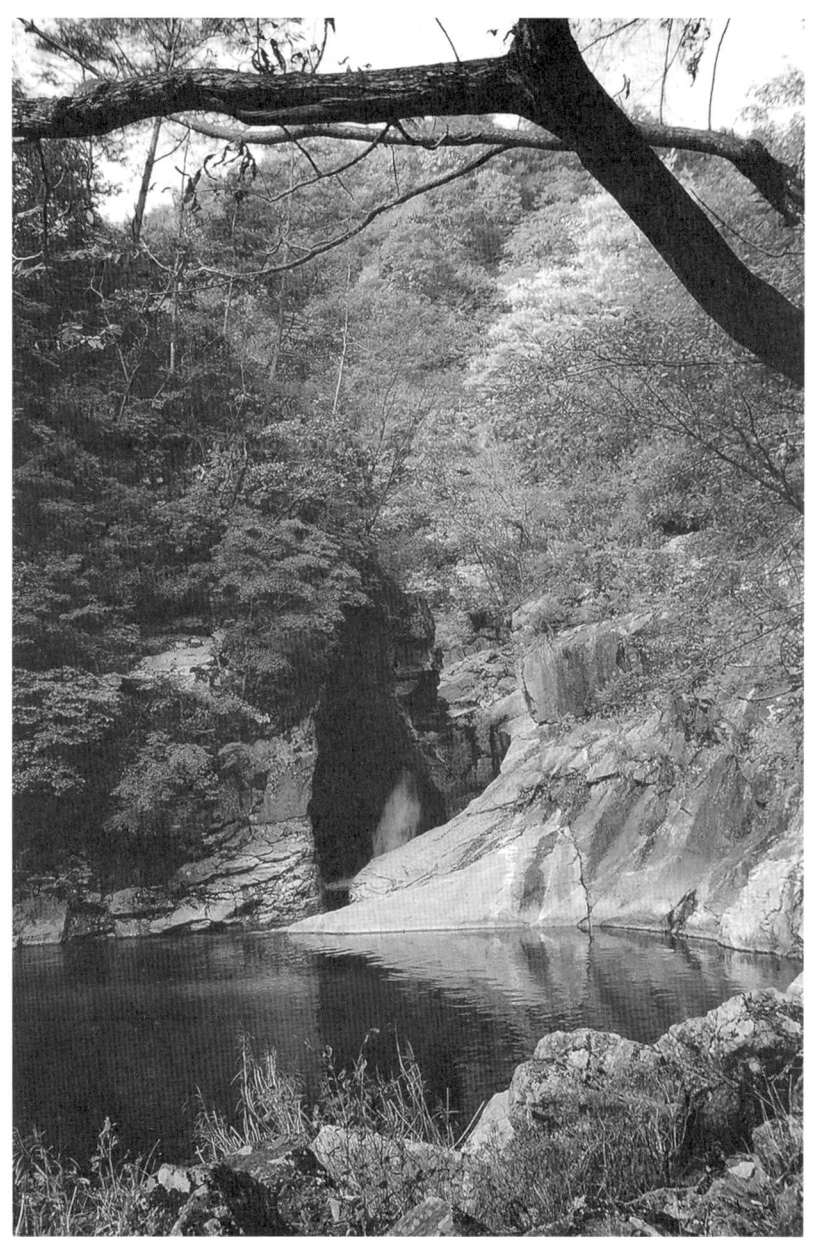

황정계 길목에 위치한 용수암 폭포. 그 생김새가 독특하다.

폭포', 줄여서 '씹폭포'라 부르기도 한다. 그리고 황정이란 죽은 임금의 널(관)을 말한다. 왕조시대에는 임금의 널로 쓰일 나무를 진상하는 것도 마을의 큰 명예였기에 왕비로 간택되는 것만큼이나 치열하게 황정을 진상하려고 각 고을이 경쟁을 벌였다고 한다. 이 계곡에서 황정으로 쓰일 좋은 나무들이 한양으로 많이 올라갔다 하여 '황정계'라 부른다고 한다.

황정계 토막집을 가려면 큰길에서 산속으로 한 시간 정도 걸어가야 한다. 물론 신문이나 전기, 전화도 없다. 자기가 먹을 식량은 환자이건 대통령이건 자기가 등짐으로 날라야 한다.

난방과 취사는 스스로 장작을 패서 불을 지펴야 한다. 화장실은 나뭇가지를 얼기설기 엮어 만들었는데, 용변을 보면서 자연을 바라보는 풍취야 매우 훌륭하지만 밖에서 안이 절반쯤 들여다보이니 교양 있는 여자들은 질겁한다. 잠은 장작을 잔뜩 지펴 후끈후끈해진 온돌방에서 아무것도 덮지 않고 옷을 입은 채 쓰러져 등걸 잠을 잔다. 따지고 보면 이불이란 게 생겨난 것도 그리 오래된 역사는 아니다. 산돼지나 노루가 이불을 덮지 않고 자는 것처럼 열심히 일하고 옷도 벗지 못한 채 쓰러져 잠들면 묘한 쾌감을 느끼는 것을 경험했을 것이다. 정신적으로나 정서적으로 매우 안정된 수면 법이다.

첫날 이 집을 둘러보는 사람들을 놀라게 하는 게 또 있다. 집 안팎에 우글거리는 야생 동물이다. 워낙 사람의 손길이 닿지 않는 산속인지라 토막집은 일주일만 비워 놓으면 들쥐, 다람쥐, 뱀, 벌, 심지어 새까지 몰려와서 집을 짓는다. 야생 동물이나 곤충들이 살기에 적합한 흙집이기 때문이다. 황정계의 토막집은 원래 내가 살고자 마련한 집이다. 나는 전통 무술을 수련하는 젊은 청년들과 함께 여러 해 동안 이곳에서 지냈다.

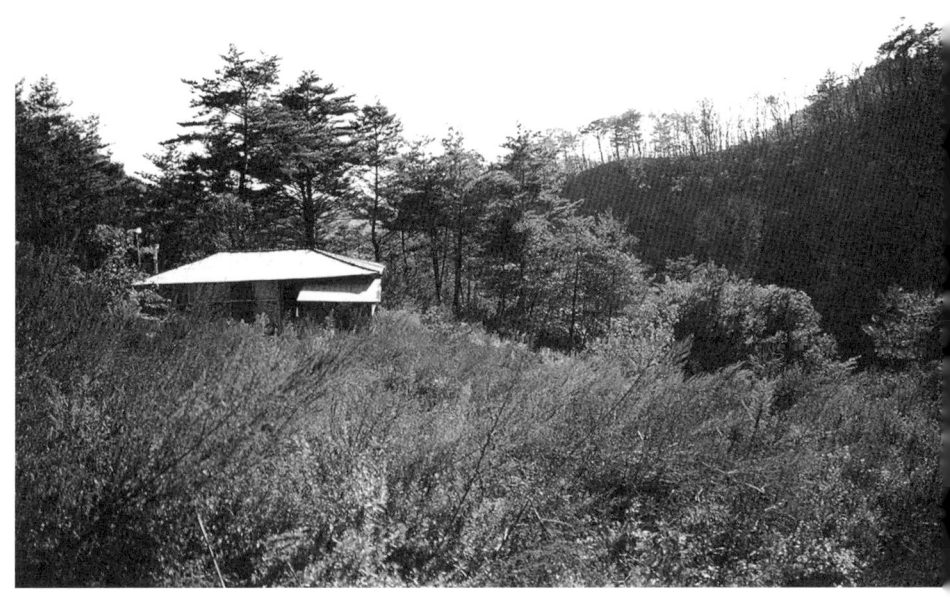
100년 전 화전민이 살던 황정계 토막집. 너와 지붕이 너무 삭아 양철 지붕으로 바꿨다.

그 사이에 원시 자연생활을 동경하는 여러 계층의 사람들이 찾아 왔다. 신부, 승려 등의 수도자, 소금이나 기공으로 병을 고치는 사람들, 전통 탈을 만드는 사람, 고려청자를 재현하려고 도를 닦는 사람, 남사당패, 운동권 사람들이 찾아왔다. S사장도 그 중의 한 사람이다.

하룻밤 자고 보니

S사장은 첫날밤을 보내고 나니 천근처럼 무겁던 몸이 가벼워지는 것 같다고 무척 좋아했다. 그는 자기 집을 떠나서는 국내에서이건 외국에

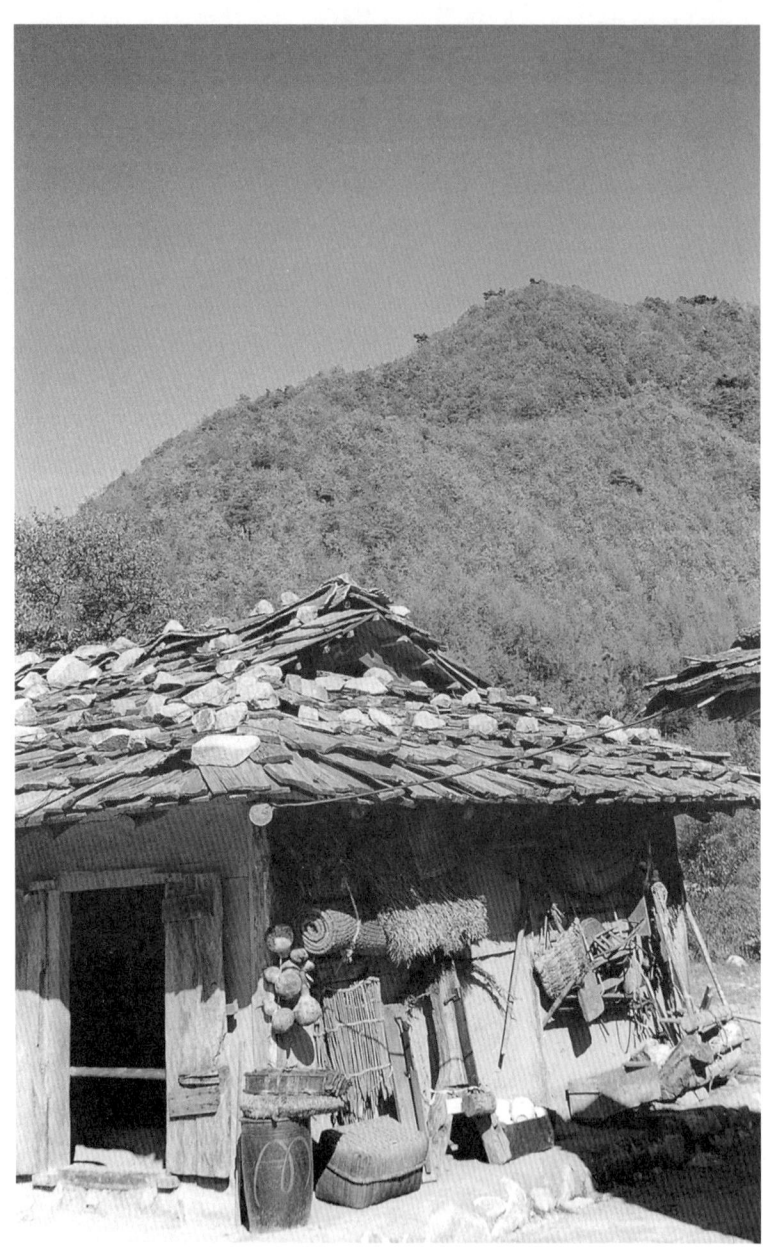

나무와 흙을 재료로 짓되 지붕에 굴피를 얹은 화전민 귀틀집(횡성 강원민속촌 소재).

서이건 간에 거의 일류 호텔에서만 지냈기 때문에 이 같은 원시적인 토막집에 묵기는 처음이라고 했다. 물론 대부분의 사람들은 처음 산속에서 묵게 되면 좋다는 느낌보다는 덜컥 겁부터 내게 된다. 바람 소리도 귀신의 울음소리로 들리고 흐르는 물 소리도 예사롭지 않다. 그러나 2~3일이 지나면서 차츰 적응하는 능력을 갖추게 되는데, 복잡한 머리가 맑아지면서 산이 주는 기운을 얻고 점점 몸이 원하는 소리를 들을 수 있게 된다.

황정계 토막집에서 일주일 가량 머문 S사장은 이곳을 떠난다는 것이 무척 아쉽다고 했다. 마음 같아서는 모든 일을 때려치우고 이곳에서 살고 싶다고 했다. 나는 천여 명의 직원을 거느린 경영자의 입장을 고려하여 서울에 올라가더라도 가급적 이곳에서와 같이 자연에 가깝게 지내도록 노력할 것을 권했다.

그 뒤 S사장의 생활은 예전과는 전혀 딴판이었다. 새벽 4시에 일어나 동네 뒷산을 두 시간 가량 걷고 6시에 출근한다. 연희동 집에서 사무실까지 약 3킬로미터의 거리를 걸어서 출근한다. 또 아무리 고층건물이라고 해도 엘리베이터 대신 걸어서 오르내린다. 공장을 둘러볼 때면 일부러 구석구석까지 찾아가 직원들과 악수하는데, 그냥 손만 잡는 것이 아니라 힘을 주고 박력 있게 흔들어 댄다. 주말이면 이곳으로 내려와 황정계 토막집에 기거하면서 장작을 패고 산을 오르내렸다.

이렇게 일 년을 지내고 나니 S사장은 30, 40대의 늙은 직원을 거느린 50대의 젊은 사장이 되었다. 이젠 70대에도 현역에서 은퇴하지 않겠다고 큰소리친다.

S사장의 부인도 비슷한 정서를 가지고 있다. 권력 있는 가문에서 태

어난 부인은 일찍이 권세의 무상함을 겪었기에 집착에서 벗어난 평안한 생활을 하고 있었다. 내가 제2의 황정계 토막집인 '백세터'를 짓는데 이 부인의 도움이 컸다. 다이아몬드 반지나 고급 승용차보다 산속 토막집에 더 깊은 애정을 가지고 있음을 반영한 것이라 하겠다. 언젠가 부인은 주위에서 재산 가치라고는 전혀 없는 산속에 돈을 쓰는 것은 태평양에 돌을 던지는 격이라고 만류했다는 이야기를 내게 전해 주기도 했다.

황정계 토막집이나 백세터 집에서 단 하루라도 자 본 사람은 태평양에서 유토피아를 발견했음을 알게 된다. '자연과 멀어지면 질병에 가까워진다'는 괴테의 말을 되새길 수 있다.

기적의 약 '가열진통제'

간질환 고쳤다는 의사 없다

미국 샌프란시스코의 사무직 근로자인 라이앤 뷰캐넌 양(36세)은 금년 봄에 받은 정기적인 자궁경부 검사 결과, 자궁경부에 암의 전 단계 세포들이 번성하고 있음을 통보받았다. 담당 의사는 증세가 더 악화되는 것을 막기 위해 감염된 조직을 즉시 제거해 버리자고 제의했다. 그녀는 그것이 유일한 치료법이라면 그 방법을 따르겠으나 먼저 다른 대안을 찾아본 다음 그렇게 하겠노라고 답했다.

뷰캐넌 양은 자연요법 치료사를 찾아갔다. 그리고 2주일에 한 번씩 비정상 세포를 없애기 위해 브로맬레인이라는 효소(가수분해 효소의 일종)를 자궁경부에 바르기 시작했다. 집에서는 비타민A, 아연 염화물 및 블러드루트(뿌리가 붉은 양귀비과 식물)라는 약초가 함유된 질 좌약을 사용했다. 또 면역 체계를 강화하기 위해 투자(찝방나무), 하이드라스티스(미나리아

재비과 식물), 리구스트룸(서양 쥐똥나무의 일종)의 복합 약초 드링크제를 마셨다. 뷰케넌 양이 하고 있는 이런 건강법은 전혀 새로운 것이 아니다. 1993년 발표된 미국 하버드 대학의 한 연구에 따르면 전체 미국인의 3분의 1이 해마다 이런저런 종류의 대체치료법 신세를 지고 있는 것으로 밝히고 있다.

현대 의학의 본산인 미국에서, 미국인의 3분의 1이 현대 의학을 외면하고 한방과 같은 자연 요법을 쓰고 있는 사실은 어떻게 설명할까. 자연요법의 역사가 짧은 미국에서 전 인구의 3분의 1이 자연요법을 이용하는데, 세계에서 가장 우수한 자연요법인 한의학의 역사를 갖고 있는 우리가 한의학적인 치료법을 경시하는 풍조는 깊이 반성할 일이다.

병원에서 시행하는 암 치료는 대체로 외과적 수술, 약물요법, 방사선 치료가 주축을 이루고 있다. 그러나 최근에 들어와 유전자 치료가 새로운 암 치료법으로 각광을 받고 있으며, 그밖에 면역요법, 생체요법 등 새로운 치료법이 속속 도입되고 있다. 새로운 치료법이 도입되고 새로운 항암제가 개발된다는 말은 아직 똑 떨어지는 치료법이 없다는 말이기도 하고, 어쩌면 영원히 치료법이 없을 수도 있다는 말이 된다. 특히 한국인의 대표적인 간병인 지방간과 간염, 간경변, 간암은 특효약은커녕 확실한 치료법도 제시되지 않고 있다. 예방법에 대해서는 이런저런 말을 많이 하지만 딱 부러지게 고쳤다는 의사는 아직 없다.

암이 전혀 걸리지 않는 사람이 있다. 정신병자와 정신박약아가 그들이다. 말하자면 암은 정신적인 문제와 큰 상관관계를 갖고 있음을 보여준다. 조선조 시대에 불치병에 걸려 고생하던 사람이 자살하려고 독초를 먹었더니 죽기는커녕 멀쩡하게 병이 나은 기록이 있다. 노벨문학상

작가 솔제니친이 지은 소설 「암 병동」을 보면 암 환자들이 병원 처방에 더 이상 기대할 수가 없어 특수한 약초를 보드카에 넣어 먹다가 어떤 사람은 죽고 어떤 경우에는 암이 없어지기도 했다. 조선조 시대의 한국인이나 러시아 사람들이나 결과적으로는 같은 독초를 먹고 암을 이겨낸 셈이다.

조선조 시대에 불치병이라던 그 병은 암일 가능성이 높다. 그리고 자살하려고 먹은 독초는 사형수에게 내린 사약의 주재료인 부자附子였다. 러시아 사람들이 보드카에 담아 먹은 약초도 '바곳'이라 부르는 부자이다. 부자는 약초 중에 독과 열이 가장 많은 풀인데, 체질에 맞지 않거나 적정량을 초과하면 죽는 수가 많다. 러시아인들이 이 독한 부자를 상극인 보드카에 담아 먹었으므로 적정량을 먹기란 아주 힘들었을 것이다.

암과 간경변의 특효약

1942년 11월 29일 일요일 아침 미국 보스턴에서 발행되는 「보스턴 헤럴드」지는 머리기사로 코코넛 그로브라는 나이트클럽에서 일어난 미국 역사상 최악의 화재를 비극적으로 보도했다. 이 화재로 무려 450명이 사망하고 200여 명이 중화상을 입었다.

생존한 중화상자들에게는 포도상구균이라는 세균에 의한 2차적 감염이 생겼으나 당시로서는 이에 대처할 치료약이 없었다. 또 다른 비극은 시간 문제였던 것이다. 이때 미국 정부는 중대 결단을 내려 아직 임상에서 효과를 인정받지 못했던 실험적 항생제를 투여하기로 결정했다. 그 후 이 약은 '기적의 약'으로 불리게 되었다. 이 약은 바로 1928년 영국의

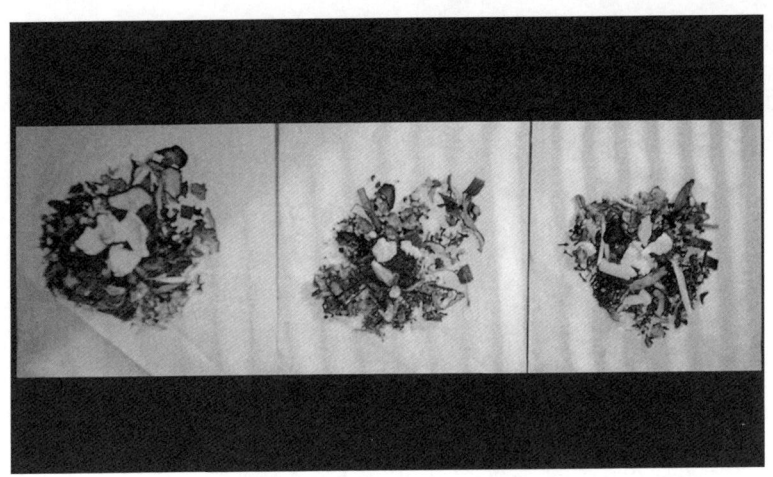
암 진통에는 가열하여 진통시켜야 통증이 멎는다(사진은 가열진통제와 가열소염제).

플레밍 *Fleming* 이 페니실리움이라는 곰팡이에서 추출한 페니실린이었다. 이때부터 현대 화학요법의 새로운 시대가 열렸다. 그리고 50여 년이 지난 지금, 수백 종의 항생제가 개발되어 임상에 쓰이고 있으며 많은 감염증 환자들의 치료에 크게 기여하고 있다. 그러나 항생제의 오용 및 남용은 감염증 치료율의 감소는 물론 항균성 내성의 증가 등 부작용을 유발한다. 50여 년 전만 해도 폐렴구균의 경우 페니실린으로 치료가 되지 않는 전주가 하나도 없었으나 요즘엔 페니실린이 이 균에 맥을 못 추고 있다. 마치 농약의 과도한 살포로 더 이상 농약이 해충에 맥을 못 추는 것과 흡사하다.

이제 사람들은 항생제 등 약에 의존하지 말고 스스로 면역체계를 만들어 내야 한다. 퇴비를 많이 하여 지력이 튼튼한 밭에서 자라는 농작물은 해충이 쳐들어 와도 스스로 이겨내는 면역체계를 갖추고 있다는 것을 유념해야 한다. 평소에 건강한 몸을 만들어 웬만한 병은 스스로 이겨내고 반드시 필요한 경우에 항생제를 사용한다면 항생제는 다시 기적의 영광을 찾을 것이다.

현대병이 점점 더 불치병, 난치병이 되는 이유는 간단하다. 나쁜 공기, 나쁜 물, 나쁜 음식을 먹고 마시면서 육체적인 몸놀림은 거의 하지 않고 조금만 아파도 항생제를 사용하여 몸의 면역성을 낮추다 보니 간 질환이나 암이 더 기승을 부리는 것은 당연지사이다.

암 환자 말기에는 진통이 아주 심하여 고생하는 사람들이 많다. 이들에게는 대부분 고단위 마약을 투약하여 고통을 덜어 준다. 그러나 이것도 일시적이다. 조금 지나면 고단위 마약도 통증을 없애 주지 못한다. 암 환자에게는 통증이 있을 때 기존에 나와 있는 진통제로는 통증이 멎지 않는다. 오히려 해열 소염이나 해열 진통을 시키는 항생제, 소염제로는 병이 더 악화된다. 진통제는 해열하여 진통을 시키는 것이 재래 방식인데, 암 진통에는 가열하여 진통시켜야 통증이 멎는다. 말하자면 가열 소염이나 가열 진통이 올바른 치료법이다.

내가 개발한 가열진통제와 가열소염제의 효력은 이미 여러 차례 입증되고 있다. 독자들은 이 책에서 가열순환제를 복용하여 병이 나은 임상 사례를 자주 읽을 것이다.

앞에서 말한 페니실린은 찬 곰팡이에서 추출한 것이다. 이 항생제가 염증성 질환에 특효인 까닭은 불이 났을 때 물로서 끄는 것과 같은 이치이다. 그러나 간질환이나 암에는 이 같은 이치가 적용되지 않는다. 오히려 정반대로 이열치열以熱治熱의 논법이 필요하다. 암세포는 열에 약한 특성이 있다. 따라서 암을 치료할 때 암세포에게 어떻게 열을 보내 주느냐가 관건이다. 방사능 치료가 이 원리를 응용한 것이다. 그러나 방사능은 뢴트겐이나 퀴리 부인의 비극적 죽음이 말해주듯 부작용이 심하다. 따라서 전체적인 기의 순환으로 몸의 면역체계를 만들어 준 다음, 열을 내주는 처방을 할 필요가 있다. 가열순환제를 복용케 하고, 이어 가열 소염이나 가열 진통을 처방하는 까닭이 여기에 있다.

1928년 플레밍이 발명한 페니실린이 공인을 받은 것은 1942년 2차 대전에 참전한 병사들에게 상용하기 시작하고 나서이다. 15년의 세월이 흐른 것이다. 나의 가열진통제와 가열소염제가 개발된 지 10년밖에 안 되었으니 앞으로 5년이나 10년 후엔 공인을 받을 것으로 생각한다.

많은 사람들이 내가 개발한 가열진통제와 가열소염제의 탁월한 약효 덕을 보았지만 그렇지 못한 경우도 적지 않아 마음이 안타깝다. 몸이 기울어지기 전에 가열진통제를 사용했으면 치료에 도움이 되었을 텐데 이미 끝난 상태에서 찾아와 처방하다 보니 가열진통제로 일시적인 통증만 멎고 결국에는 죽게 되어 아쉬움이 크게 남는다.

물리학으로 풀어본 '기'의 본질

'기'의 정체를 파악하려면

한의학은 '기'를 하나의 실체로 파악하고 연구하는 학문이다. 때문에 기의 본질을 제대로 파악하지 못하면 한의학을 올바로 이해할 수 없다. 한의학의 경전 『황제내경黃帝內經』에는 기에 대해 다음과 같이 설명하고 있다.

"모든 병은 기로부터 생긴다. 화를 내면 기가 위로 솟구치고 즐거워하면 기가 완만해진다. 슬퍼하면 기가 소멸하고 생각을 깊게 하면 기가 막힌다. 두려워하면 기가 아래로 처지고 놀라면 기가 어지러워진다. 차가우면 기가 한곳에 모이고 뜨거우면 기가 흩어져 새어 나간다. 피로하면 기가 소모된다(百病生于氣 怒則氣上 喜則氣緩 悲則氣消 思則氣結 恐則氣下 驚則氣亂 寒則氣收 熱則氣泄 勞則氣耗)."

기는 주역과 같은 동양철학의 관점에서 이해하면 접근이 가능하지만 서양의 눈으로 바라보면 이해가 불가능할 정도로 굉장히 난해하다. 공자 같은 천재도 "이해하기 어렵다"고 말한 주역을 현대인들이 이해한다는 것 자체가 무리이다. 그러다보니 기를 과학적인 근거가 없는 추상적인 개념 정도로 잘못 인식하여 한의학의 과학적인 면이 경시되고, 심지어는 비과학적인 학문으로 비하되는 경향도 없지 않다. 또 서양 의학적인 잣대로 한의학을 평가하여 오류를 범하기도 하는데, 이는 불경을 성경의 잣대로 해석하는 것보다 더 어리석은 행위이다.

　그렇다면 한의학의 올바른 이해, 즉 기의 정체를 파악하려면 어떻게 하는 것이 바람직한 길인가. 여러 가지 길이 있겠으나 자연과학을 전공한 나로서는 물리학적인 관점에서 기의 본질에 접근하고자 한다. 그리고 현대 물리학의 성과를 빌어 그 언어를 사용, 한의학에 대한 올바른 이해를 돕고자 한다.

　원시종교 시절에는 사람들은 어려움이 닥치면 그것이 정치적 문제이건 사회적 문제이건 개인의 질병에 관한 문제이건 간에 모두 천지 운행의 도를 헤아렸고 그에 따라 문제를 해결하려 했다. 천문에 대한 관심은 반드시 해와 별과 달의 운동에만 국한되지 않았다. 자연 전체를 향하여 열려 있었다. 다시 말해서 이상한 자연현상 모두가 사람들의 커다란 관심거리였다.

　『삼국사기』 이후의 역사책을 보면 이에 대한 우리 선조들의 관심이 어느 정도인가를 알 수 있다. 동양에서는 이 같은 현상을 '재이災異'라 불렀는데 『삼국사기』에 약 1천여 개, 『고려사』에 약 6천여 개의 기록이 남아 있다. 조선조 시대의 『조선왕족실록』에는 더 많은 기록이 있다.

일식이나 월식 등 이상한 천문 현상이나 가뭄, 홍수, 심지어 송충이나 개미 같은 벌레가 번지는 것도 본질적으로는 정치가 잘못되어 하늘이 경계를 하기 위해서 내리는 징계라고 믿었다. 따라서 '재이'가 발생하면 임금은 옷깃을 여미고 조심하는 태도를 보였고, 무엇이 잘못되어 재앙이 발생하게 되었는가를 신하들에게 묻곤 했다. 즉, 자연은 통치권자와 신하들 사이의 의사소통을 원활하게 해주는 역할도 했던 것이다.

고등 종교와 기계문명이 지배하는 현대 사회에 와서는 이 같은 원시종교 시절의 관습을 유치하고 미신적인 것으로 업신여겼다. 따라서 곧 사라져 버릴 듯싶었는데, 아직도 우리 의식의 밑바닥에 자리 잡고 있는 그 정서는 예나 지금이나 별 차이가 없어 우리를 놀라게 한다. 말하자면 오늘의 고등 종교는 원시종교를 포장만 바꾸었을 뿐 그 속에 들어 있는 내용물은 같다. 고도로 발달된 과학 문명이 우주선을 쏘아 올린다고 거인 행세를 하지만 미세한 바이러스 앞에서 맥도 못 추는 보잘것없는 난쟁이임을 깨달아야 한다.

기 순환과 전자기력 조화는 같은 개념

한의서는 어느 책이나 처음에는 천지 운행의 도를 이야기한다. 건강과 병과 천지 운행의 도가 무슨 관련이 있을까. 이 점에 관해서는 뒤에 이야기하기로 하고, 먼저 자연과학의 정수라고 할 물리학이 자연을 어떻게 기술하고 있는가를 살펴보기로 한다. 그 다음에는 건강에 대한 한의학적 개념과 비교해 보기로 하겠다. 이 같은 정리는 옛 사람의 흉내를 억지로 내려는 의도가 아니다. 한의학에서는 인간도 자연의 일부로 보고 사람의 건강을 천지자연과의 조화에 있다고 보기에 물리학적 개념을 살펴보는 것도 뜻있는 일이라 생각되기 때문이다.

우주에는 엄청나게 많은 양의 물질이 있고 그 물질의 종류도 셀 수 없을 만큼 많다. 그러나 물질을 파고 들어가면 한없이 나누어지는 것이 아니라 궁극적으로 물질의 특성을 나타내는 최소 단위에까지 이르게 된다. 물질의 특성을 나타내는 이 최소 단위를 분자分子라고 부르는데, 이 분자를 또 다시 나누다 보면 그 물질의 특성은 눈 녹듯이 사라지고 원자原子로 나누어진다.

현재 발견된 원자의 수는 92개이다. 우주의 수많은 별에는 더 많은 종류의 원자가 존재할 수 있는 개연성은 있다. 그러나 지구상에는 92개가 있다. 이 92개의 원자가 어떻게 결합하느냐 하는 그 이합집산에 따라 셀 수 없는 많은 물질이 생기는 것이다. 우리 사람의 몸도 92개의 원자로 이루어져 있다.

죽어서 육신이 썩더라도 원자의 수에는 아무런 변화가 없다. 몸을 구성하고 있는 분자가 나누어져 다른 분자로 바뀌었을 뿐이지 분자를 구성하는 원자의 종류와 숫자는 그대로이다. 생물과 무생물, 산 사람과 죽은 사람의 구별은 분자적 관점이며, 원자적 관점에서 볼 때 삶과 죽음은 동일한 것이다.

원자는 다시 원자핵原子核과 전자電子로 나눌 수 있는데, 태양의 주위를 지구, 목성, 화성 등의 행성이 도는 것과 마찬가지로 원자핵의 주위를 전자가 돌고 있다. 차이가 있다면 행성은 중력에 의해 태양의 주위를 도는 데 반해, 원자핵과 전자를 묶어 두는 힘은 전자기력電子氣力이라는 점이 다르다. 전자기력이라는 힘은 또 원자와 원자를 결합시켜 분자를 만들고, 다시 분자와 분자를 결합시켜 또 다른 분자를 만든다. 모든 세포가 물리적인 분자로 이루어진 이상, 인체의 생리작용 역시 이 전자기력의 미묘한 작용에 의해 이루어지는 것이다. 전자기력의 미묘한 작용이 어떤 균형을 이루어 작용이 원활할 때, 즉 조화를 이룰 때 우리는 '건강한 상태'라고 말한다. 세균이나 물리적인 충격, 독극물과 같은 음식, 독성이 강한 공기가 우리 몸속에 들어와 이 전자기력의 균형을 깨뜨릴 때 우리는 건강의 균형을 잃고 병을 앓게 된다.

동양의학에서는 모든 작용의 원초적 뿌리를 기의 흐름에 있다고 보는데, 건강에 관한 한 원활한 기의 순환과 전자기력의 조화로운 작용을 1대 1로 대응시켜 같은 개념으로 봐도 본질상 크게 잘못이 없다. 즉, 전자기력의 균형을 깨뜨리는 어떤 충격이 가해질 때 기의 흐름에도 어떤 이상異常이 나타난다고 할 수 있으며, 전자기력이 어떤 균형을 이루어 조화롭게 작용할 때 기의 흐름도 원활하게 흐른다고 말할 수 있다.

한의학에서 말하는 기는 과학적인 측정 기구로 그 양이나 작용을 구체적으로 측정하지 못한다는 점에서 아직 실체實體라고 말하는 것이 무리일지 모른다. 하지만 실체라고 하는 것도 자세히 보면 그 개념이 그리 명확한 것은 아니다. 앞에서 말한 생물과 무생물의 차이가 보는 관점의 차이인 것처럼 말이다.

기의 본질에 숨은 생명체의 신비

이제 실체와 그 실체의 작용에 의해 나타나는 현상이 서로 어떤 관계를 갖는지 살펴보자. 물리학에서 말하는 입자와 파동으로 그 구체적인 예를 들어본다.

고전적인 개념으로서의 입자는 하나의 알맹이로 존재하는 실체이다. 그에 비해 파동은 입자의 운동이 나타내 보이는 하나의 현상이다. 예컨대 '물결파'의 경우, 실체로서 존재하는 것은 물이고, 물이 출렁거려 나타나는 현상이 물결파로서 파동은 실체가 아닌 것이다. 그런데 현대 물리학에서는 입자와 파동을 구별 짓지 않는다. 모든 입자는 파동의 성질을 갖고 있고 모든 파동은 입자로 나타난다고 설명한다. 우주에 있는 모든 물질은 원자보다 더 작은 입자, 즉 소립자素粒子로 구성되어 있는데, 이 소립자는 고전적 개념으로서의 입자가 아니라 '입자-파동'의 이중성을 갖는다. 기존 개념의 벽을 파괴하여 '입자-파동'이라는 새로운 개념을 갖는 것이다.

앞에서 원자는 원자핵과 그 주위를 도는 전자로 구성되어 있다고 했는데, 원자핵도 다시 양성자와 중성자로 나눌 수 있다. 여기서 양성자는 '+' 부호의 전기를 띠는 입자라는 뜻이고 중성자는 전기적으로 중성인 입자라는 뜻인데, 양성자와 중성자는 질량이 거의 같다. 양성자가 '+' 부호의 전기를 갖는 데 반해, 전자는 '-' 부호의 전기를 띠고 있다. 한 개의 원자 내에 있는 전자의 수효와 양성자의 수효는 똑같다. 즉, 모든 원자는 전기적으로 중성인 것이다.

여기서 한 가지 흥미로운 사실이 있다. 원자의 모든 질량은 원자핵에 모여 있고 전자의 질량은 무시할 수 있는 정도라는 점이다. 또 원자핵의 크기는 원자의 크기에 비해 그 부피가 10^{12}, 즉 1조분의 1밖에 안 되므로 대부분의 원자는 텅텅 비어 있다. 마찬가지로 사람의 육체도 대부분 비어 있는 셈이다. 인체 내에 있는 원자를 원자핵까지 달라붙도록 축소하면 우리의 몸은 0.1밀리미터 크기로 줄어들어 공룡 같은 박테리아가 된다. 실제로 우주에는 원자핵끼리 달라붙은 별이 있다. 소위 '중성자 별'이란 것이 그것이다.

우리가 보는 물질의 크기란 고무줄처럼 늘어나기도 줄어들기도 하는 참으로 묘한 것이다. 거대한 우주 전체도 하나의 작은 점으로 축소시킬 수 있다. 실제로 우주는 200억 년 전쯤 하나의 점에서 폭발하여 오늘날 우리가 보듯이 광대한 우주로 팽창했으며 지금 이 순간에도 팽창하고 있다는 것이 현대 과학의 정설이다.

인체에서 원자핵이 차지하고 있는 부분이 0.1밀리미터 이하라고 하면 왜 우리 몸은 우리가 보는 것처럼 커 보이는 것일까. 나머지 공간은 그냥 비어 있기만 한 것인가.

'텅 비어 있다'는 것은 질량을 가진 입자가 없다는 뜻일 뿐 전자기적인 힘이 작용하는 공간이다. 그리고 이 공간이 바로 우리 몸과 모든 물질을 이루고 있다. 전자기적인 힘이 조화를 이루고 있는 이 공간의 성질이 물질의 특성을 나타내고 생물의 생리 작용에 미묘한 역할을 하고 있는 것이다. 이 공간은 전자기파가 어떤 균형을 이루면서 채우고 있는 공간으로서 분명히 우리 몸의 일부이다. 아니, 부피로 따지면 우리 몸의 대부분을 차지한다. 물질적인 측면에서 볼 때, 인체는 전자기파로 채워진 공간과 전자기파의 원천이 되는 원자핵과 전자로 이루어진 것이다.

위에서 언급한대로 입자라고 부르는 전자와 원자핵도 사실 어떤 종류의 파동으로 볼 수 있으므로 우리 몸은 '사람'이라고 이름 붙인 파동이라고 불러도 무방하다. 편의상 인체를 '사람파'라 부르기로 한다.

사람 모양으로 생긴 이 파동은 정적靜的인 상태로 움직이지 않고 가만히 있는 것이 아니다. 외부 세계와도 작용하고 내부 세계에서도 끊임없이 작용하며 동적動的인 상태에서 어떤 균형과 질서를 이루고 있다. 무엇이 동적 균형을 유지시키고 있을까.

잠시 호흡을 멈추고 있는 사람과 죽은 사람의 차이는 무엇인가. 물리학적인 구조만으로는 그 차이를 설명할 수 없다. 모두 똑같은 원자핵과 전자를 가지고 있고 거기서 나오는 전자기파가 같으므로 물리적인 차이가 없다. 그런데도 살아 있는 몸과 죽은 몸의 관계는 정지한 자동차와 달리는 자동차와의 관계와는 분명히 다르다. 자동차의 경우는 시동을 걸면 움직이고 끄면 정지하지만, 생명체의 경우엔 한 번 죽으면 아무리 인공호흡을 시키고 정교한 전자 장비를 써서 인공적으로 심장을 움직여 봐도 다시 살아나지 않는다. 하나하나의 세포가 다 살아 있더라도 생명을 다시 불러올 수 없다. 바로 여기에 생명체의 신비가 있고 기의 본질을 이해하는 열쇠가 숨어 있는 것이다.

기는 살아 있는 생명체

기란 생명체가 살아 움직이는 현상이다. 한의학에서는 기가 원활하게 순환되어야 생명체가 숨을 갖고 건강을 유지하는 것으로 본다. 그런데 기는 생명 현상에만 국한되어 있는 것이 아니다. 생물이든 무생물이든 일체의 만물이 움직이는 데에는 기가 작용한다. 한 걸음 더 나아가서 물질과 정신을 초월하여 기의 움직임에 의해 물질도 생명체도, 그리고 정신 활동도 생성된다.

관심의 초점을 물질과 우주에 대한 물리학에 집중시켜 보자. 앞에서 원자핵은 양성자와 중성자로 구성되어 있다고 했는데, 양성자와 중성자는 소립자가 아니다. 양성자와 중성자는 모두 쿼크 *quark*라는 소립자로 구성되어 있다.

우리 주위에 있는 대부분의 물질은 두 가지 종류의 쿼크로 구성되어 있다. 그리고 이 두 종류의 쿼크는 무거운 원자핵을 만드는 중성자와 양성자를 만드는 역할을 하며, 이에 대응하여 가벼운 입자인 전자와 전기적으로 중성인 중성미자中性微子가 있다. 따라서 재미있는 사실은 한 쌍의 쿼크와 전자와 중성미자로 구성된 경립자 한 쌍이 있다는 점이다. 그런데 자연에는 성질은 같으나 질량이 다른 쿼크와 경립자輕粒子가 또 두 쌍씩 있다. 모두 세 쌍의 쿼크와 세 쌍의 경립자가 있는 것이다. 이 세 쌍의 쿼크와 세 쌍의 경립자가 소립자로서 우주를 구성하는 물질을 만드는 기본 입자이다. 그리고 이 모든 소립자에는 반입자反粒子라는 것이 대응한다. 입자와 반입자가 서로 만나면 둘 다 소멸하고 에너지만 남게 된다. 예를 들면 전자와 이것의 반입자인 양전자가 만나면 전자와 양전자는 없어지고 빛만 남게 된다.

진공 상태에서도 반입자를 생성시킬 수 있다. 현대 물리학에 의하면 진공은 입자와 반입자가 결합되어 있는 상태를 말한다. 여기서 구체적으로 이야기할 수는 없지만 이 우주 전체가 진공에서 탄생되었다고 볼 수 있는 이유도 여기에 있다. 상세한 과정은 아직 현대 물리학이 밝혀 내지 못한 상태이지만 200억 년 전에 우주가 탄생되었다는 것이 현대 우주론은 정설이다.

에너지는 물리적인 양으로 측정할 수 있지만 한마디로 설명할 수 없을 만큼 여러 형태로 변한다. 물체가 움직이면 운동 에너지가 있고, 움직이지 않은 채 높은 곳에 머물러 있으면 지표면에 있는 물체에 비해 큰 위치 에너지를 갖고 있는 것이다. 물이 높은 곳에서 낮은 곳으로 떨어질 때 발전기를 돌리면 이 위치 에너지는 전기 에너지로 변한다. 이와 같이 에너지는 여러 가지 형태를 취한다. 이 에너지는 질량을 가진 입자로 바뀌어 물질이 될 수도 있다. 빛 에너지에서 입자와 반입자로 바뀌는 것을 관측한 것은 오래 전의 일이다. 반대로 원자력 에너지처럼 질량이 에너지로 바뀔 수도 있다. 즉, 에너지는 물리 현상을 바꿀 수 있는 잠재적인 능력을 갖은 상태로 있을 수도 있고 입자처럼 물리적인 실체로 나타날 수도 있다.

그렇다면 이 에너지를 가리켜 기의 물리적인 측면으로 본다면 어떨까. 기의 물리적인 작용이 물리학에서는 다름 아닌 에너지라는 개념으로 나타난다고 보면 이해가 될 것이다.

생명체는 물질이 고도의 질서와 균형을 이루고 있는 조직체이다. 또 묘한 조화를 보이는 에너지의 특수한 형상이라고 말할 수 있다. 물질은 여럿이 모이면 스스로 질서를 조직하는 성질이 있다. 이 성질은 외부에서 주어지는 것이 아니라 물질 자체 내에 자기 조직을 할 수 있는 능력이 있다. 소위 카오스 속의 질서이다. 이것은 한의학에서 '기의 작용'이라 부르는 것과 너무 흡사하다. 물리학이 보다 논리적이고 구체적인 표현 도구를 사용했을 뿐 같은 내용을 다른 언어로 표기한 것에 불과하다.

앞에서 수없이 많고 복잡해 보이는 물질이라도 쪼개다 보면 궁극에 가서는 몇 개의 소립자로 구성된다는 말을 했다. 이 소립자들은 끊임없이 상호 작용을 하지만 기본적인 흐름을 정리하면 다음 네 가지이다.

첫째, 질량을 가진 물체끼리 서로 잡아당기는 중력重力

둘째, 쿼크를 묶어 중성자, 양성자로 만드는 강력強力

셋째, 방사선 붕괴와 관계가 있는 약력弱力

넷째, 전자와 원자핵을 묶어 두는 전자기력

이상의 네 가지가 바로 우주 내의 입자 및 물질 사이에 작용하는 기본적인 힘이다. 궁극적으로는 한 가지 종류의 '소립자의 상호 작용'으로 간단하게 결론이 내려질 개연성이 크다. 하지만 아무리 많은 종류의 물질과 복잡한 변화일지라도 몇 안되는 종류의 소립자, 그리고 많아야 네 가지 종류의 상호 작용에 의하여 일어나는 것이다. 이것만 보더라도 자연이 얼마나 간단한 원리에 의해 움직이고 있는가를 알 수 있다.

이처럼 복잡한 우주의 변화가 소립자의 상호 작용으로 간단하게 설명되듯, 인체에 대한 한의학의 설명 역시 음陰과 양陽의 상호 작용, 즉 음양 조화로 단순히 귀결된다. 그리고 종류는 작지만, 아니 한 종류의 입자만 있다고 해도 입자가 여러 개 모이면 거기에는 무질서해 보이는 카오스가 나타나지만 이 카오스 속에는 물질을 정교한 질서 속에 묶어 두려는 자기 조직 능력이 생겨난다. 이 자기 조직 능력의 극치가 다름 아니라 한의학의 주체인 인체이다.

원자와 원자를 고도의 질서 속에 묶어 어떤 특수한 생명 현상을 유지하게 하는 힘 또는 능력을 한의학에서는 '기의 원활한 순환' 또는 '기 순환'이라 부른다. 이 '기 순환'이 막히거나 단절되면 생명체의 건강에 이상이 오고 죽음에 이르게 된다. 숨을 멈춘 죽은 몸과 살아 숨쉬는 몸의 물질적 구조는 같다. 다만 기의 순환이 조화를 이루느냐 아니냐로 살아 있는 몸과 죽은 몸으로 구별된다.

물질세계에서 일어나는 현상을 예로 들어보자. 한 가지 종류의 물질이라도 많이 모이면 카오스 상태가 되고 자기 조직 능력에 의해 질서가 생긴다고 했는데, 우리가 보는 물결파도 그러한 현상이 나타난다. 연못에 돌을 하나 던져 보라. 물결의 모양이 금세 흩어지고 변할 것이다. 그러나 어떤 종류의 물결파, 예컨대 해일海溢은 태평양의 한쪽 끝에서 다른 쪽 끝까지 긴 여행을 해도 변하거나 흩어지지 않고 원형 그대로 전달된다. 해일과 같은 물결파를 'solitary wave'라고 부른다. 이것은 물에서 일어나는 현상이라는 점에서는 연못의 물결파와 같지만 고도의 질서와 균형을 보인다는 점에서 생명체에 비유된다.

'명의'란 기의 흐름을 잡는 사람

이제 정리해 보자. 고도의 질서를 나타내는 물질의 자기 조직 현상이 생명 현상이며 한의학에서는 이 생명 현상을 유지시키는 원동력을 '기' 혹은 '기의 순환'이라고 표현한다. 그렇다면 인체의 생명 현상을 유지시키는 방법, 즉 건강을 유지시키는 방법은 다름 아닌 기의 순환을 원활하게 하는 것으로 요약된다.

이 기는 생명 현상 전체와 관련이 있다. 따라서 한의학을 국부적으로나 평면적으로 살펴봐서는 아무런 의미가 없다. 머리 아픈 데는 두통 약, 허리 아픈 데는 요통 약 하는 식의 처방은 한의학의 영역이 아니다. 자연과 인간이 조화를 이룰 때, 사람도 건강하게 되는 한의학의 관점은 서양의학과 구분되는 특징 중의 하나이다.

건강이라는 말은 영어로 'health'라 한다. 어원은 '전체 건강'이라는 뜻의 'hal'인데, 'health'와 'whale'(전체)라는 말이 여기에서 비롯되었다고 한다. 한의학과 맥이 서로 통하는 말이다. 그러나 의학이라고 할 때는 달라진다. 의학은 영어로 'medicine'이라 하는데, '치료한다' '나누어 측정한다'는 뜻의 라틴어인 'medicina'에서 유래했다고 한다. 이렇게 보면 인간과 자연을 분리하고 인체를 여러 조각으로 나누어 분석함으로써 마치 기계 부속품의 조합처럼 이해하는 관점에 바탕을 두고 있음을 알 수 있다. 따라서 생명 현상 전체를 관통하는 기의 흐름을 도외시할 수밖에 없다.

질병이란 기의 순환에 장애가 있다는 신호이다. 번뇌, 집착도 질병의 다른 현상으로 역시 기의 순환에 장애가 있음을 의미한다. 번뇌, 집착, 질병이 없는 정신, 그리고 육체가 건강한 사람은 고도의 질서가 유지되어 기의 순환이 원활한 상태에 있다는 뜻이 된다.

오늘날 우리 사회는 현대 문명이란 이름 아래, 자동차와 공장에서 독가스가 배출되고, 산림 또한 마구 훼손되어 산소 공급의 자연스러운 흐름이 차단되는가 하면, 동물 남획으로 자연 생태계의 조화가 무너지고 있다. 말하자면 현대 문명 자체가 우주 자연의 건강한 기의 흐름을 거스르는 하나의 거대한 질병이다.

이런 상황임에도 불구하고 인체만을 대상으로 한 임상 실험에 주목한다면, 그것은 나무를 보되 숲을 보지 못하는 이치나 다름없다. 개개인의 건강도 전체 사회, 자연 생태계와의 연관 속에서 파악해야 한다. 현대인들이 겪는 정신적 번뇌, 과도한 집착도 병리 현상의 하나로 이해될 수 있는 까닭이 여기에 있다.

물리적인 측면에서 볼 때 사람의 몸은 입자 하나하나가 서로 유기적인 관계를 맺고 끊임없이 상호 작용을 하면서 동적인 균형을 이루고 있는 조직체이다. 한의학에서는 이 조직체가 물질적인 상태를 넘어 생명을 유지하는 까닭을 기의 원활한 순환에 있다고 본다.

사람의 몸이 유기체라는 말은 어느 특정 부위에 잘못이 있다고 할 때 그 부위 한 군데만 들여다보지 말고 다른 부위에도 영향을 미친다는 점을 고려해야 한다는 점을 말해준다. 그와 반대로 다른 곳의 잘못이 이곳에 영향을 미쳐 잘못된 증상으로 나타날 수도 있다. 그러므로 한의학의 입장에서는 병을 국소적으로 보지 않으며 병을 치료하는 게 아니라 인간을 치료한다는 입장에 서야 한다. 기의 흐름을 파악하고 기의 흐름이 조화를 이루도록 처방을 한다.

때문에 '명의'라는 말을 들으려면 망望, 문聞, 절切과 기타 독특한 방법으로 환자가 갖고 있는 기의 실체를 얼마나 정확하게 파악하고 느낄 수 있는가에 달려 있다고 하겠다.

단전호흡은 생활 속에서 해야 한다

선녀가 나무꾼에게 반한 이유

동화 「선녀와 나무꾼」 이야기를 읽으면서 선녀가 왜 나무꾼을 남편으로 맞아들였을까 하는 게 궁금했다. 선녀 정도의 여인이면 당연히 귀족이나 선비를 남편감으로 찾을 법한데 무식한 나무꾼을 남편으로 맞은 이유가 무엇이었을까. 결론부터 말하면 선녀는 학식이나 지위보다 산속에서 땀 흘려 일하는 나무꾼의 맑은 정신과 튼튼한 단전丹田에서 오는 허리힘을 더 높이 평가한 것이다. 나는 간질환 환자를 치료하면서 그 해답을 알게 되었다.

우선 간질환 치료와 단전이 무슨 관계가 있는가를 설명하자. 간질환은 피로를 쉽게 느끼고 기운이 없는 병이다. 이 병의 치료법은 기운을 넣어 주어 피로를 없애는 것이 기본이다. 내가 간질환에 기본적으로 사용하는 가열순환제는 바로 이런 용도로 만들어진 처방이다. 이 약을 복용하면 단전에 힘이 생기면서 간질환이 치료된다. 따라서 간질환 치료용의 가열순환제는 단전 약인 셈이다.

기존의 단전 약이라 부르는 것들은 광물성 중금속이 함유된 약품으로 만들어진 것이 대부분이어서 인체에 해를 입히는 경우가 많다. 그러나 가열순환제는 순수한 식물성, 자연생 약재로 구성된 것이어서 음식 대용으로 해도 좋다.

보통 사람들은 가열순환제를 먹고 단전에 약의 기운이 전달되는 것을 알기 힘들지만 평소에 단전 훈련을 한 사람들은 쉽게 알 수 있다. 가열순환제 같은 기약氣藥은 위장 속에서 약 기운이 풀어져 서서히 단전에 전달되는 게 아니다. 기약의 특징은 씹어 먹는 그 순간, 혓바닥에 모여 있는 신경을 통해 단전에 약의 기운이 즉시 전달된다. 평소 단전 훈련이 잘되어 있을수록 이 현상은 빨리 감지된다. 자궁도 단전에 소속되어 있으므로 자궁에 이상이 있는 사람 가운데 단전 훈련이 잘된 여자는 이 기약을 씹어 먹는 순간 자궁이 따뜻해짐을 알 수 있다.

① 수십 년간 단전호흡을 한 사람
② 산속에서 무술을 연마하여 단전호흡을 한 사람
③ 피아노나 바이올린 등 악기를 오랫동안 숙련한 음악가
④ 지게꾼

위에 든 네 부류의 사람들을 상대로 간질환 환자를 치료한 결과를 보면 치료율이 빠른 사람은 ④-③-②-①의 순서였다. 즉, 나의 임상 결

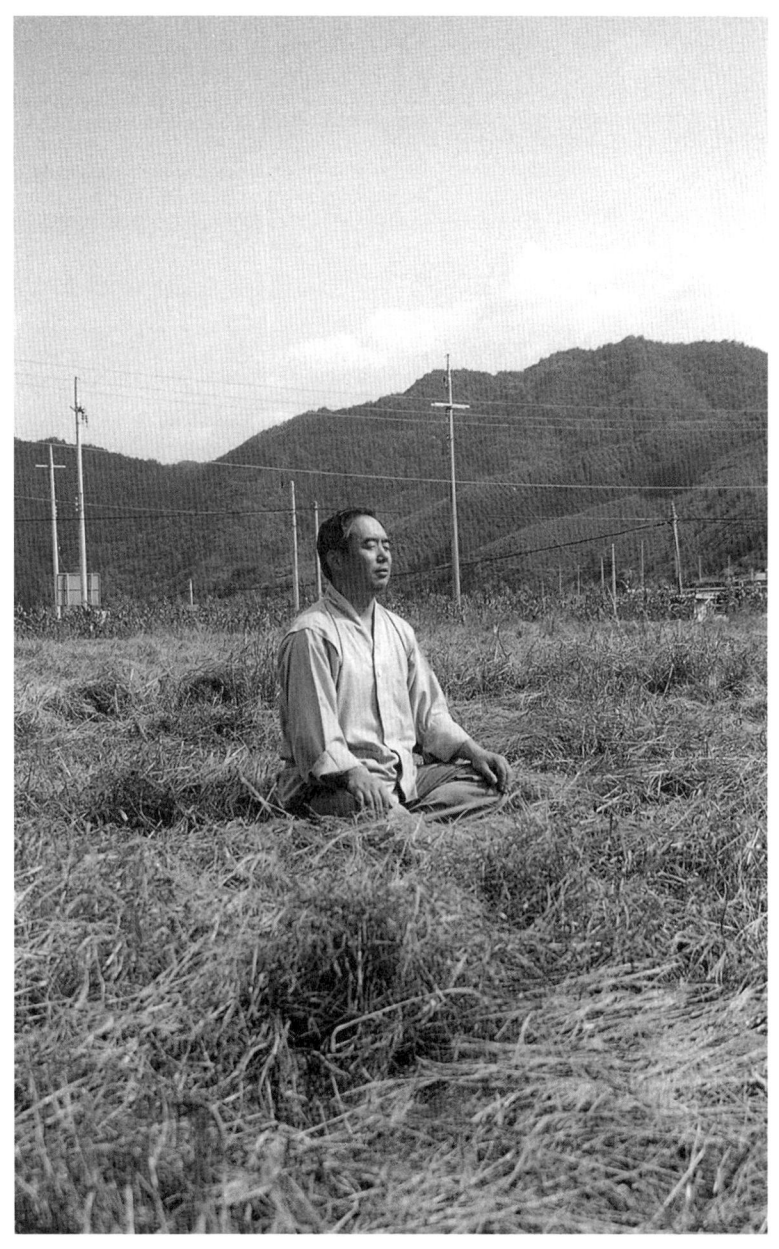

올바른 호흡은 몸세포 전체의 생명력을 높인다.

과로는 지게를 지고 산에 가서 땔감을 해오는 나무꾼이 단전호흡을 오래한 사람이나 산속에서 체력을 단련하여 단전에 기운을 모은 사람보다 더 튼튼한 단전을 가지고 있었다.

단전호흡법만으로는 한계 있다

단전호흡법은 건강한 몸을 만들고 정신의 안정을 꾀하기 위한 호흡법이다. 이 호흡법의 특징은 배꼽에 주의하면서 하복부에 힘을 넣고 호흡을 하는 데 있다. 그렇다면 배꼽에 힘을 넣고 숨을 쉬는 단전호흡법이 왜 건강에 좋은가.

배꼽 밑의 하복부는 태양신경총太陽神經叢이라 부르는데 여기에는 많은 자율신경이 모여 있다. 이곳의 활동이 왕성해지면 복부로부터 허리까지의 혈관과 모세혈관의 활동이 활발해지고 말초末梢의 노폐물을 빨리 흡수한 뒤에 이것을 간장과 신장, 대장 등의 기관을 통해 효율적으로 외부에 내보내는 활동이 쉽게 된다. 특히 몸의 노폐물과 유해 물질을 해독하는 간장 활동이 왕성하게 되어 유해 물질이 빨리 제거됨으로써 자연히 간이 좋아진다.

이 호흡법과 흔히 말하는 복식호흡의 차이는 간단하다. 복식호흡은 숨을 들이마실 때 배가 부풀고 숨을 내쉴 때는 움푹 들어가는 호흡을 말한다. 반면에 단전호흡은 복벽腹壁이 그다지 부풀지 않고 움푹 들어가지도 않으며 외적으로는 그다지 활동이 없다. 다만 횡경막과 복근군이 서로 활동하는데, 이 양쪽의 근육이 협조하여 수축하면 그곳에 강력한 복압이 생긴다.

단전호흡에서 중요한 것은 숨을 멈추지 않는 것이다. 특히 가슴에 힘을 넣고 숨을 멈추는 것은 건강에 해롭다. 단전호흡 방법 중 가장 좋은 방법은 석가모니의 심오한 호흡법이다.

우리는 화를 내면 숨이 멈추어지고 머리가 무거워진다. 그런 상태에서는 훌륭한 생각이 떠오를 수 없다. 우리는 대부분 무의식적으로 호흡하고 있는데, 이것을 의식적인 호흡으로 바꿀 수 있다. 즉, 깊이 들이마신다던가 힘차게 내뿜는다던가 길게 할 수도 있다. 이와는 반대로 얕고 힘없는 호흡을 무의식중에 하거나 가슴에 힘을 넣기도 하는데, 이런 것은 몸에 해롭다.

입식入息과 출식出息에 마음을 집중한 호흡은 어느 정도의 연습을 필요로 한다. 입식, 출식을 생각하면서 호흡하면 자연히 하복부를 충실히 하는 단전호흡이 된다. 고통, 슬픔, 질투, 고민, 원한도 힘차게 내뿜는 숨과 같이 체외로 내뿜어 버린다. 한번으로 처리할 수 없으면 나누어서 내뿜는다. 호흡과 마음은 매우 밀접한 관련이 있는 것이다.

우리는 호흡을 매일 하고 있지만 의식적으로 호흡하다 보면 그 바탕을 바꿀 수 있다. 그래서 입식, 출식을 보통의 호흡보다 약간 길게 해본다. 그것을 되풀이하는 동안 마음이 가라앉는다. 더 계속하면 마음이 안정 상태가 되고 지금까지 동요하던 마음이 진정된다. 올바른 호흡을 하면 몸 세포 전체의 생명력이 높아진다. 곧 건강에 도움이 되는 최상의 방법이 된다.

『동의보감』에는 단전을 셋으로 본다. 머리가 상단전, 가슴이 중단전, 배꼽 아래 삼촌三寸이 하단전이다. 하단전은 정精을 간직하는 곳이고, 중단전은 신神을, 상단전은 기氣를 간직하는 곳이다. 즉, 우리의 몸은

'정, 신, 기'를 기본으로 삼고 있다는 이야기이다. '신'은 '기'에서 나고 '기'는 '정'에서 난다. 따라서 우리가 흔히 단전이라고 부르는 하단전을 길러서 '정'을 튼튼히 하면 '정'과 '기'가 저절로 튼튼해진다.

평생 책만 읽고 쓰며 신장, 간장, 위장이 나빠 골골하던 청년이 나를 찾아온 적이 있었다. 나는 이 같은 단전호흡을 시키면서 가벼운 배낭을 메고 산행하도록 했다. 그리고 등짐을 조금씩 무겁게 했다. 2년이 지나고 나서 이 청년은 50킬로그램의 등짐을 지고 일 주일간 백두대간을 산행할 수 있었다.

호흡만을 위한 호흡, 체력 단련만을 위한 훈련으로는 한계가 있다. 평소 생활 속에서 꾸준히 훈련해야 한다. 지금부터라도 매일 한두 시간씩 시간을 내어 배낭을 메고 걸어 다녀 보자. 주말마다 장시간 산행을 한다면 나무꾼 못지않은 튼튼한 단전을 소유할 수 있다.

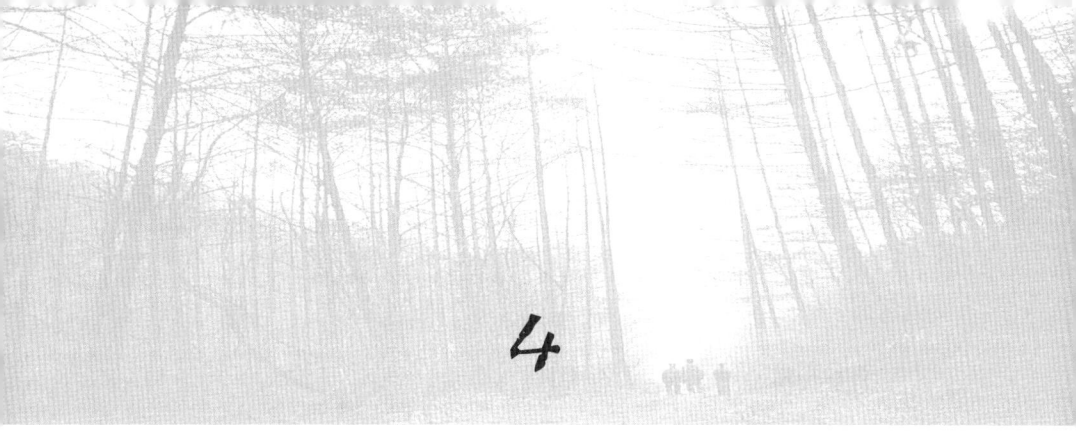

4

100일이면 부부생활이 즐겁다

80세에 아들 낳은 노인

75세 된 노인이 면사무소를 찾아갔다. 창구의 담당 직원이 물었다.
"무슨 일로 오셨지요?"
"출생신고를 하러 왔소."
"손자이십니까?"
"아니요."
"증손자인가요?"
"아니!"
"그럼, 도대체 누구지요?"
"이놈아, 내 아들이다!"

아들 출생신고를 하러 왔다는 일흔 넘은 노인의 목소리는 쩌렁쩌렁했다. 담당 직원은 물론 면사무소에 있던 모든 사람들이 입을 다물지 못했다. '김씨 할아버지'로만 알려진 이 노인이 아들의 출생신고를 한 때가 7~8년 전이니 지금은 팔십이 넘었다. 그런데도 나이에 비해 매우 정정하여 지금도 쌀 한 가마는 쉽게 들어 올린다. 젊은 시절에는 쌀 세 가마니를 지게에 지고 이십 리 산길을 걸었다고 한다. 세 가마니라면 240킬로그램이니 역도 헤비급의 세계 신기록보다 훨씬 많은 무게이다. 옛날에는 쌀 두 가마는 져야 쓸 만한 머슴이라 했는데, 간혹 세 가마까지 지는 머슴들이 한 고장에서 한두 명씩 나와 상머슴으로 장사 대접을 받았다고 한다. 그러고 보면 김 할아버지는 가히 '슈퍼맨'이다.

쌀 한 가마 지고 하루 250리 산길 걸어

이 노인은 젊은 시절에는 쌀 한 가마를 지게에 지고 이곳 상남에서 홍천까지 걸어가 팔고는 소금 한 가마니를 사서 지게에 지고 집으로 돌아오곤 했다. 상남에서 홍천까지 50킬로미터가 넘으니 왕복으로 계산하면 100킬로미터로 250리가 넘는 길이다. 그 먼 길을 80킬로그램짜리 쌀 한 가마를 등에 짊어지고 산길을 넘어 하루 동안 걸었다니 철인경기 세계기록 보유자도 엄두를 못 낼 엄청난 힘이다. 서울에서 부산까지 천 리 길이니, 만약 이 노인이 쌀 한 가마를 지고서 서울을 출발한다면 나흘 뒤에는 부산에 도착할 수 있다.

이 노인의 표현에 따르면, 첫 새벽닭이 울 때 일어나 간단히 요기를 하고 길을 떠나면 해가 중천에 있을 때 홍천에 도착한다. 홍천 장터에서 간단히 요기를 하고 가져갔던 쌀을 팔아 생활용품과 소금 한 가마를 사서 다시 짊어지고 집에 도착하면 깜깜한 밤이었다고 한다. 당시는 요일도 시간도 지금처럼 개념화되어 있지 않았던 시절이었다. 산골 사람들은 첫닭이 울 때 일어나고 해가 중천에 떴을 때 점심을 먹고 날이 어두워지

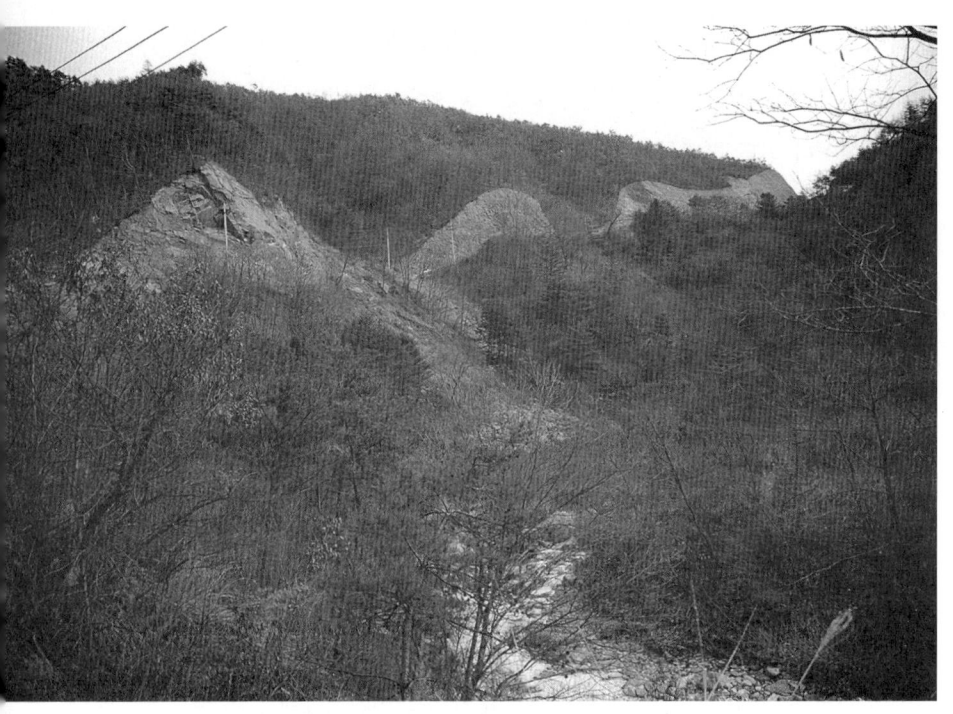

이곳 사람들은 쌀 한 가마를 지고 홍천까지 왕복 250리 길을 하루에 걸었다(사진은 아홉사리).

면 잠을 잤다. 첫닭이 우는 시각이 언제인가는 정확하지 않다. 상당히 애매하지만 대체로 새벽 4시를 전후하여 운다. 어떤 닭은 밤 12시나 새벽 2시에도 울어대 전체적으로 보면 밤 12시에서 새벽 4시 사이를 첫닭이 우는 시간으로 계산하면 된다.

이 노인이 새벽 4시에 일어나 길을 떠났다고 치자. 정오쯤에 홍천에 도착했으니 홍천까지의 거리 50킬로미터를 가는데 8시간이 소요되었다. 한 시간당 6~7킬로미터의 속도이다. 정확하게 표현하면 80킬로그램짜리 쌀이나 60킬로그램짜리 소금을 지게에 짊어지고 시간당 6~7킬로미터의 험한 산길을 걷는 것이다. 그리고 새벽 4시에 집을 나와 저녁

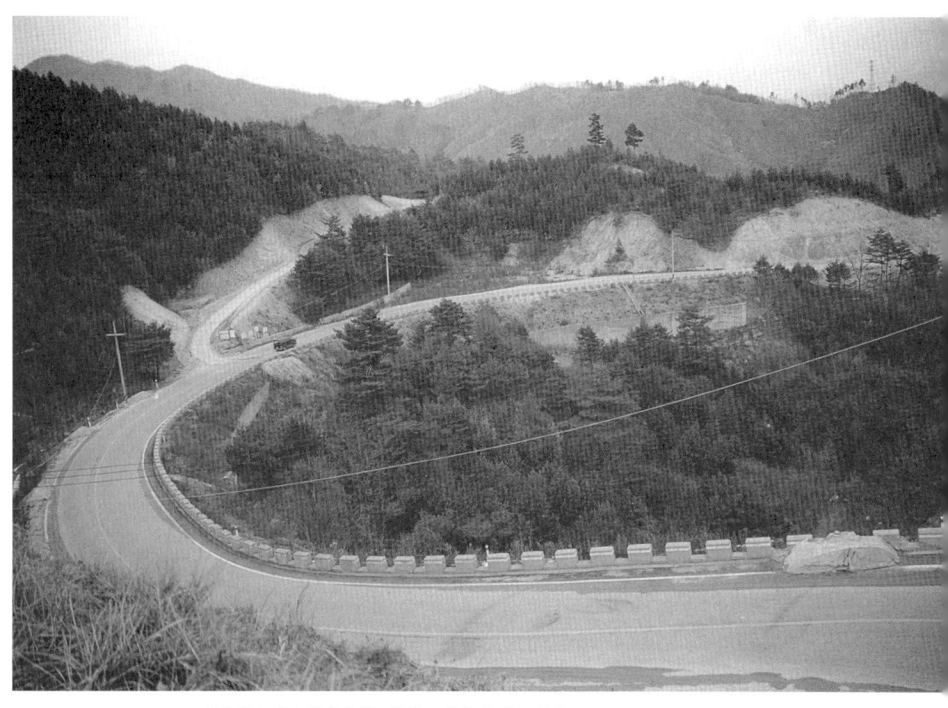

홍천에서 이곳 상남까지는 험한 고개가 네 개나 있다(사진은 마지막 고개인 아홉사리).

8시경에 집에 도착했으니 60~80킬로그램의 등짐을 지고 16시간 동안 산행을 한 셈이다. 서울에서 부산까지 80킬로그램의 짐을 등에 짊어지고 산길로 나흘을 걸어 완주하는 능력이라면 '슈퍼맨'이라는 표현 이외에는 달리 표현할 길이 없다. 마라톤의 손기정 옹이나 황영조 선수는 이런 조상의 피를 이어 받은 덕분에 우승한 것이지, 결코 우연만은 아닐 것이다.

도시인들은 자동차로 포장된 도로만을 달리다 보니 걷는 기능이 약해지거나 상실되어 산길을 오랫동안 걷는다는 것을 단군신화에 나오는 이야기쯤으로 느끼기 십상이다. 하지만 불과 50년 전만 해도 누구나 두 다리가 자동차이고 산길이 고속도로였다. 그러나 수십 년 사이에 튼튼하던 두 다리가 없어지고 현대인들은 앉은뱅이가 된 것이다.

이런 산길은 『동국여지승람』이나 「대동여지도」에 정확하게 나와 있어 그들은 이 지도 한 장만 있으면 산길로 서울~부산을 빠르게 왕복할 수 있었다. 벽초 홍명희가 지은 「임꺽정」에서 축지법 같은 걸음걸이를 가진 황천 왕둥이는 도시인들이 보기엔 기인이지만 산골 사람들에게는 누구나 할 수 있는 보통의 걸음걸이였다.

낮에도 부인 찾는 할아버지 정력

이 슈퍼맨 노인이 젊은이 못지않게, 아니 그 이상으로 힘이 세다는 것은 그의 넘치는 정력에서도 확인된다. 이 노인은 대낮에도 밭에서 일하는 부인을 종종 집으로 불러들인다. 그럴 때면 같이 밭일하는 아낙네들은 부인에게 빨리 들어가라고 등을 떠민다. 낮에 부인을 부르는 노인의 뜻을 잘 알기 때문이다.

노인의 부인은 40대의 젊은 과부 출신이다. 첫부인이 도망간 뒤로 몇 번 새 장가를 갔었는데, 그때마다 얼마 못 가서 도망가곤 했다고 한다. 나는 이 노인이 늙은이인지라 사내구실을 못해서 여자들이 도망간 줄 알았더니 실상은 그 반대로 노인의 가공할 허리힘을 감당하지 못해 내뺐다고 한다.

이 노인의 직업은 심마니이다. 하지만 심마니는 산삼만 캐는 게 아니다. 좋은 꿈을 꾸거나 운수가 좋아야 몇 년에 한두 뿌리 캐는 산삼만을 찾다 보면 굶어 죽기 십상이다. 정치인은 대통령이 목적이지만 모든 정치인이 대통령이 되는 것은 아니다. 마찬가지로 평생 동안 산삼 한 뿌리조차 캐지 못하는 심마니도 부지기수이다.

심마니들은 약초꾼들보다 훨씬 험하고 깊은 산을 돌아다니며 약초를 캐거나 버섯을 따고 뱀도 잡는가 하면 야생 동물도 사냥한다. 이를테면 산에 관련된 일종의 '종합 무역상사'와 그 기능이 비슷하다. 산속에서 돈이 될 만한 것은 무슨 일이든지 다 한다. 무역상사는 사람 속에서 돈을 캐고, 심마니는 자연 속에서 돈을 캐는 게 다를 뿐이다.

이 노인의 '목장'은 엄청나게 넓다. 오대산, 계방산, 방태산, 개인산, 점봉산, 설악산 등 서울보다도 넓은 지역을 다니는데, 이 안에서 일단 눈에 띠는 약초나 버섯, 뱀, 야생 동물은 모두 이 노인의 소유가 된다. 어느 해 겨울 날 이 노인은 나를 찾아와 200근짜리 산돼지 한 마리를 사라고 했다. "언제 잡았느냐, 살아 있는 놈이냐?"고 물었다. 어제 산중턱에서 지나가는 것을 봤는데 살 사람이 있으면 잡아 오겠다고 말했다. 이 노인은 일단 자기 눈에 띈 산짐승은 모두 자기 것으로 여길 만큼 야생 동물 사냥에 자신이 있고 또 실제로 놓친 적이 거의 없다.

슈퍼맨 만든 물앵두나무

이렇듯 매사에 자신만만한 이 노인이 어느 날 한숨을 크게 내쉬며 찾아왔다. 퍽 기가 죽은 얼굴이어서 무슨 큰 일이 생겼는가를 조심스럽게 물었다. 다름 아니라 그의 젊은 부인이 몇 달 전부터 잠자리를 별로 즐거워하지 않는다는 것이다. 전에도 여자들이 이런 증상을 보였다가 결국에는 도망갔다고 했다. 노인은 지금의 부인마저 가 버리고 나면 당장 어린 자식들과 살아갈 일이 막막하니 무슨 좋은 수가 없는지 비방을 알려 달라고 했다. 한마디로 부인에게 남자를 밝히는 처방을 해 달라는 주문이었다.

나는 한 가지 조건을 달았다. 부인이 어우동이나 황진이보다 더 남자를 밝히게 해줄 테니 노인이 비밀로 하는 초특급 정력 비방과 교환할 것을 제의했다. 이 노인은 젊은 시절 백두산에서 몸을 단련할 때, 그곳 도인들에게서 전수받은 특수 정력 비방이 있다며 자랑한 적이 있었는데, 그동안 자랑만 했지 가르쳐 주지 않았던 것이다.

우리 두 사람은 간단히 합의를 했다. 먼저 나는 부인에게 처방약을 지어 주었는데, 그 처방은 근본적으로 간을 튼튼하게 해주는 처방이었다. 여자의 자궁은 간과 일맥상통한다. 간이 나쁜 여자는 자궁이 헐어서 남

80세의 노인이 아들을 낳게 한 물앵두나무.

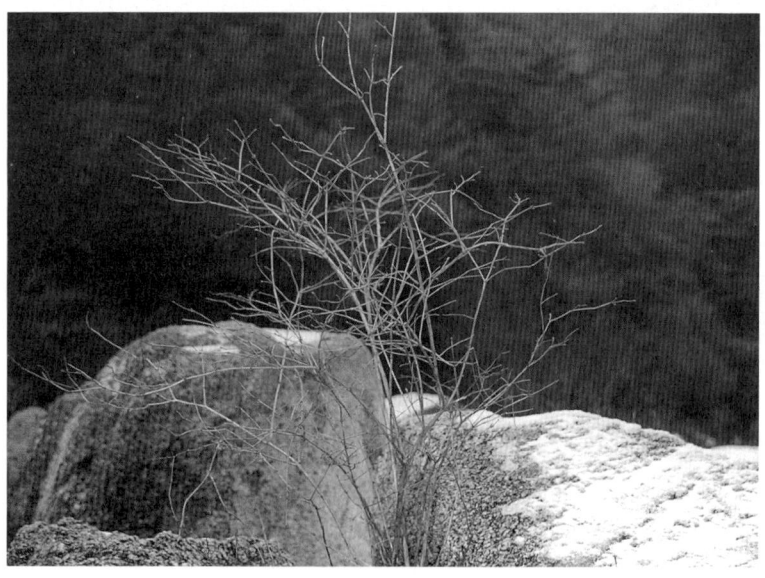

자를 싫어하게 되므로 간을 튼튼하게 하는 처방을 하면 자궁도 튼튼해져 원만한 성생활을 할 수 있다. 이어 노인은, 남쪽 지방에서는 사람들이 냉이나 쌍화탕으로 정력을 키웠지만 북쪽의 고산지대에서는 깊은 산에 자생하는 앵두나무과의 물앵두나무를 먹었다고 했다.

이 나무는 이른 봄에 제일 먼저 꽃이 피는데, 꽃은 하얀 색이고 보통 앵두보다 작은 빨간 열매를 맺는다. 가을에 잎이 다 떨어진 다음, 동쪽으로 뻗은 물앵두나무의 뿌리를 캐어 말린 뒤 겨울 내내 차로 끓여 마시면 다음 해 봄부터 효력이 생겨 70, 80세에도 대낮에 부인이 필요하다는 설명이다.

노인의 말에 의하면 동쪽은 목木이고 간肝이다. 간과 정력은 불가분의 관계가 있으니 동쪽으로 뻗은 뿌리로 약을 만들어야 제대로 약효가 있다고 한다. 이 비방으로 20대에 사형 선고를 받은 사람이 70대에 회춘한 경우도 있다고도 했다. 하지만 이 비방 단방만으로는 회춘이 불가능하다고 덧붙였다. 산을 다니는 전제 조건을 충실히 이행해야 한다는 것이다. 그러고 보면 이 노인이 물앵두나무 뿌리만으로 그 무시무시한 정력과 건강을 유지했다고 보기는 어렵다. 험악하고 광활한 산을 슈퍼맨처럼 걸어 다닌 그 힘이 정력과 건강의 원천이다.

우리 주위에는 열심히 일한 덕분에 고령에도 젊은이 못지않게 건강을 유지하는 노인을 많이 볼 수 있다. 아무리 늙어도 불행하다고 느끼지 않으면 즐거움이다. 생존을 위해 일하면서도 그것이 즐거우면 곧 생활인 것이다. 80세가 넘은 나이에 건강하게 일하고 가공할 정력을 유지하는 이 심마니 노인은 우리 시대의 슈퍼맨이다.

40대 남자들의 정력 되살리기

'유서'를 쓰는 30대

우리는 독립운동가나 애국지사들의 유서를 읽고 감동을 받는다. 또 치열한 전쟁터에 나가는 군인들의 유서에서 비장함을 느낀다. 사전적 풀이를 하면, 유서란 유언을 남긴 글이고 유언은 임종할 때 부탁하는 말이다. 때문에 우리는 유서에 대해 특별한 사람을 제외하고는 인생을 마감하는 노인들의 독점물로 생각하고 있다. 그런데 요즘에는 30, 40대의 청·장년층에서도 유서를 쓰고 있다.

30대 중반의 K과장은 엘리트 코스를 거친 H그룹의 중견 사원이다. 얼굴도 미남이고 혈색도 좋으며 체격도 그만이어서 겉보기에는 신체 건강한 대한민국 남자의 표본 같았다. 스스로도 건강만은 자신이 있다고 여기며 밤낮으로 일하다 보니 남들보다 몇 년은 빨리 과장으로 승진되어 곧 부장 자리를 눈앞에 두고 있다. 오직 앞만 보고 들소처럼 달린 것이다. 그런데 언제부터인지 확실치 않지만 심한 피로에 시달리기 시작했다. 잠을 아무리 많이 자도 아침에 일어날 때면 몸이 개운하지 않고 납덩이처럼 무거워 사무실의 2층 계단조차 걷기가 힘들었다. 저녁에 술을 조금 마시면 그 후유증 때문에 3~4일은 고생했다. 처음에는 일시적인 현상이려니 했는데, 날이 갈수록 나아지기는커녕 점점 더 심해졌다. 회사의 정기 종합검진에서는 '이상 없음'으로 진단이 나와, 혹시 잘못된 게 아닌가 싶어 다른 병원에서 개인적으로 종합검진을 받아 봤으나 판정은 마찬가지였다.

극심한 피로감으로 업무 능률이 예전 같지 않고 판단력과 기억력이 점점 흐려진 그는 때때로 상사나 부하 직원의 눈치를 살피는 자신을 발견하고는 더욱 의기소침해졌다. 사람을 만나면 짜증부터 나니 원만하던 대인 관계도 옛말이 되었다. 새로운 일을 시작하면 실패할지도 모른다는 두려움부터 앞섰다. 그런가 하면 휴일에 아무리 잠을 자도 피로가 풀리지 않고 꼼짝도 하기 싫었다. 부인과 아이들이 함께 외출하자고 졸라대도 마지못해 한두 번 응할 뿐이었다. 특히 잠자리가 두려웠다. 30대 초반인 부인의 왕성한 체력에 맞춰 성생활을 한다는 게 부담스러웠다. 섹스에 대한 흥미도 잃은 것 같고 설사 하더라도 힘이 부쳤다.

결혼 생활에 있어서 인격, 덕망, 경제력, 학력 등은 건강한 섹스 능력의 전제가 있어야 그 가치가 인정된다. 아무리 완벽하고 왕족 같은 호화 결혼식을 올려도 섹스 능력에 문제가 있으면, 남녀의 섹스에 조화를 이루지 못하면 그 결혼은 아무런 가치도 의미도 없고 커다란 고통만을 가져다준다. 서양 사람들이 결혼 조건으로 건강 진단서를 첨부케 하거나 미리 예행연습을 하는 것은 일면 합리적이다. 우리 조상들도 궁합을 보는 훌륭한 전통 문화를 가지고 있다.

　K과장의 부인은 부인대로 남편이 잠자리를 기피하자 처음엔 늦바람을 피우는 것이 아닌가 의심했다. 그러나 그 같은 낌새를 전혀 발견하지 못하자 이번에는 자신의 몸매에 대한 매력 상실인가 싶어 자격지심을 갖게 되었다. 허리가 눈에 띄게 굵어지면서 날씬했던 처녀 때의 몸매가 통나무 형의 중년 꼴로 되어 있었다.

　무엇보다도 K과장으로서는 늘 피로하여 죽을 지경인데 최신 현대 의학이 '건강하다'고 판결을 내렸으니 움치고 뛸 수 없는 엄살장이가 되어 버렸다. 어디 가서 하소연할 데도 없었다. 잘못 말했다가는 엄살이 아닌가 여겨질 게 두려워 부인에게도 내색할 수가 없었다. 사나이다운 남자는 피로하다는 말을 해서는 안 되는 것이다. 원만하던 성격이 더욱 거칠어지고 심한 우울 증세까지 겹쳐 나름대로 혼자 전문의를 찾아다녔으나 별로 나아진 것은 없었다. 속은 곪아 있어도 매일 목욕하고 자주 이발하고 얼굴을 가꾸면 일반인의 눈에는 건강해 보이는 법이다.

'나, 섹스 능력 없어'

　K과장이 겪고 있는 이 같은 피로 증상은 도시에서 생활하는 대부분의 직장 남성들이 공통적으로 안고 있는 문제이다. 다만 정도의 차이가 약간씩 있을 뿐이다.

　우리는 피로한 것을 병으로 여기지 않는 환경에서 자라 왔다. 어디가 부러지던가 수술을 한다던가 감기몸살로 오한이 나서 이불을 덮고 방안에 누워 있어야 병자 취급을 하고 환자 대접을 한다. '피로하다'고 하면 어딘가 인내심이 부족하고 인격 수양이 덜된 비겁한 사람으로 평가된다. 그러나 피로는 모든 난치병과 불치병의 시발점이다. 교통사고나 천재지변을 당했다면 몰라도 어느 날 갑자기 멀쩡한 사람이 죽었다는 이야기는 말도 안되는 소리이다. 피로가 계속 쌓이고 쌓이면 난치병, 불치병이란 진단을 받는다. 다만 병원에 가지 않아서 병명을 모르고 있던 사람들이 갑자기 죽는 형식을 취하는 것이다. 그러므로 피로를 아무렇지도 않게 생각해서는 나중에 큰 후회를 하게 된다. 평소부터 심각하고 중요하게 느껴야 한다.

피로를 느끼는 사람은 반드시 섹스 능력에도 문제가 생긴다. 우리는 입맛이 없다거나 식욕이 없다는 말은 아무런 부끄러움 없이 하지만 '섹스 하고픈 생각이 없다' 또는 '섹스 능력이 떨어진다'는 말은 일급비밀에 속하며 가까운 친구나 심지어 아내에게도 숨기려 든다.

대다수의 남자는 '변강쇠 콤플렉스'가 있고 대부분의 여자는 '양귀비 콤플렉스'가 있다. 그래서 남자들은 정력이 아무리 강해도 지나치다고 생각하지 않고, 여자들은 아무리 미인이라도 너무 지나친 미인이라고 생각하지 않는다. 변강쇠의 신화는 자장면을 스무 그릇 먹는다고 자랑하는 것과 비슷한 바보짓이다. 그런데도 이 세상의 남자들은 자장면 스무 그릇을 먹는 것은 별로 부러워하지 않으면서 변강쇠만은 부러워하고 존경하기까지 한다.

섹스는 식욕과 같이 자연스러운 생리 현상이기 때문에 자장면 스무 그릇이나 변강쇠나 둘 다 바보짓이고 질병이다. "나, 입맛 없어" 하듯이 "나, 섹스 능력이 없어" 하고 자연스럽게 생각하고 말할 수 있어야 한다. 식욕이 없는 게 수치가 아니듯이 섹스 능력이 부족한 것 또한 수치가 될 수 없다. 여자도 남자와 다를 게 없다. 수도자처럼 남자에게는 전혀 관심이 없는게 교양이나 인격의 척도로 잘못 알고 있는 여자가 있는가 하면 불감증 상태를 은연중에 자랑하는 바보 같은 여자들도 꽤 많다. 반면에 어우동이나 황진이가 인생의 목표인 여자들도 간혹 있다. 어우동도 자장면 스무 그릇과 같은 바보짓이고 질병이다. 여자도 "나, 입맛 없어"나 "나, 식욕이 왕성해!" 하듯이 자연스럽게 남자를 의식해야 한다. 어우동이나 수도자는 자연스럽고 건강한 인간의 참 모습이 아니다.

식욕 생기면 성욕 따라온다

어릴 때부터 두뇌만 혹사시키는 교육 제도와 도시 환경도 문제가 있다. 더욱이 나이가 들면 '젊은이여, 야망을 가져라' 또는 '뜻이 있는 곳에 길이 있다' 하며 사정없이 두뇌에만 채찍질을 한다. 그에 비례하여 몸은 거의 움직이지 않는다. 이렇게 30여 년의 세월이 흐르다 보면 정신과 육체의 부조화에서 오는 가분수적인 증상이 나타난다. 한마디로 도시의 정신노동자들이 걸어가는 숙명적인 길이다.

건강한 육체 에너지가 있어야 건강한 정신 에너지가 나온다. 그런데 근본적인 에너지원이 시원치 않으니 정신 에너지가 제대로 나올 리 없다. 물 빠진 저수지에서 잘 사육된 물고기 꼴이나 다름없다. 특히 살벌할 정도로 경쟁이 치열한 오늘날의 사회에서는 자신의 어려움을 호소할 곳이 아무 데도 없다. 친구나 선배, 후배도 경쟁 상대자이고, 심지어 부인에게도 자신의 약점을 숨기고 싶어 한다. 때문에 속병만 점점 더 깊어져 간다.

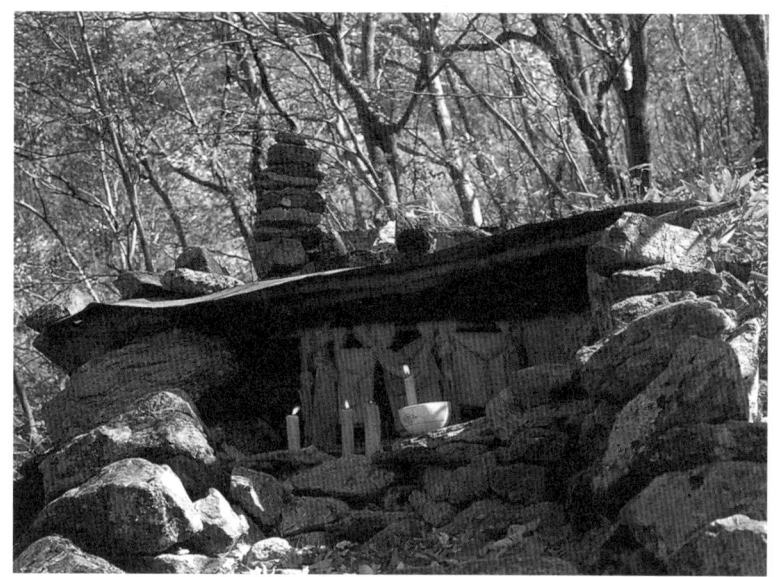

개인산에 있는 심마니의 산신당.

분수에 맞지 않는 야망은 탐욕이다. 수많은 정치인이 정권을 잡아 보겠다는 야망을 갖지만 대통령은 한 명밖에 안 된다. 뜻만 있으면 길이 열릴 것 같지만 이는 천만의 말씀이다. 바른 뜻이 있는 곳에 길이 있는 것이지, 그 뜻이 크기만 해서는 길은커녕 암초만 있다.

K과장이 그러했다. 젊은이답게 한때 야망도 크게 가져 보고 큰 뜻도 품어 보았으나 야망도 뜻도 마음먹은 대로 이루어지지 않았다. 물론 남들보다 몇 년 빨리 승진은 했지만 그것이 야망이나 뜻의 전부는 아니었다. 이젠 오히려 사회생활에서 자신감을 잃어버리고 집에서는 점점 무기력한 남편이 되어 갔다. 그러면 그럴수록 자신이 목표로 세웠던 최고경영자의 자리는 점점 멀어지고 있다고 생각되고 일에 대한 전의마저 완전히 상실했다.

건강 문제로 공포에 휩싸여 병명을 알 수 없는 불치병에 걸리지 않았나 의심하다 보니 뜬눈으로 밤을 지새우는 날이 많아졌다. 마침내 세상살이에 흥미를 잃은 K과장은 유서를 남모르게 작성했다. 생명보험도 남이 눈치 채지 못하게 몇 개 들어 놓았다.

인생의 마지막 휴가를 얻어 나를 찾아온 K과장에게 나는 기왕 죽을 목숨이니 내 말에 따르라고 했다. 마침 처서가 지나 장기 산행하는 심마니 패들이 있어서 그들의 심부름꾼으로 딸려 보냈다. 심마니들에게는 K과장을 마구 다루라고 이르고 K과장에게는 어떤 일이 있더라도 그들에게 절대 복종할 것을 다짐받았다.

산삼은 처서가 지나면 캐기 시작한다. 잎줄기나 등에 있던 약효가 처서가 지나면 모두 뿌리로 내려오기 때문에 처서 이후에 캔 산삼이라야 제대로 약효가 있다. 진짜 심마니들은 처서 전에는 눈에 띠는 산삼이 아무리 오랜 것이라 해도 캐지 않는다. 심마니들은 7~8명이 한 조가 되어 보름 정도 산을 돌아다니다가 돌아온다. 그들은 산삼을 똑같이 분배하기로 미리 약속한다. 거액의 돈이 걸린 분배 문제에 불만이 생기면 아무리 친한 사이라도 사고가 생기기 쉽다. 그리고 산속을 헤맨다고 하여 산삼이 쉽게 눈에 띄지는 않는다. 산삼을 만나는 것은 운에 맡기고 비싼 약초를 캐는 데 주력한다.

그들은 장기간 산을 다니기 때문에 가급적 짐을 줄인다. 무거운 텐트 대신 비닐을 가지고 간다. 나뭇가지로 기둥을 세우고 벽과 지붕을 이 비닐로 씌운다. 바닥은 낙엽을 긁어모아 두껍게 깐다. 처서가 지나면 고산지대에서는 밤에 기온이 상당히 낮아 춥지만 이 비닐과 나뭇가지, 낙엽으로 훌륭한 집이 만들어져 추위를 견딘다. 음식도 간단히 준비한다. 쌀,

소금, 고추장 정도이다. 식용이 되는 약초는 현지에서 조달하여 부식으로 사용한다. 산에 오를 때의 배낭은 가볍지만 내려올 때는 그동안 캔 약초로 50~60킬로그램이 되는 무거운 짐이 된다. 그들은 가급적 고가품의 약초만 캐는데 같은 더덕이라도 그들이 캔 더덕은 속에 물이 들어 있는 값비싼 더덕이다. 팔뚝 만한 속에 물이 찬 더덕은 수십만 원 내지 100만 원까지 호가한다.

보름 뒤, 그동안 심마니들을 따라 다니며 심부름꾼 노릇을 했던 K과장은 전혀 딴 사람이 되어 내려왔다. 피부가 거칠어졌고 얼굴이 거무칙칙해졌지만 혈색은 매우 좋아 보였다. 평소에 입맛이 없어 거들떠도 안 보던 삼겹살을 두 근씩 먹고 동네의 뚱뚱한 늙은 여자들이 미스코리아처럼 보인다고 너스레를 떨었다. 식욕이 생기면 성욕도 따라온다. 다시 말해서 건강한 사람이 되었다는 이야기이다.

"어떻게 사는 것이 참다운 인생인가를 진심으로 깨달았습니다. 정말 이곳에서 많은 것을 배웠습니다."

다시 서울로 올라간 K과장이 인사로 남긴 말이다. 모르긴 해도 몇 푼 안 되는 약초를 캐기 위해 험한 산을 오르내리는 심마니들이 K과장의 눈에는 구도자로 보였을 것이다. K과장은 구도자란 야망이나 큰 뜻을 품고 미친 듯이 날뛰는 사람이 아니라 주어진 환경에서 묵묵히 즐겁게 최선을 다하는 사람인 것을 뒤늦게 깨달은 것이다. 불과 보름 남짓 심마니들과의 산행으로 그는 교양서적 천 권보다 천 배 더 높은 가치를 찾아낸 셈이다. 서울로 올라간 K과장은 유서를 태워 버렸다.

정신적인 집착도 병이다

이혼 동기는 단조로운 생활

우리나라에서도 이혼하는 부부가 적지 않다. 예전에는 남편의 부정행위가 주된 이혼 사유였는데 이젠 성격 차이나 재산 문제, 심지어는 혼숫감 때문에 이혼한다. 아침에 결혼하고 저녁에 이혼한다는 우스개 말이 나올 만큼 이혼 불감증 환자가 늘어가고 있다. 심지어 부부 생활이 지나치게 단조롭다는 이유로 이혼하려는 부부도 있다.

명문 대학의 철학과 교수인 50대 중반의 K씨가 나를 찾아와 부인과 이혼하겠다는 말을 했을 때 나는 너무나 놀랐다. 그는 일찍부터 우리나라 철학계에서 두각을 나타낸 석학이고, 그의 부인은 바이올리니스트로 모 여자대학 음대 교수로 재직하고 있다. 평소 부부의 금실이 좋아 자주 매스컴에 등장했고 그만큼 일반인에게 널리 알려진 저명인사이다. 더욱이 그의 부인은 50대 초반이지만 30대 못지않은 미모와 재기를 겸비

하였기에 많은 사람들이 부러워할 만한 부부였는데 갑자기 이혼하겠다니 믿어지지 않았다. K교수가 털어 놓은 고민과 갈등은 부인의 스캔들이나 재산 문제, 성격 차이 등이 아니었다. 지나치게 단조로운 생활에서 오는 부부 생활의 위기였고, 더구나 이혼 이야기를 부인이 먼저 했다는 것이었다.

많은 사람들로부터 받는 칭찬과 존경, 갈채는 알고 보면 화려한 껍데기에 불과하다. 알몸으로 부딪히는 부부 생활에서는 격식이나 체면이 필요 없다. 별개의 관능적인 긴장감을 필요로 한다. 잠자리는 남에게 보여지는것이 아니라 오직 두 사람만의 비밀스런 것이기에 예의가 필요치 않다. 서로의 육체를 탐하고 즐기는 것이 최상이다. 그런데 이들 부부에게는 그런 것이 없었다. 두 사람 모두 교수로서 누리고 있는 명예를 지키기 위한 피나는 노력에만 집착하다 보니 각자 자기 생활에만 신경을 쓰게 된다. 또 몸이 피곤하니 자연히 부부간의 성생활도 의무적이고 의례적인 일로 된다. 남편은 남편대로 외국 유학 시절부터 지친 몸이지만 교수가 된 이후에도 '이름 있는 학자'란 명망을 유지하기 위해 손에서 책을 놓지 않았다. 특별난 취미를 갖지 못한 그는 그저 책을 보고 글을 쓰는 것이 유일한 낙이었다.

잠자리에서는 섹스에 대한 욕망을 별로 느끼지 못해 어쩌다가 하더라도 별로 신나지 않았다. 섹스를 하고 나면 온몸이 납덩이처럼 무겁게 가라앉는 것 같은 무기력감에 곧잘 빠졌다. 어려서부터 예의와 격식을 따지고 완벽을 추구하는 것이 몸에 배인 전형적인 선비 타입인지라 "나, 섹스하고 싶지 않아!"라고 아내에게 말할 수도 없었다.

소음 체질인 그는 육체적인 노동을 통해서 풀어야 할 스트레스를 오로지 두뇌 작용으로만 풀려고 했기에 오히려 간이 많이 손상된 상태였다. 이런 사람은 산에 올라가도 산꼭대기까지 뛰어간다든가 무거운 짐을 지고 오랫동안 걷든가 하여 몸의 기운 순환을 시켜주어야 한다.

부인은 부인대로 끊임없는 연습을 하느라 남편과 함께 있는 시간이 별로 없었다. 처음에는 남편의 '여자도 자기 세계를 가져야 된다'는 이해심을 고맙게 생각했지만 막상 잠자리마저 뜸해지고 신통치 않자 결혼 자체에 회의감을 갖게 되었다. 왕성해져 가는 자신의 성적 욕구를 충족시켜 주지 못하는 남편에 대한 불만 또한 커졌다. 가끔 남편이 잠자리에서 거칠게 해주었으면 하고 은근히 기대하지만 교양 있는 여자가 천하다는 소리를 들을까봐 혼자 끙끙 앓고만 있었다.

이 부인은 저혈압 체질로서 평소 악성빈혈과 우울증에 시달려 왔는데, 같은 또래의 부부들이 왕성하게 성생활을 하면서 정답게 사는 것을 볼 때마다 '인생을 헛살고 있구나' 하는 자괴심에 우울증은 심해지기만 했다. 저혈압 체질은 구름에 끼인 듯이 늘 우울하고 기분이 가라앉는데, 우울증과 저혈압이 함께 나타나면 바로 병이 된다. 이런 체질의 여자는 성적으로 강한 남자가 오랫동안 화끈하게 달구어 놓아야 우울증에서 벗어날 수 있다. 더욱이 여자는 40, 50대가 되면 섹스에 있어서 거의 완숙한 단계에 이르러 관능적이고 적극적인 행동을 요구하게 된다.

이들 부부의 정신 병리를 따지자면 육체적인 병리가 우선이다. 육체의 병이 정신을 병들게 하고 정신의 병이 다시 육체의 병을 지배하는 형태이다. 섹스란 본시 음식과 같다. 힘든 노동을 열심히 하여 땀을 많이 흘리면 아무리 보잘것없는 음식도 진수성찬이 되지만 그렇지 않으면 식욕도 줄어들고 맛있는 음식도 먹고 싶지 않다. 마찬가지로 몸이 피곤하

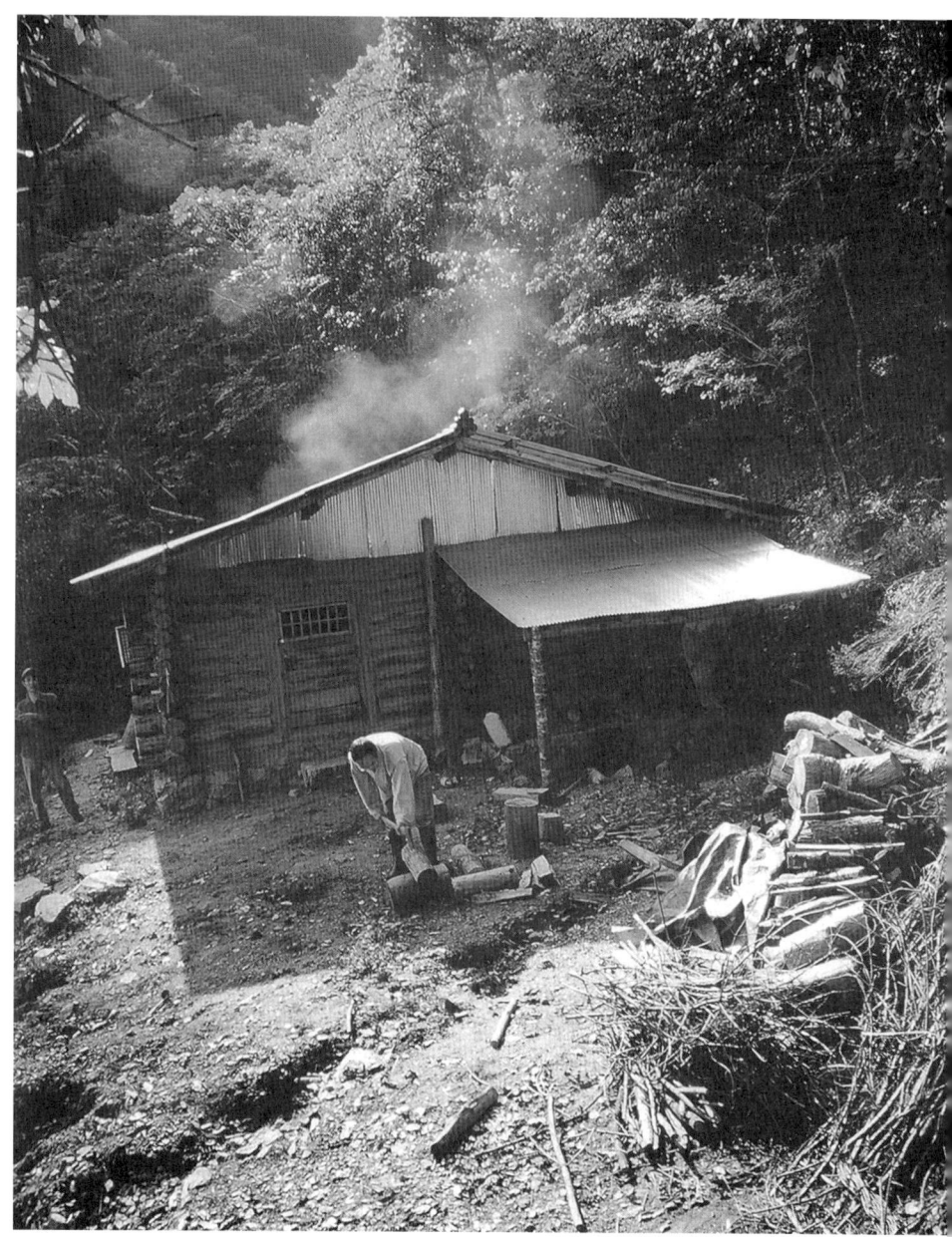
정신적 피로에서 벗어나려면 육체적으로 기진맥진하게 운동을 해야 한다. 장작 패는 일도 그 중 하나이다.

면 곁에 있는 여자가 제아무리 클레오파트라나 양귀비일지라도 탐하고 싶은 색욕이 일어나지 않는 법이다. 부부 관계란 남편과 부인이기 이전에 한 남자와 여자로 건강한 몸을 가지고 시작하는 출발선이어야 한다.

나는 이들 부부 사이에 이혼 이야기가 나온 지 몇 해 되었다는 말을 듣고는 부부가 함께 이곳에서 얼마간 생활해볼 것을 권했다. 내 치료가 끝난 후 이혼해도 늦지 않으니 결정을 잠시 유보하라고 했다.

집착 버리면 몸의 효율 높아진다

다음 날 휴가원을 내고 내려온 두 사람을 산속의 백세터 토막집에 머물게 하고는 일하게 했다. 우선 산에 올라가 톱으로 나무를 자르고 도끼로 장작을 패도록 했다. 부인에도 똑같은 일을 시켰다. 밤에는 호롱불 아래서 산나물을 다듬도록 했고 기운순환제를 복용시켰다. 이들 부부에게 필요한 것은 과도한 운동으로 물리적인 기운 순환을 시키고 적절한 섭생을 화학적인 기운 순환 운동으로 바꾸어 주는 것이 필요했기 때문에 내린 처방이었다.

그러나 연필이나 바이올린만을 만지던 사람들이 갑자기 나무를 자르고 도끼로 장작을 쪼개려 하면 10분도 안 되어 팔이 올라가지 않을 만큼 힘들다. 결국 두 사람은 하루 만에 포기하고 한약방이 있는 마을로 내려왔다. 나는 외국에서 힘들게 공부하던 시절을 떠올려 보라고 했다. 지금 건강이 무너지면 평생 쌓아 온 영광이 하루아침에 무너질 텐데 그러기를 바라느냐고 질책하면서 그날 밤으로 백세터에 올라가게 했다.

정신적인 집착도 하나의 병이다. 자신이 갖고 있는 사회적 명예와 지위, 권력, 재산 등을 소유하거나 더 많은 것을 가지려고 애쓰는 집착은 분명 병이다. 사람은 원래 진인의 경지에 이르러 욕심과 사리사욕을 버리게 되면 몸의 효율이 높아져 병이 생기지 않는다. 따라서 이런 정신적인 피로를 벗어나는 길은 육체적으로 기진맥진하게 운동을 하여 정신에 잡념이 들어올 틈을 주지 않는 것이다. 그렇게 되면 정신은 자연히 맑아진다. 정신적인 고민이나 갈등에서 벗어나고자 머리를 쓰고 고뇌해도 남는 것은 역시 정신적인 문제일 뿐이다. 예수나 부처가 고고한 정신세계에 들어갈 수 있었던 것은 육체의 고행을 통해 관념의 세계에서 탈출했기 때문이다.

K교수 부부는 시간이 흐름에 따라 산속 생활에 어느 정도 적응하기 시작했다. 처음에는 남편이 하는 일은 남편의 일, 부인이 하는 일은 부인의 일이라고 하여 서로 간섭하지 않고 남의 일처럼 여겼는데, 며칠 지나자 남편이 힘들면 부인이 돕고 부인이 힘들어하면 남편이 도우면서 열심히 일했다.

도시에서 보면 매우 심각한 문제도 이곳 산속에서는 대수롭지 않게 생각되는 경우가 많다. 그만큼 자연 앞에서 인간의 존재는 미약하다. 한 달이 못 되어 이들 부부는 서울로 되돌아갔다. 물론 신혼부부처럼 다정한 모습이었다. 하지만 내가 그들에게 해준 처방은 몇 봉지의 한약과 기운순환제, 그리고 '집착도 병'이라는 임상 경험이다. 아무리 뛰어난 명의라도 환자가 스스로 병을 고치겠다는 집념이 없으면 어쩔 도리가 없다. 명의는 험한 풍랑 속에서 암초를 피해 뱃길을 안내하는 선장이다. 기관을 움직이고 키를 잡는 역할은 환자 자신이 해야 한다. 이들 부부는 그 후에도 가끔 내려와 백세터에서 2~3일씩 머물면서 옛일을 회상한다.

기운 순환 운동하면 갱년기 극복한다

　2년 전인가, 단아하고 정숙해 보이는 50대 초반의 부인이 찾아와 한참을 머뭇거리더니 자신의 증상을 상담할 테니 남편에게 비밀로 해 달라고 했다. 남편은 다름 아닌 중앙의 모 일간지 논설위원으로 생명과 환경 문제에 대한 칼럼을 자주 쓰는 언론인이었다.
　부인은 두 시간 간격으로 얼굴에 열이 오르고 식은땀이 나는가 하면 가슴이 울렁거리며 속이 메스꺼운 증상을 갖고 있었다. 점잖은 인품을 가진 부인인데, 술에 취한 사람처럼 얼굴이 붉어져 사회생활을 하는데 여간 불편하지 않다고 했다. 발뒷꿈치가 아프고 발목에 힘이 없어 조금만 걸어도 다리가 당기고 몸 전체가 물에 불린 풀빵처럼 부석부석해졌다. 이런 증상으로 고생한 지도 몇 년 되었지만 최근에는 하루 종일 짜증이 나고 잠자리에서 몸에 남편의 손길만 닿아도 왠지 신경질부터 난다는 것이었다. 이른바 갱년기의 전형적인 증상이다.
　인간은 남자든지 여자든지 간에 50세 전후가 되면 건강에 한계점이

온다. 특히 여자들은 남자보다 심한 증상이 겉으로 드러나 '갱년기'라는 별도의 이름이 붙는다.

여자의 갱년기는 인생의 혁명적 전환기이다. 쭈그러든 할멈으로 주저앉느냐, 아니면 젊음과 건강을 되찾아 새로운 인생을 설계하느냐 하는 선택의 분기점이다. 세상을 50년이나 살아 왔으니 이제는 쭈그렁 할멈으로나마 대강 살다가 죽겠다는 마음을 가질 수도 있고 평균 수명이 100세 가까이 되니 앞으로의 50년을 새롭고 즐거운 자기만의 인생으로 꾸며 보겠다고 생각할 수도 있다.

50대 여자도 '화냥년' 부러워한다

여자 나이 오십이 되면, 대체로 자식들이 다 성장하여 엄마로서의 역할이 사라진다. 마음은 소녀 시절이나 별 차이가 없는데, 어느덧 주위의 눈총은 할머니 대접을 하려 드니 서러운 생각이 앞선다. 머리는 벗겨져 가발을 쓰거나 흰머리를 염색하고, 책을 읽으려면 돋보기를 써야 하고 틀니를 낀 친구들이 늘어난다. 여기저기 온몸이 쑤시고 기억력도 약해진다. 여태껏 한 일이 뭔가 생각해 보게 된다. 밥 짓고 빨래하고 청소하고 남편과 아이 뒷바라지나 하려고 이 세상에 태어났나 하는 심한 회의에 빠진다. 엄마도 아니고 여자도 아니며 건강하지도 못하니 이 세상에서 존재할 의미나 가치가 없어지는 것 같다.

한마디로 세상 살 맛이 없다.

갱년기 증상은 기운 순환 장애가 한계점에 도달하여 나타나는 것이다. 남자의 사회적 능력이나 지위, 명예 등에 상관하지 않고 평소 열심히 운동하고 적절한 육체 노동을 통해 자신만의 삶을 적극적으로 살아온 여자에게는 이 같은 증상이 별로 심하지 않다. 그러나 편하게만 살아온 사람에게는 누구에게나 통과의례처럼 찾아오는 과정이다.

사람이 태어나서 50세 전후가 되면 선천적으로 타고난 원기가 고갈된다. 머리털은 빠지고 눈은 침침해지고 귀도 잘 들리지 않는다.

몸의 아래로 내려가야 할 순환열이 상체에 정체되어 있으므로 얼굴이 달아오르고 이 뜨거워진 열을 식히기 위해 생리 작용으로 땀이 나게 된다. 또 밑으로 열이 전달되지 않으므로 하체는 완전히 동토 지대가 된다. 하체에 겨울이 오면 신장이 제 기능을 다하지 못해 요통과 부종과 피로가 찾아온다. 다리에 기운이 전달되지 못하므로 걷는 것도 힘들다. 상체는 상체대로, 하체는 하체대로 따로따로 움직이므로 상하의 연결 고리인 중초에도 문제가 생긴다. 이렇게 되면 어느 정도가 적정한 식사량인지를 구별할 능력이 상실되고 필요 이상으로 많이 먹게 되어 만성적인 소화불량에 시달린다. 결국 장기간 체내에 불순물이 누적되니 몸이 불어나 펭귄처럼 뒤뚱거린다.

우리 몸은 겨울처럼 차가운 두뇌로 명석한 판단을 내리고 여름처럼 뜨거운 하체로 신진대사를 활발하게 시켜야 가장 이상적이다. 이와 정반대로 머리는 뜨거워져 짜증만 내게 되고 하체는 차가와져 기능이 마비되는 것이 바로 노화의 신호인 갱년기 증상인 것이다. 이 증상이 만성화되면 먼저 운동 부족에 의한 물리적인 기운 순환에 장애가 생기고, 이어 과식에 의한 화학적인 기운 순환에 장애가 상승 작용을 하여 생명체의 수명을 단축하는 단계로 귀결된다. 갱년기 증상은 전형적인 노화 현상이지만 여자에게만 국한되는 것은 아니다. 남자도 마찬가지이다.

갱년기 증상은 간병 치료 요법과 같은 근본적인 기운 순환 운동으로 극복해야 한다. 그리고 인간으로서의 정신 자세가 중요하다. 우선 엄마나 아내, 여자로서가 아니라 건강하고 독립된 한 인간으로 새로운 출발을 한다는 마음가짐을 가져야 한다. 따져 보면 그동안 살아온 50년이란 세월은 비카오스적 *non-chaos* 환경에서 제도권이 일방적으로 설정한 규범대로 살아온 셈이다.

학교에 다니고, 결혼하여 남편을 뒷바라지하면서 자식을 키우는 아내, 즉 좋은 아내, 훌륭한 엄마, 교양 있는 여자로 살아 왔다. 한 인간으로서의 '나'라는 존재 대신, 주어진 환경과 조건에 의해 만들어진 '나'로서 피동적인 생활을 해 왔다. 훌륭한 엄마가 되어야 한다고 해서 엄마 노릇에 충실했고, 교양 있는 여자가 되어야 한다고 해서 교양 있는 여자가 되었다. 영화배우 리즈 테일러나 마돈나가 화냥년처럼 노는 것을 보고 윤리적인 관점에서 욕하기도 했지만 다른 한편으로는 부러운 생각도 가졌을 것이다.

언젠가 '혼자 사는 여자'라는 점보다 '정숙한 여자'로 더 이름난 50대의 여류 작가가, 만약 이 세상에 다시 태어난다면 최소한 결혼을 백 번 정도는 할 여자로 태어나겠다고 근엄한 표정으로 말한 것을 들은 적이 있다. 그렇다. 이제까지 살아온 50년이 비카오스적 질서에 종속된 생활을 한 셈이니 앞으로의 50년은 카오스적인 질서에 의한 자기 인생을 꾸밀 줄 알아야 한다.

지금까지의 생활에서는 행복한가 불행한가 하는 잣대를 오직 다른 사람과의 비교로 결정했다. 내 자식이 남보다 공부를 잘해야 행복했고 남편이 남보다 빨리 진급해야 행복했고 남보다 더 큰 집을 빨리 장만해야

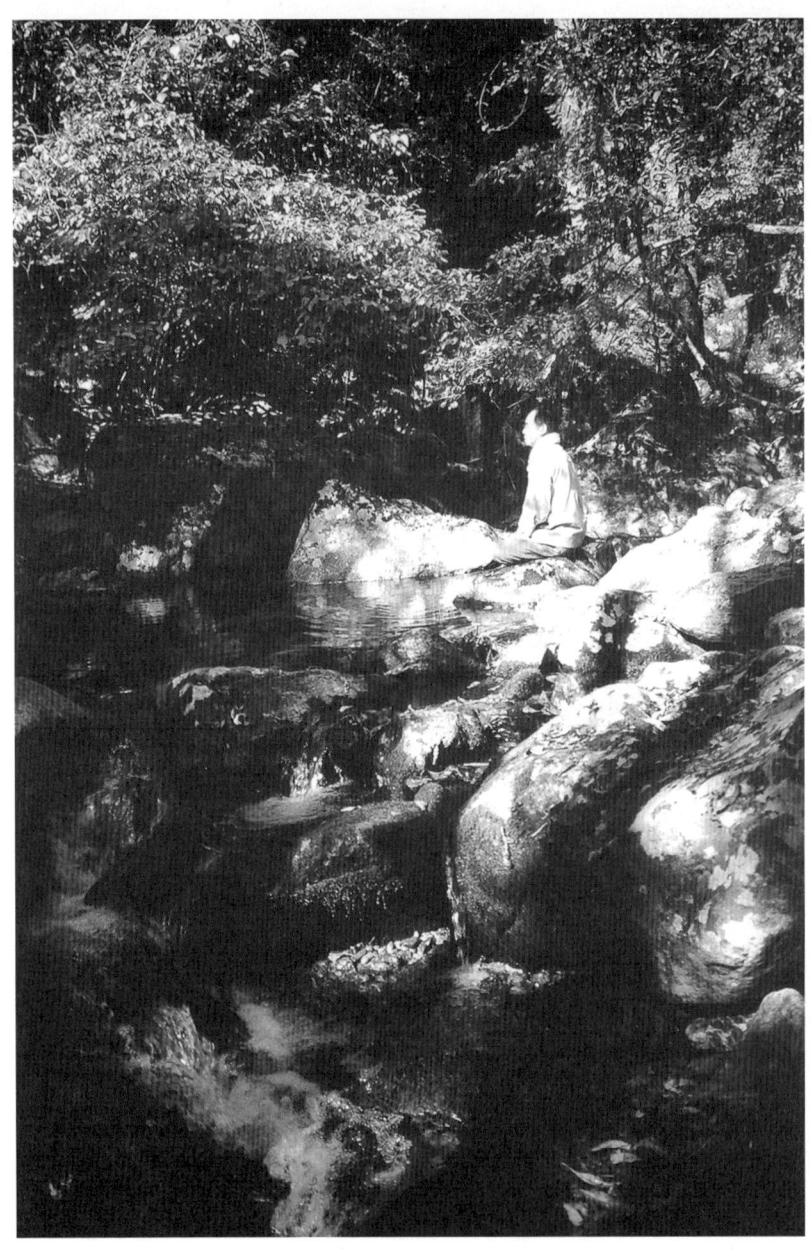

높은 산보다 물이 있고 소나무가 많은 산을 하루 두 시간 이상 걸으면 몸의 기운이 순환된다.

행복했었다. 극단적으로 말해서 '남의 불행이 나의 행복이고 남의 행복이 나의 불행'인 삶을 살아온 것이다.

기존 질서에 의한 부귀, 명예, 재산, 인격, 덕망은 자기 자신보다 남의 눈을 더 의식한 흑싸리 쭉쟁이들이다. 이제부터라도 이런 쓰레기들을 머릿속에서 씻어 버리고 스스로 즐거운 생활을 해야 한다. 스스로 즐거운 일이라면 천하를 다 준다고 해도 바꿀 수 없다. 그런데 이런 즐거움을 누리려면 우선 건강한 체력이 있어야 가능하다. 그것은 기존의 생활 습관을 과감히 탈피하는 데서 시작되어야 한다.

남편을 '남자'로 만들었으면

나는 부인에게 기운 순환 운동의 기본인 하루 두 시간 이상 산책이나 산행을 시켰다. 높은 산보다는 가급적이면 물이 있고 소나무가 많은 산을 찾게 했다. 소나무가 많은 산은 산소도 풍부하고 기가 차있어 머리를 맑게 해준다. 산행할 때는 18킬로그램 정도 무게의 배낭을 짊어지게 했다. 단전에 기를 채우기 위해서이다. 또 산속을 거닐다가 땀이 나면 차디찬 계곡 물에 5~10분 정도 무릎까지 담그게 했다. 그리고 방안에 틀어박혀 우아하게 고전음악을 듣거나 교양서적을 읽는 짓을 버리고 햇빛 아래에서 근육을 움직이는 일을 찾아 하도록 했다.

나를 찾아오는 사람이면 누구나 장작 패기도 시키면서 아낙네들과 함께 약초를 캐도록 한다. 습관적으로 먹던 식사의 양도 조절하여 절반이나 3분의 1로 줄이게 하고 해가 진 다음에는 생수 이외에는 일체의 음식물을 섭취하지 않도록 한다.

부인에게, 서울에 올라가서는 도심의 아파트에 살고 있는 점을 감안하여 산행보다 아파트 주변을 하루 두 시간씩 걷게 했다. 그냥 설렁설렁 걷는 게 아니라 옷이 흠뻑 젖을 정도로 걷는 것이다. 그런 후 집에 돌아와 목욕탕에서 냉탕을 만들어 놓고는 반욕을 한다. 집안을 청소하거나 빨래를 할 때도 진공청소기나 세탁기를 사용하기보다 일일이 손으로 한다. 찬거리를 사러 갈 때면 가까운 슈퍼마켓보다는 먼 거리의 재래시장으로 일부러 걸어가게 했고 아파트 엘리베이터 대신 계단을 오르내리도록 했다.

이렇듯 운동요법, 식이요법, 목욕요법을 하고 가열순환제를 복용한 지 반 년이 지나자 얼굴에 열이 나고 식은땀이 흐르던 증상은 깨끗하게 치유되었다. 부풀린 풀빵처럼 부어 있던 몸이 근육질의 탄력 있는 몸으로 바뀌니 갱년기 증상은 어디론가 사라져 버리고 20대의 처녀 같았다. 자연적으로 성 기능도 몰라보게 달라졌다.

얼마 후 부인은 남편과 함께 나를 다시 찾아 왔다. 남편의 첫인상은 시아버지와 같았다. 시들시들하고 의욕이 전혀 없는 무기력한 남자로 보였다. 한마디로 '이렇듯 구겨진 휴지같은 몸을 가진 남자가 어떻게 신문에다가 건강한 생명과 환경 문제의 칼럼을 쓸까' 싶었다. 부인의 말인 즉, 남편과의 잠자리가 불편하므로 남편을 '남자다운 남자'로 만들어 달라는 것이었다.

남편은 예전처럼 날카로운 글을 쓸 수가 없어 자꾸 초조해지고 글이 점점 엉망으로 되어 간다는 것을 스스로도 잘 알고 있다고 털어놓았다. 입과 행동이 따로따로 움직이는 슬픈 지식인의 전형이었다. 지식이 많은 사람은 대체로 남의 말을 잘 듣지 않는다. 그 이유는 자기도 다 알고 있는 이야기이니 남의 말을 들을 필요가 없다고 생각하기 때문이다. 하지만 그림 그리는 법을 많이 안다고 하여 피카소처럼 그림을 그릴 수는 없다. 권투를 잘 하는 방법을 아무리 과학적으로 잘 안다고 하여 미국의 전 헤비급 챔피언 타이슨과 겨룰 수는 없는 노릇이다.

약간의 협박과 끈질긴 설득, 그리고 부인의 헌신적인 도움으로 그는 나의 처방을 받겠다고 했다. 그로부터 일 년이 지난 후에 나는 어느 지면에선가 다음과 같은 그의 글을 읽을 수 있었다.

"건강과 체력은 나이와 무관하다. 20대인데도 노인 부부가 있는가 하면, 나이 많은 젊은 부부도 있음이 그것을 증명한다. 인생의 목표는 무병장수 無病長壽가 아니다. 아흔 살에도 지리산, 한라산을 등반하고 20대와 다름없는 부부 생활을 할 수 있어야 한다."

건강한 체력을 회복한 이 언론인의 두드러진 활약은 신문 칼럼에서 늘 확인하고 있다. 훌륭한 글은 잔꾀를 짜낸다고 되는 게 아니다. 참다운 건강에서 저절로 샘솟는 것이다.

치질은 '신의 은총'인가

40, 50대 남자들의 치질

병원 외과를 찾는 환자의 약 60퍼센트가 치질 환자라고 할 정도로 치질을 앓고 있는 사람이 많다는 것은 놀라운 사실이다. 치질이란 의학적으로 직장直腸 하부 항문 근처의 혈액 순환이 나빠져서 울혈이 되어 정맥이 부풀어 올라 생기는 병이다.

도시인에게 치질이 많은 원인은 여러 가지이다. 쌀밥이나 육류 등 산성 식품을 과식하고 전신의 울혈이나 직장 점막의 만성적인 자극, 술이나 매운 음식, 운동 부족, 직업상 하루 종일 앉아 있거나 서 있어야 할 때, 그리고 동물성 지방의 과잉 섭취, 전립선 비대 등이 모두 치질을 가져온다. 혈액이 산성이 되고 지방질이 많아지면 혈액 순환이 나빠져서 잘 운행되지 못하므로 대장의 아래 부분이 부어서 통증이 생기게 된다.

여자의 경우에는 임신 중 자궁이 팽창되어 항문 근처의 혈액 순환이 나빠져서 생긴다. 『동의보감』에 의하면 모든 치질은 섹스와 술이 과해서 생긴다. 계속 기름진 진미만 먹고 술에 취하여 여자에 입방入房하는 것을 삼가지 않아 혈맥이 흐트러지며 이질이나 혈변이 생기다가 점차 하부로 모여서 항문 주위에 종기가 생기고 결국 치질로 변한다는 것이다. 40, 50대에 치질로 고생하는 도시의 남자들이 들으면 이해도 안 될 뿐더러 억울한 이야기가 된다. 섹스를 많이 해서 치질이 생겼다면 그래도 조금은 덜 억울하겠지만, 섹스 한번 변변히 못하면서 과하게 섹스를 하다가 치질이 생긴다고 하니 원통한 일이다.

이것은 허준 선생이 살던 17세기와 21세기를 바라보는 오늘과의 차이점이다. 허준 선생이 살던 시대에는 지금에 비해 별로 오락 거리가 없는 탓도 있겠지만 거의 다 탁월한 섹스 능력을 지니고 있었음에 틀림없다. 단, 양반들은 예외이다. 이들은 힘든 근육 활동은 하지 않은 채 뒷짐 지고 살랑살랑 걸어 다니면서 술만 먹었으니 오늘날의 40, 50대 도시 남자들과 비슷한 능력을 갖고 있었을 것이다.

이곳 산골에는 40, 50대의 남자들이 가끔 찾아와 며칠씩 민박집에 묵고 간다. 그들이 바쁜 도시생활에도 불구하고 이곳에 오는 이유는 한 가지이다. 도시에서는 사라진 듯 영 시원치 않았던 남자 구실이 이곳에서 며칠 묵고 나면 옛 영광(?)을 되찾기 때문이다. 맑은 공기, 맑은 물, 그리고 별로 스트레스를 느끼지 않는 생활을 하다보면 저절로 섹스 능력이 되살아난다. 산골의 40, 50대 남자들은 알코올 중독자를 제외하고는 대개 20대의 젊은이 못지않은 섹스 능력을 지니고 있다. 그 이유는 맑은 물, 공기, 욕심 없는 생활, 알맞은 근육 운동 때문이다.

치질은 위하수胃下垂와 마찬가지로 장하수腸下垂라고 볼 수 있다. 위의 힘이 없어 내려앉는 것이 위하수이고 보면 장의 기운이 없어 내려앉는 것은 장하수인 셈이다. 이는 항문도 대장의 연장이라고 보는 시각에서이다. 치질은 오래 앉아 있는 사람도 걸리고 오래 서 있는 사람도 걸리는 병이다. 한마디로 운동 부족으로 기운 순환에 장애가 생겨 '장 무력증'이 되다 보니 나타나는 증상이다. 그러므로 그 치료에는 혈액 순환이 잘 되게끔 운동을 하는 게 관건이다.

치질 치료 길라잡이

부르봉가家에서는 치질을 '신의 은총'이라 불렀다. 이들은 과로를 하거나 운동량이 부족해지면 치질이란 증상이 나타나고 그것을 치료하고자 과로를 삼가하고 알맞은 운동을 하여 장수했다. 말하자면 치질은 방자하고 나태한 정신과 생활을 바로잡아 주려는 예방주사와 같은 것이다. 병을 통해 휴식을 취하게 되고 앞만 보고 달려온 자신을 되돌아보는 계기를 갖는 수양의 기간이다. 이 같은 교훈을 주려고 찾아온 병을 원망하기보다 기운 순환을 위한 적당한 운동을 하면서 자신의 삶을 한 단계 높은 곳으로 끌어 올리려는 자세가 현명한 자세이다.

넓은 의미로 보아 단전에는 간, 대장, 신장이 포함된다. 나의 임상 경험으로는 간질환 치료제인 가열순환제를 사용해 보면 단전이 강화되면서 간질환이 치료되고 대장, 신장의 기능 또한 좋아졌다.

Y대학 물리학과 교수로 있는 나의 친구는 근육 운동은 별로 안 하면서 명상과 참선, 단전호흡을 하다 보니 나중에는 치질 때문에 심하게 고생했다. 이 친구에게 가열순환제를 복용케 하고 가열순환 패치를 바르

면서 하루 두 시간 이상 산행을 시켰더니 수십 년 고생하던 치질이 100일 후에는 거의 완쾌되었다.

　가열순환 패치는 이런 경우에 제몫을 단단히 한다. 약을 입으로 먹어 그 약효가 항문까지 도달하기 위해서는 중간에 엄청난 약효의 손실이 있을 것은 자명한 노릇이다. 물론 먹기만 해도 장이 튼튼해지면서 치질이 낫겠지만 시간이 많이 걸린다. 먹기도 하고 바르기도 하는 양동 작전을 펴면 시간도 단축되고 그 효능도 크다.

나이와 성욕은 관계없다

날콩과 솔잎을 같이 먹으면

올해 76세인데도 '할아버지'가 아닌 '아저씨'로 불리는 노인이 있다. 젊은 시절부터 불리던 호칭인지라 팔십이 가까운 지금도 '약초 할아버지'가 아닌 '약초 아저씨'이다.

고향이 강원도라는 것 외에는 별로 알려진 것이 없는데, 해방되던 해에 이곳 상남에 정착하여 등짐장사를 시작했으므로 50년을 넘게 살아온 셈이다. 고향이나 다름없었다. 이젠 집에서 손자나 봐주며 쉬는 것이 어떠냐는 주위 사람들의 권유에도 아랑곳하지 않는다. 은퇴는 꿈에도 생각하지 않는다는 본인의 이야기이다.

이 노인은 찻길이 닿지 않는 산간 오지에 가서 무거운 짐을 등에 져 나르는 이 시대의 마지막 보부상이다. 십여 리 산길로 콩 두 말을 져 나르면 담배 한 갑 살 정도의 이문이 생기는데, 노인은 아무리 힘들고 조금 남아도 개의치 않는다. 남으면 됐지 얼마 남느냐는 중요하지 않다는 것이다. 이곳 사람들은 그저 열심히 일해서 조금이라도 남기면 된다는 생각을 갖고 있으니 '오 리를 보고 십 리를 간다'는 개성 상인보다도 훨씬 지독하다. 일단 주머니에 들어간 돈은 좀처럼 나오지 않는 것도 이곳의 특징이다. 이 노인도 철저한 내핍 생활과 근면하고 성실한 장사로 상당한 재산이 축적되어 있지만, 맨주먹 시절이나 다름없이 일하고 있다. 산길을 걷는데 이골이 나 있고 아무것이나 가리지 않고 먹는 악식惡食의 습관이 몸에 배어 있어 하루 종일 걸어도 힘든 줄 모르며 아무 음식이든 잘 먹는다.

노인의 이 같은 습관은 젊은 시절부터였다. 8·15해방이 되었을 때 그는 만주에 있었다. 그곳에서 해방된 조국의 고향 땅을 찾아오는데, 소련군에 잡히면 죽을까봐 험한 산길만을 걸었다. 낮에는 덤불 속에서 자고 사람들의 눈에 띄지 않도록 밤에만 움직였다. 백두대간의 험한 산길을 밤에만 걸어서 이곳까지 오는데 한 달 넘게 걸렸다.

이곳에 도착했을 때는 피골이 상접한 죽기 직전의 거지 행색이어야 당연한데, 비록 의복은 남루하지만 도를 깨우치고 하산한 고승처럼 깨끗하고 건강한 혈색이었다. 남의 눈을 피해 험한 산을 밤새도록 걷는 사람이 먹을 것을 충분히 가지고 다녔을 리 만무하다. 그렇다고 해서 산짐승을 잡아먹고 다닐 형편도 못 된다. 산나물과 약초 뿌리만으로는 힘든 산행을 계속할 수가 없다. 또 숨어 다니는 사람이 누구한테 밥술이나 얻어먹고 다닐 리도 없다. 이 노인이 험한 산속에서 먹을 수 있는 것이라고는 오직 만주에서 떠나올 때 등짐에 넣어 둔 검은콩 반 말뿐이었다.

노인은 배가 고프면 이 날콩 한줌과 솔잎 십여 개를 같이 씹어 먹었다. 날콩 한줌의 양은 계산해 보면 약 40그램이다. 콩 반 말은 대략 40킬로그램이니 이를 하루 세 끼, 한 달간 먹었다고 하면 한줌의 콩은 한 냥兩의 양이 된다.

날콩과 솔잎의 처방은 옛적에 깊은 산속에서 무예나 도를 닦던 사람들이 즐기던 선식禪食의 하나이다. 날콩은 몇 번 먹으면 설사가 나서 기력이 탈진되므로 계속해서 먹을 수가 없다. 솔잎을 많이 먹으면 솔잎에 있는 송진 때문에 변비가 되어 항문이 막힌다. 이 송진은 체내에 들어가면 배설되지 않으므로 솔잎으로 만든 드라이진 같은 술을 상용하는 사람은 건강에 문제가 있을 수 있다.

그러나 날콩과 솔잎을 같이 먹으면 문제는 달라진다. 서로 상반된 효능이 상승 작용을 하여 값싸고 효과 높은 기막힌 건강식품이 된다. 콩은 음陰 체질의 음식이고 솔잎은 양陽 체질의 음식인데, 콩과 솔잎을 같이 먹으면 둘이 어울려 이상적인 음양 조화를 이룬다. 이 노인이 장기 산행 중에 날콩과 솔잎 대신 산삼과 녹용을 먹었다면 아마도 산속에서 영양 부족으로 죽었을 것이다.

험한 산을 장기간 등반하는 사람은 이 검은콩을 비상식량으로 준비하는 게 좋다. 그리고 솔잎은 겨울에 눈이 많이 내려도 우리나라 산에서는 얼마든지 구할 수 있다. 결국 이 노인에게는 날콩 한 줌과 솔잎 십여 개가 훌륭한 한 끼의 식사가 되어 험한 산을 계속 걸을 수 있는 힘의 원천이 된 것이다. 그리고 이렇게 먹으면서 한 달간 산길을 걸었으므로 옷은 남루했을 테지만 몸만은 도를 닦은 사람처럼 혈색 좋은 건강한 사람이 되지 않을 수 없었을 것이다.

이 노인이 취급하는 물건은 약초가 주종이지만 이윤이 남는 것은 무엇이든 사고판다. 콩, 팥, 수수, 기장, 율무, 메밀 등 산골의 농산물이나 산나물, 심지어는 뱀도 취급한다.

팔십에도 색시 없어 고민

한 번은 칠점사라는 뱀에 물려 전신에 독이 번지는 바람에 사경을 헤매다가 병원에 입원하여 목숨을 건진 적도 있다. 칠점사란 몸에 점이 일곱 개 있다는 말이 아니라, 한 번 물리면 일곱 발자국을 걷지 못하고 죽는다고 하여 그 이름이 붙여질 만큼 강한 독을 가진 뱀이다. 큰 것은 길이 50~60센티미터로 장작 크기만 한 독사이다.

병원에서 퇴원한 노인을 보고, 이제는 그만큼 혼이 났을 테니 뱀 장사를 그만두라고 하자 "밥에 얹혔다고 밥을 안 먹수?" 하며 단번에 말허리를 분지른다. 노인은 확고한 인생관을 갖고 있다. 사람들이 이젠 돈도 모았고 연세도 있으니 편안히 여생을 보내라고 할 때마다 본인의 답은 늘 같다. 일할 힘이 없으면 살 가치가 없다는 것이다.

적어도 이 노인에게는 일은 단순한 밥벌이가 아니라 생활이었다. 할 일이 없거나 할 수 없으면 죽은 목숨이었다. 등짐을 지고 힘들게 다니다 보면 젊었을 때의 체력을 유지할 수 있어 좋고 남한테 신세를 지지 않으면서 생활비를 벌으니 일석이조이다. 그리고 웬만한 병은 곡식을 몇 말 지고 산을 넘으면서 땀을 흘리다 보면 뚝 떨어지니 일석삼조가 아닐 수 없다. 이 노인의 말대로 모아 놓은 재산이 좀 있다고 해서 일을 하지 않는 사람들을 보면 아직 육십을 넘기지 않았는데도 생기가 없어 폐인같이 느껴진다. 경로당에서 노닥거리는 노인들을 대하다 보면 과연 저렇게까지 해서 살아야 하는가 생각마저 든다. 남자 구실을 못해 마누라한테 천대받고, 자식들한테 용돈을 얻어 쓰려고 눈치나 살피고, 여기저기 몸이 아파 골골하게 사는 것은 사는 것이 아니다. 늙었어도 일할 기운이 있으면 과감하게 일해야 하고 일을 즐겨야 한다.

이 노인은 젊은 시절 선가禪家에서 배운 특별한 비방을 가지고 있다. 앞서 이야기한 검은콩과 솔잎 외에 냉이와 쌍화탕이 그것이다. 냉이와 쌍화탕은 옛날 산속에서 힘들게 체력을 연마하는 전통 무예인들이 즐겨 먹던 음식이다. 무술은 강한 근육을 필요로 하는데, 강한 근육을 만들려면 우선 간이 좋아야 한다.

높은 산에서 이른 봄에 캐는 냉이는 훌륭한 간장肝臟 식품이고 쌍화탕은 간에 좋은 우수한 처방이다. 옛날 궁궐에서도 쌍화탕을 많이 이용했다. 임금의 임무 중에는 많은 궁녀를 보살피는 것도 포함되는데 이 임무를 충실히 수행하기 위해 궁중 쌍화탕을 장복했다.

궁중 쌍화탕의 처방은 '쌍화탕×2＋구기자 20그램'이다. 쌍화탕의 '쌍雙'은 기혈 음양을 말하고 '화和'는 조화를 말한다. 따라서 이 처방은 음양 조화의 처방으로 '방실房室 후 노역' 혹은 '노역 후 범방犯房'에 많이 쓰인다. 한마디로 섹스에 좋다는 얘기이다. 그러나 아들, 딸을 구별하는 능력과는 별개이다.

이 노인은 그동안 쌍화탕을 수시로 달여 먹어 지금은 물론 100세가 되더라도 자식을 낳을 자신이 있다고 주장한다. 쌍화탕의 간판스타가 되는 약재는 백작약白芍藥인데 어떤 작약을 쓰느냐가 쌍화탕의 약효를 좌우한다. 우리가 흔히 쓰는 '재배한 백작약'을 넣은 쌍화탕으로는 백 살에 자식, 그것도 아들 낳는 것을 보장할 수 없다. 자연생 작약이라야 한다. 자연생은 산작약, 강작약이라고 하는데, 특히 강원도 백두대간에서 캐낸 작약을 최상품으로 친다. 이 작약은 강원도의 '강'자 이름을 붙여 '강작약'이라고 칭한다.

    이 노인은 쌍화탕에 반드시 강작약을 넣는다. 아마도 강작약이 없었다면 아들 낳는 문제에 관해 지금처럼 큰소리치지는 못했을 것이다. 강작약을 넣고 끓인 쌍화탕을 장복한 덕분에 이 노인은 80세가 다 된 지금도 "기운이 없어서 못하나, 색시가 없어서 못하지!"라는 말을 서슴없이 한다.

냉탕 반욕으로 성기능 장애 없앤다

인간이 생존하고 번식하는 기본 토대는 식욕과 성욕이다. 식욕이 없으면 죽게 되고 성욕이 없다면 번식이 안되므로 역시 죽게 된다. 따라서 먹는 것과 섹스에 많은 관심을 갖는 것은 지극히 자연스러운 일이다. 특히 섹스에 대한 관심은 고금동서를 막론하고 남녀노소의 공통된 흥밋거리가 아닐 수 없다.

방중술은 상상력이 만든 허상

건강 양생을 위한 방중술을 다루고 있는 책은 단연 중국의 것이 많다. 『천금방』 『포박자』 『동현자』 『현내경』 『소녀경』 『옥방지묘』 『옥방비결』이 대표적인 책이다. 한의학에서도 정력을 좋게 하는 처방을 많이 만들었다. 특히 궁중에서는 임금을 위한 여러 비법들이 동원되었다. 그 가운데 『궁중비전 춘방묘결宮中秘傳 春方妙訣』에는 다음과 같은 처방이 있다.

즉, 진인보명단眞人保命丹은 산조인, 인삼, 백복령, 천문동을 각각 3돈씩 넣은 처방으로 하룻밤에 백 명의 여자를 능히 상대할 수 있다는 선약仙藥이다. 지묘고본단至妙固本丹은 용골 10냥, 가자 5개, 사인주사 5돈으로 된 처방으로 열 명의 여자를 상대해도 불설不泄한다. 대력환大力丸은 숙지황 5냥, 인삼 2냥, 부자 1냥으로 된 처방으로 열 명의 여자를 상대해도 백전부도百戰不倒한다고 적혀 있다.

이 외에 단방으로는 다음과 같은 것이 있다.

첫째, 물개의 음경과 고환을 일컫는 해구신이다. 수컷 물개가 여러 마리의 암컷을 거느리고 산다고 하여 제일의 정력제로 치부하고 있다. 그런데 요즘 해구신에 가짜가 많아 진품인지 아닌지를 시험해 보려면 잠자는 개의 옆에 갖다 놓아 그 개가 갑자기 놀라 날뛰면 진짜라는 말이 있다. 해구신 중에는 알래스카의 앵커리지 해구신이 특히 효험이 있다고 하여 직접 실험을 해본 적이 있었다. 진짜라고 구입한 해구신이었건만 개는 거들떠보지도 않았다. 둘째, 음양곽陰羊藿이다. 이것은 삼지구엽초로 산양이 이 풀을 먹고는 하루에 백 번을 교미한다고 하여 특히 일본인들이 관심을 가지고 있다고 한다. 셋째, 육종용肉從蓉이다. 더부사리과에 속하는 여러해살이 풀의 뿌리로 말의 정액이 떨어진 곳에서 난다고 한다. 넷째, 파고지破古紙이다. 콩과의 일년생 풀로 보골지補骨脂의 씨앗인데, 이것을 먹으면 옛 문풍지인 고지古紙를 뚫는 힘이 생긴다고 한다. 다섯째, 복분자이다. 나무딸기로 이것을 먹으면 요강도 깨뜨릴 만큼 오줌발이 생긴다고 한다.

그렇다면 이 같은 처방을 따를 경우 정말 변강쇠가 될 수 있을까. 아내 한 사람조차 제대로 만족시켜 주지 못하고 있는 30, 40대의 도시 남성들로서는 혹하지 않을 수 없는 이야기이다. 결론부터 말하면 이런 처방은 허약한 인간들이 엉뚱한 상상력을 발동시켜 만들어 낸 것에 지나지 않는다. 구체적으로 설명해 보자.

『카마수트라』는 인도의 귀족들이 섹스를 통해 건강해지고 고고한 경지에 도달하기 위해 만든 책이다. 그러나 어느 나라건 '귀족'이란 부류의 인간들은 빈둥빈둥 먹고 놀면서 허황된 생각만 한다. 다시 말해서 섹스 능력이 떨어진 사람들이다. 앞서 적은 중국의 책도 마찬가지이다. 성욕은 식욕과 같다. 진수성찬이 독이 될 수도 있고 솔잎과 콩이 최고의 건강식이 될 수도 있음을 우리는 경험적으로 알고 있다. 또 양귀비나 클레오파트라가 옆에 있어도 통나무처럼 여겨질 수 있고, 통나무 같은 여자가 곁에 있어도 양귀비나 클레오파트라처럼 아름답게 보일 수 있다.

외설 작가와 정력은 반비례

요즘 서점가에서는 섹스를 주제로 한 소설이나 글이 부쩍 범람하고 있다. '성을 진솔하게 있는 그대로 표현한다'는 이름 아래 성을 팔아먹고 있다고 모 출판사 편집장은 진단했다.

야하고 변태적인 성행위를 묘사하는 작가일수록, 그리고 읽기가 낯뜨거울 정도로 적나라한 글을 쓰는 작가일수록 섹스 능력은 반비례한다. 만약 결혼한 남자가 그런 글을 썼다면 그는 분명 아내에 대해 심한 성적 콤플렉스를 갖고 있을 것이다. 실제 부부 생활에서 아내를 만족시키지 못하는 것을 글로써 대리 만족시키고 있는 셈이다. 여류 작가라면 그녀는 극심한 성적 불만감에 젖어 있을 것이다.

식욕이 없는 사람일수록 이상한 식도락을 찾는 법이다. 마찬가지로 하초가 무력할수록 건강치 못한 상상력을 발동하여 과장된 성행위나 왜곡되고 삐뚤어진 내용을 문학의 이름으로 긁어 댄다. 이런 부류의 작가들은 거의 다 '임포'라고 봐도 무방하다.

얼마 전에 작고한 유명 작가 한 분이 쓴 글을 읽은 적이 있었다. 어느 날 지하철을 타고 가다가 속살이 훤히 보이는 옷을 입은 젊은 여자를 보게 되었는데, 갑자기 춘심이 발동하여 다음 정거장에서 그냥 내렸다는 내용이다. 한마디로 자신이 70대임에도 건강하다는 것을 자랑하는 글이다. 내가 이 이야기를 이곳 산골에 사는 노인들에게 했더니 노인들의 답이 참으로 걸작이었다.

"허이, 미친 놈! 그렇다면 지하철 값과 버스비를 어떻게 감당을 해?"

몸과 마음이 건강한 사람들은 음담패설을 하지 않는다. 할 줄 몰라서가 아니라 재미가 없어서 안 하는 것이다.

요리책을 많이 읽는다고 해서 배가 불러지는 게 아니다. 섹스 역시 몸으로 하는 것일 뿐 말이나 글로 하는 것이 아니다. 배고플 때는 밥을 먹어야지 밥에 대한 이야기를 많이 듣는다고 배가 불러지지 않는 것과 같은 이치이다.

사람이 섹스 능력이 부족하면 입으로 소증을 끄기 위해 음담패설을 자꾸 하게 되고 또 그것을 재미있어 한다. 나이들은 사람이 젊은 여자에게 말로써 성적인 희롱을 하고 싶은 것은 이런 이유에서이다. 한마디로 음담패설을 글 쓰는 사람이나 그것을 읽고 즐거워하는 사람, 또 그것을 화제 삼아 여자한테 농을 일삼는 사람은 모두 물에 빠졌는데도 헤엄칠 생각은 하지 않고 지푸라기만 붙들고 허우적거리는 꼴이다.

그렇다면 남자 나이 칠십에는 성생활을 왕성하게 할 수 없다는 말인가. 결론부터 말하면 절대로 그렇지가 않다. 자연 수명을 다하는 날까지 신혼부부처럼 살 수 있다. 해구신을 100개 먹는 것보다 열 배, 백 배의 효과가 큰 비방이 있다. 이 비방은 정력만 좋아지는 게 아니라 몸이 전체적으로 건강해진다.

정력 강하게 만들기

정력이란 몸의 어느 한 부분이 뛰어난 기능을 갖고 있다고 해서 좋아지는 것이 아니다. 몸 전체에 대한 건강의 문제이다. 정력이 강한가 약한가를 남자들이 건강의 지표로 여기는 것도 이런 까닭에서이다.

비방이란 다름 아닌 강제 기운 순환법이다. 나는 이 방법으로 30대 청년부터 80대 노인에 이르기까지 많은 사람들의 정력을 놀랍게 증진시켜 주었다. 방법은 매우 간단하다. 우선 하루 한 시간 정도 운동이나 일을 심하게 하여 땀을 흘리거나, 물 한 말 정도의 짐을 지고 산에 올라가 계곡물에 배꼽 아래까지를 담그면 된다(이때 명치가 기준이다). 시기는 살얼음이 살짝 어는 초겨울이나 얼음이 녹기 시작하는 초봄에 하는 것이 제일 좋다. 발을 물에 살짝만 집어넣어도 오싹할 정도의 추위를 느끼지만 실제로 물 속에 들어가면 별것이 아니다. 처음에는 무척 춥지만 5분만 지나면 상체에 열이 나며 한기가 가신다. 찬물로 수축되었던 혈관이 5분 정도만 지나면 팽창을 하기 때문이다. 성기도 혈관 덩어리이므로 처음에는 수축하였다가 다시 발기하게 된다.

물 속에 들어가서는 연기練氣를 한다. 연기는 '태식胎息'이라고도 하

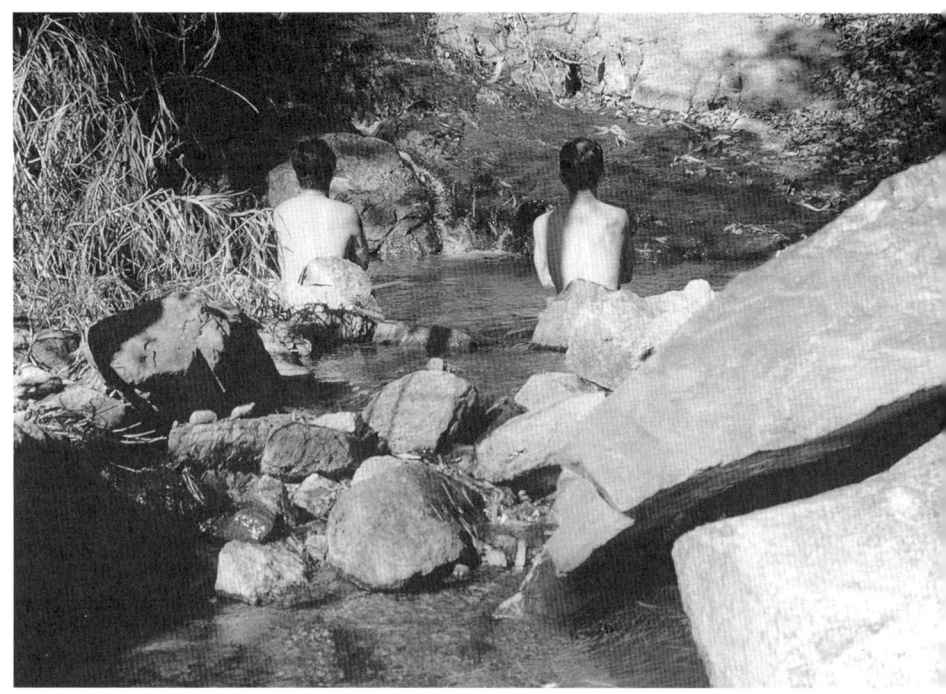

반욕을 할 때 어머니 뱃속에 태아로 있을 때와 같은 연기 호흡을 해야 한다.

는데, 마치 어머니 뱃속에 태아로 있을 때와 같은 상태를 말한다. 초심자는 우선 코로 숨을 들이마시고 마음속으로 숫자를 120까지 센 다음에 천천히 숨을 내뿜는다. 이때 주의할 점은 내쉬는 숨을 들이마시는 숨보다 적게 하여 정기精氣의 축적을 꾀해야 한다는 점이다. 이렇게 연습을 계속하여 1000까지 셀 수 있을 정도가 되면 노인일지라도 여자 열 명을 상대하여 '백전부도'나 '불설'하는 경지가 된다. 무엇보다 깊은 호흡, 즉 심호흡을 하는 것이 중요하다.

『장자莊子』를 보면 '진인의 호흡은 발바닥으로 하는 것처럼 깊고, 범인凡人의 호흡은 단지 목구멍 끝으로 하는 것처럼 얕다'고 씌어 있다. 시간적으로는 산에 오르기 1시간, 물속에서 15분, 산에서 내려오기 45분 해서 모두 두시간이 소요된다. 하루 두시간을 100일간 투자하면 10~20년이 젊어지고 그 어느 것과도 바꿀 수 없는 건강체가 된다. 이른 겨울에 시작하여 얼음이 풀리고 봄이 되면 누구나 건강한 젊은이가 된다.

그러나 이 방법은 직장 생활로 바쁜 도시인이 하기란 쉬운 일이 아니다. 그럴 경우에는 목욕탕을 이용하면 된다. 냉탕 속에서 깊은 산속의 계곡에 있는 것처럼 상상을 하면 효과가 탁월하다. 산을 오르지 못할 때는 무조건 많이 걷는 것이 좋다. 이때 천천히 걷기보다는 옷이 땀에 흠뻑 젖을 만큼 뛰어야 한다.

찬물에 반신욕을 하는 것은 취약 부분에 기운을 물리적으로 보내는 강제 순환 원리이다. 기운 순환이 원만해지면 질병은 사라지고 건강이 찾아온다. 찬물에 하반신을 담그는 방법은 민가에서 전해지는 전통적인 비술秘術이며 이미 과학적으로 증명되어 있다.

정력이 정상적으로 되면, 다시 말해 건강해지면 섹스 콤플렉스에서 해방되어 건전한 사고를 하게 된다. 결벽증이 심한 윤리관이나 도덕관은 섹스 콤플렉스에서 오는 반동 심리이다. 섹스에 지나치게 집착하는 것도 그 의식의 저변에 열등의식이 자리 잡고 있다는 이야기가 된다. 정신분석학자 지그문트 프로이트도 임포일 가능성이 많다.

이곳 산골에 사는 60, 70대의 노인들은 20대처럼 자연스러운 성생활을 하고 있다. 그들의 생활을 면밀하게 살펴보면 자연에 순응하는 생활과 사고방식을 가지고 있다.

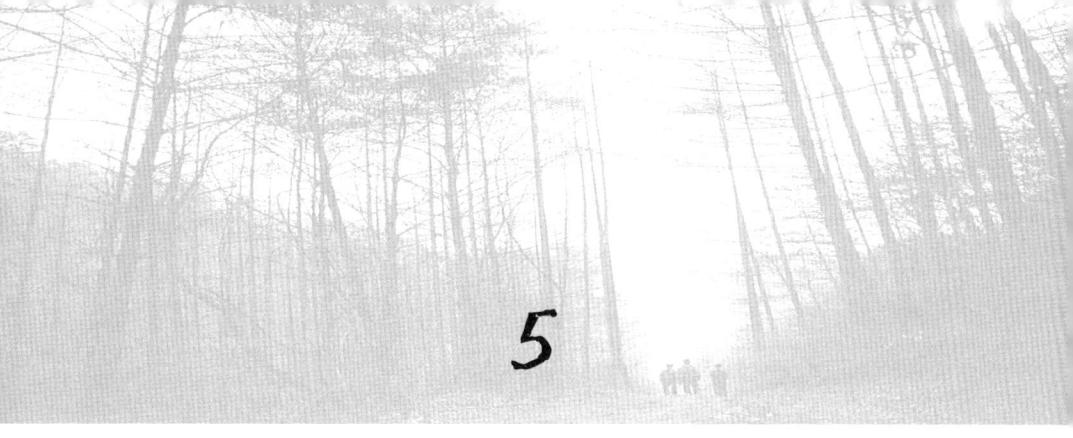

5

자연과 멀어지면 질병과 가깝다

우황청심원은 만병통치약?

　상남은 인제군에 속하는 지역으로 방태산(1435m), 주억봉(1443m), 개인산(1321m), 가마봉(1192m) 등 험한 산들이 병풍처럼 둘러싸인 해발 460미터의 손바닥 만한 분지에 수십 호가 모여 사는 산골이다. 산이 많아 화전밭 농사와 산나물, 약초 채취가 이곳 사람들의 생업이다.
　옥수수를 갈아 끓여서 만든 올챙이국수와 감자를 강판에 갈아서 부친 감자부침은 전국 어디에서도 찾아볼 수 없는 맛을 가지고 있다. 또한 산수가 수려하여 수많은 시가詩歌를 남겼으나 우리나라에서 가장 오지에 속하리만큼 문명의 혜택을 늦게 받은 지역이다.
　내가 이곳에 한약방 문을 연 80년대 초만 해도 동네에서 자동차라고는 화물차건 승용차건 한 대도 없고 경운기가 최신 운송 수단이었다. 그 경운기를 몰고 가는 사람의 표정을 보면 흡사 도시에서 BMW를 운전하는 사람의 그 묘한 표정과 같다. 간간이 노선버스나 장사꾼 차가 지나가며 마을의 정적을 깨뜨릴 뿐이었다.

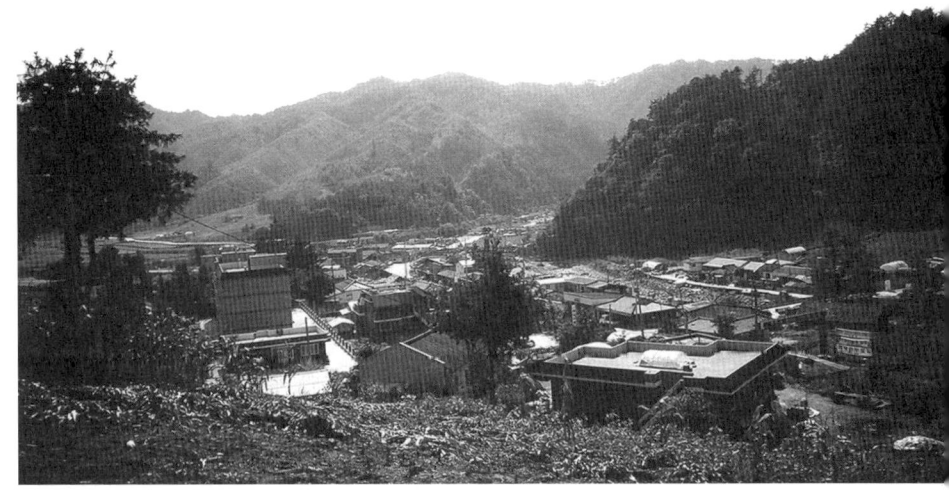
우리나라에서 가장 오지에 속하는 강원도 인제군 상남의 마을 전경.

    길이라고는 마을 한가운데를 관통하는 도로만이 포장되어 있고 그 외의 모든 길은 비포장 도로였다. 전기는 몇 해 전에 들어 왔고 상수도는 없다. 전화는 6·25 때 사용하던 완전 수동식 전화로 손잡이를 돌려 교환수를 부르는 것이었다. 집집마다 전화가 설치되어 전화번호가 있지만 전화번호를 외우고 있는 사람은 드물었다. 수화기를 들고 손잡이를 몇 번 돌려 교환수가 나오면 그냥 '개똥이네 대줘라' '현숙이네 집 바꿔라' 식으로 통화를 하니 전화번호를 굳이 외울 필요가 없다. 시계가 없는 집에서는 간혹 교환수에게 몇 시나 되었는가를 물어 봐도 아무도 이상하게 여기지 않았다. 마을에는 가게가 몇 개 있었는데 그 이름이 'ㅇㅇ슈퍼' 등으로 현대식 간판이 붙은 것은 최근의 일이다. 면 출장소가 일 년 전에 면사무소로 승격되어 주민들은 약간의 긍지를 가지고 있다.

한약방 문을 처음 열던 날은 하루 종일 함박눈이 내렸다. 휴전되던 해에 어느 화전민이 지었다는 흙집에 방 두 칸을 빌려 한약방을 정했는데, 이태리제 소파를 갖춘 도시 한약방과는 거리가 멀었다. 흡사 텔레비전 사극에 나오는 18세기 한약방이다.

아는 사람도 없고 찾아오는 사람도 없었다. 화전민 마을 사람들은 대체로 무뚝뚝한 편이다. 대대로 자기 골짜기를 자기가 지어 먹으면 그만이니 누구한테 신세질 필요도 없거니와 또한 도와 줄 사람도 없다.

우리가 통상 '예의와 질서'라고 부르는 것은 수많은 사람들이 우글거리며 경쟁하는 도시 문화의 산물이다. 수십만 평의 정원이 있고 수천 평의 밭이 있는 대장원의 주인 격인 이곳 화전민들로서 멀리 떨어져 있는 옆집 사람들과의 유대 관계는 수평적이다. 제각기 자기 힘으로 자기 땅(골짜기)을 일구느라 바쁘니 '예의와 질서'가 도시형과는 사뭇 다를 수밖에 없다. 자연 속에서 거의 혼자 묵묵히 일하는 게 습관처럼 되어 있는 사람들은 처음 보는 사람을 대하는 태도가 도시와 다르다. 도시와 같은 친밀감을 보이지 않으며 적대감도 보이지 않는다. 그저 소가 닭 보듯이 담담하게 대한다.

나는 계속 내리는 눈을 바라보며 어떤 손님이 첫손님이 될까 설레는 마음으로 조선조 시대에 발행된 한의서를 뒤적거렸다. 혹시 동네 사람들이 놀러 오게 되면 내가 한문으로 된 두꺼운 한의학 원전을 읽고 있는 모습을 보고 유식한 의원으로 생각하지 않을까 하는 얄팍한 계산도 있었다. 하지만 그 책은 지금은 먼지를 덮어쓴 채 책장에 있다.

동네 강아지 한 마리도 기웃거리지 않은 채 저녁이 되었다. 몹시 추운 지역이고 할 일도 없던 터라 일찍 아궁이에 불을 지폈다. 옆집에서 빌린

참나무 장작을 피웠는데, 아궁이 앞에 쭈그리고 앉아 활활 타오르는 불길을 바라보니 묘한 기분이 들었다.

산골에서는 밤이 일찍 찾아온다. 특히 겨울철에는 더욱 그렇다. 도시였으면 한참 분주한 시간에 하루 일을 끝내고 뜨거운 온돌방에 누워 있으니 기분 또한 야릇했다. 깜깜한 오지에 혼자서 선택한 고독을 대하고 있다는 벅찬 감정과 약간의 떨림이 교차했다.

'첫날은 완전히 공치는 날이구나. 며칠이 지나야 손님이 오려나…'

이런 생각을 하고 있는데, 누군가가 거칠게 문을 두드렸다. 바깥에 나가보니 흙 묻은 작업복 차림에 고무장화를 신은 50대의 농부가 서 있었다. 밭에서 약초인 천궁을 캐다가 눈이 아픈 것을 참을 수 없어 찾아왔다고 했다. 흙이 묻은 발과, 땀에 젖은 옷에서 쾌쾌한 냄새가 났고 말할 때마다 술 냄새가 코를 찔렀다. 이 농부는 눈이 빠질 것 같으니 얼른 고쳐달라고 숨이 넘어갈 듯이 말했다.

할아버지의 한약방을 기웃거린 것을 빼면 임상 경험도 별로 없는데다가 환자 같지 않은 도시 환자만을 상대로 눈치껏 보약 처방이나 했던 나는 응급 환자를 대하자 겁부터 덜컥 났다.

도시라면 이런 응급 환자는 당연히 병원 응급실로 갈 것이다. 그러나 이곳에서 응급실이 있는 병원은 백 리 떨어진 홍천이나 인제에 있다. 설혹 간다 해도 눈 쌓인 길을 캄캄한 밤중에 찾아가기란 거의 불가능하다. 제일 빠른 운송 수단이 경운기인데 시속 10킬로미터 속도를 내는 경운기로 눈이 덮인 험한 아홉사리와 고사리재를 넘어 백리를 가려면 5시간도 더 걸릴 테니 말도 안 된다.

나는 암담했지만 그래도 이 마을에서는 의술에 관한 한 유일한 공인 전문가이니 뭔가 하기는 해야 했다. '어떻게 할까?'를 머릿속으로 궁리하고 있는데, 환자는 아파 죽겠는데 왜 멍하니 앉아만 있느냐고 소리를 질러 댄다. 우선 우황청심원이 구급약이라 한 알을 먹게 했다. 혹시 아픈 게 나아지려나 하고 기다리는데, 환자는 전혀 통증이 가시지 않는다고 다시 소리를 질러 댄다. 죽은 사람도 살린다고 하여 기사회생의 명약으로 꼽히는 우황청심원도 맥을 못 추는 지경이었다.

안 되겠다 싶어 양말을 벗기고 용천혈에 삼릉침으로 사혈을 시켰다. 나는 원래 침을 놓지 않는데, 상황이 워낙 난감한지라 응급 처방을 했다. 환자는 침을 놓은 자리가 아프다고 펄쩍 뛰더니, 잠시 후 그는 눈 아픈 것이 다 나았다고 하면서 인사도 없이 그냥 나가 버렸다.

용천혈을 삼릉침으로 찌르면 몹시 아프다. 이 환자는 침이 하도 아프니까 더 맞을까 봐 겁이 나서 허겁지겁 나간 것 같고, 내 속셈도 이런 의도가 절반은 있었다. 그 뒤, 나는 임상 경험을 통해 고혈압과 과로로 눈이 아픈 경우에는 우황청심원과 용천혈을 사혈하는 게 훌륭한 처방이라는 것을 알았다. 첫날밤에 찾아온 환자는 침이 아파서 나간 게 아니라 병이 나아서 나간 것이었다.

돼지고기 먹고 암 고친 '노새 영감'

나물 캐면 '치사한 남자'인 곳

70세를 넘긴 노인이 하루 종일 노름을 하고 돼지고기를 먹어 간암과 폐암 합병증을 치료했다면 여러분들은 믿을 것인가. 이 황당무계한 이야기의 주인공인 '노새 영감'을 만나 보자.

이 노인의 본명을 아는 사람은 별로 없다. 나 또한 모른다. 자그마한 체구에 벙어리처럼 말이 없고 일만 한다고 하여 사람들은 이 노인을 '노새 영감'이라고 부른다. 술과 담배는 입에 대어 본 적이 없고 남들이 노는 자리에도 눈길 한 번 주지 않는 노인이다. 그 흔한 단체 관광도 가본 적이 없다. 하루 종일 돌아다녀봤자 집에서 밭, 집에서 약초 캐는 산이 전부이다. 남과 다툴 일이 없으니 화내는 것을 본 사람도 없다. 희로애락과는 담을 쌓고 지낸다. 그야말로 진짜 노새처럼 오직 일이 취미이고 삶이다. 이 노인은 남들이 힘들어 쉬는 무더운 삼복에도 하루 종일 밭고랑에 엎드려 일하거나 틈만 나면 산에 가서 약초나 나물을 캔다. 산골에서는 나물 캐는 일은 바느질처럼 여자들의 몫으로 여겨 나물을 캐는 남자는 '치사한 남자'로 취급하는데, 이 노인은 전혀 개의치 않는다.

열두 살 때 데릴사위로 장가갔는데, 젊은 시절 그의 부인이 동네 건달과 어울리면서 바람을 피워 아이를 낳았다. 그러나 이 노인은 화를 내기는커녕 오히려 부인한테 자기를 버리지만 말아 달라고 사정을 했다. 이웃 사람들이 '바보 노새'라고 놀려대도 눈썹 하나 까딱하지 않고 일에만 매달렸다.

옛날 이곳 산골 마을의 정조 개념은 도시 사람들이 생각하는 것과 사뭇 달랐다. 원래 정조라는 것 자체가 사회와 환경의 산물이므로 특이한 것이 오히려 당연하다고 하겠다. 산골에서는 여자가 워낙 귀하다. 그러다 보니 그 여자가 얼마나 교양이 있는가, 몸 관리를 헤프게 했는가 하는 데엔 별로 관심이 없고 또 의미 부여도 하지 않는다. 그보다는 시집을 와서 얼마나 일을 잘하느냐를 더 중요하게 여겨 왔다. 지금도 이같은 관습이 이어져, 술집에 있으면서 마을의 뭇 사내들과 관계를 맺다가 같은 마을 남자한테 시집와서 사는 여자도 간혹 있다.

산골에서는 볼거리나 들을 거리가 부족하여 남의 험담을 늘어놓거나 이웃집의 집안일에 관심이 많은 법이다. 그렇다면 여자의 과거는 마땅히 '험담 1호'의 대상이 될 수밖에 없을 텐데, 이곳에서는 여자의 과거에 얽힌 뒷말에 전혀 관심을 갖지 않는다. 당사자나 그 가족과 입씨름을 하는 경우에도 '정조 문제'에 대한 언급은 안 하는 게 불문율이다. 전력 시비가 붙게 되면 온 마을이 시끄럽게 될 수 있는 여지가 있어서 그럴지도 모른다. 씨족사회 같은 마을인지라 문중마다 '정조 문제'를 가진 며느리가 있을 수 있기 때문이다. 또 공급이 워낙 부족하여 수요를 감당하지 못하는 상황에서 총각으로 늙어 가는 사람들이 많다 보니 그렇게 되었는지도 모른다. 치마만 두르면 되었지, 품질이 좋고 나쁜 것은 배부른 사람들의 밥투정이라는 생각일까.

"그들이 가장 지키기 어려운 십계명은 '간음하지 말라'이다. 정조와 정숙은 그들에게는 거의 무시되고 있다. 미혼의 처녀가 아이를 낳아도 사람들은 그것을 커다란 수치로 생각하지 않는다. 우리가 거기에 머물고 있을 때 그곳의 두 처녀가 임신하고 있었지만 그 여자들은 임신한 사실을 조금도 부끄러워하지 않았다. 오히려 남자에게 사랑을 받는다는 훌륭한 증거, 그리고 매우 크나큰 자랑거리로 여기는 것처럼 보였다."

이 글은 북극을 탐험한 프리트르 난젠이 그린란드인들의 생활에 관해 기록한 내용의 일부이다. 사생아를 임신하고도 뭇 남성들의 사랑을 많이 받은 징표로 여기는 이 그린란드 여성을 향해 순결을 최고의 덕목이라고 주장하는 사람이 있다면 그는 '미친 놈'이란 취급을 받을 게 틀림없다. 여성의 순결은 남성이 재산을 독점하면서 여성에게 강제하던 도덕에 불과하다.

일을 화두로 삼는 노인

'노새 영감'은 칠십 평생을 한결같이 일에 매달리고 '일에 의한, 일을 위한' 인생을 살았다. 말하자면 이 노인의 화두는 일이다. 따라서 웬만큼 몸이 아파도 병으로 여기지 않고 일하는 것으로 버텼다. 감기에 걸려도 그 흔한 오미자를 끓여 먹지 않고 장에다가 내다 팔았다. 여름철에 동네 사람들이 몸을 보신한다고 황기닭을 해먹어도 이 노인은 산에서 캔 황기를 몽땅 장사꾼에게 팔았다. 물론 평생 소화제나 아스피린 한 알 먹지 않았다.

이렇듯 오직 일에만 매달려 온 이 노인은 10년 전에 몹시 아픈 적이 있었다. 참을 수 없는 고통을 몇 달간 견디다 못해 마침내 병원에 갔더니 이미 손쓸 수 없는 간암과 폐암 합병증이라고 진단이 내려졌다. 가족들은 미심쩍어 다른 병원을 몇 군데 찾아가 정밀 진단을 받았으나 결과는 마찬가지였다.

이 노인은 암이라는 병이 얼마나 무서운 병인지를 몰랐다. 죽을병인지 어떤지에 대해 별로 관심도 없었는데, 가족들이 설쳐대는 것을 보고는 자신이 곧 죽게 되었다는 것을 뒤늦게나마 눈치 챘다.

자신이 곧 죽을병에 걸렸다는 것을 알게 된 '노새 영감'은 사람이 달라졌어도 저렇게 달라질 수 있을까 의아해 할 정도로 인생관이 바뀌었다. 마치 그동안 놀지 못하고 먹지 못했던 한을 풀기라도 하듯 실컷 먹고 놀았다. 분신처럼 몸에 배어 있던 일을 걷어 버리고 하루 종일 화투판에 매달렸는가 하면, 값비싼 음식을 마음껏 먹어댔다. 평소 마음속으로 하고 싶었지만 돈과 시간이 아까워 못했던 것들이다.

산골에서 화투판의 판돈이라야 점당 100원이다. 하루 종일 해봤자 몇천 원 정도의 돈이 오가지만 수천만 원씩 걸고 하는 도시의 도박판보다 더 심혈을 쏟는다. 또 이 노인이 먹고 싶었던 값비싼 음식은 바로 돼지고기이다. 내가 이곳에 온 80년대 초에는 소고기를 구경할 수가 없었다.

소고기 한 근에 6천 원이었는데 하루 품삯은 3천 원이었다. 이틀간을 뼈 빠지게 일한 품삯을 받아서 한 주먹밖에 안되는 소고기 한 근을 사 먹을 수는 없는 노릇이었다. 따라서 산골 마을의 최고급 영양식은 돼지고기와 자반고등어였다.

어쨌든 현대 의학으로 보아 곧 돌아가셔야 할 이 노인은 그 뒤 8년 동안 아무 탈 없이 살았다. 오히려 더 건강하고 즐겁게 지냈다. 이 노인은 자신의 병이 낫는지 나빠지는지에 관심을 두지 않았다. 물론 병원에 가서 검사도 하지 않았다.

평소 이 노인의 투병 생활을 주의 깊게 지켜본 나는 간암과 폐암 합병증의 특효약이 '노름과 돼지고기'라는 전무후무한 결론에 어이가 없었다. 그리고 이런 현대 의학으로 황당무계(?)한 사실 앞에 한의로서의 부끄러움을 느끼며 이 노인의 투병 생활을 철저하게 분석해 보았다.

돼지고기와 노름이 암 고쳤다?

나는 이 노인이 기운이 없고 가슴과 배가 아프다고 하여 가열진통제와 가열소염제를 처방해 주었는데 2년 후에는 그 증상마저 없어져 약을 주지 않았다. 그렇다면 이 노인은 내가 처방한 약으로 나은 것인가, 아니면 돼지고기를 먹고 나은 것인가.

물론 이 노인의 회복에 2년간 내가 처방한 약이 도움이 된 것은 사실이다. 그러나 그것보다는 평소 열심히 일을 하여 뼛속에 에너지가 축적되어 있는데다가 푹 쉬고 즐거운 놀이를 하며 음식물 섭취를 잘했기 때문이 아닌가 보여진다. 역설적인 이야기이지만 평소에 힘든 일을 안 하던 사람이 푹 쉬는 것은 독약이 되지만 일을 많이 하던 사람의 휴식은 보약이다. 평소에 고단위 영양식을 취하는 사람이 잘 먹는 것은 건강에 해롭지만 돈이 없어 잘 먹지 못하던 사람에게 돼지고기는 진시황제의 진수성찬보다 더 값진 것이다.

뼈가 빠지도록 힘들게 일하면 뼛속에 에너지가 축적된다. 뼈가 빠지는 것이 아니라 오히려 뼛속이 알차고 단단해진다. 요새 자주 언급하는 진부한 표현을 빌리자면, 단전에 진기가 모여 있는 강한 생명력을 갖게 되는 것이다. 노인의 체질은 바로 이러했다. 60년 가까이 비가 오나 눈이 오나 일밖에 몰랐기 때문에 노인의 뼛속에는 엄청난 에너지가 축적되어 있었다. 이런 체질을 바탕으로 즐겁게 지내고 100퍼센트 에너지로 전환되는 식이요법, 즉 평소 먹고 싶었던 돼지고기를 포식하고, 죽으면 죽고 살면 산다는 대선사같은 초연한 정신력이 불치병을 극복하게 한 원동력이었던 것이다. 더욱 중요한 것은 죽음의 공포, 암의 공포에서 벗어난 달관된 인생관이다.

이렇게 보면 아파도 개의치 않고 기진맥진하게 일을 한다던가, 미국의 어느 골프 선수처럼 쓰러질 때까지 줄넘기를 하여 죽음의 공포가 생길 여지를 주지 말던가, 아니면 노새 영감처럼 아예 병을 완전히 무시해 버리던가 하는 것은 각자가 취향대로 선택할 사항이다.

버나드 쇼는 '비참한 사람이란 자신이 행복한지 불행한지를 생각할 여유를 가지고 있는 사람'이라고 했다. 불치병에 걸린 환자가 자기의 병이 나을 것인지, 아니면 낫지 않을 것인지에 대해 생각할 여유를 갖고 있는 한, 그는 결코 불치병을 이겨낼 수 없다. '노새 영감'이 불치병인 간암과 폐암 합병증을 치유한 결론은 이렇다.

첫째, 암도 별것이 아니라는 신념
둘째, 죽음을 두려워하지 않는 달관된 인생관
셋째, 오랜 세월의 힘든 일을 통해 생긴 단전의 기
넷째, 섭취한 음식을 100퍼센트 에너지로 전환시키는 적절한 운동

이 책을 읽는 대부분의 사람들은 분명 암이라는 진단을 받고 아무 탈 없이 8년을 살았다면 병원을 쫓아가서 정말 다 나았는지 확인받고 싶어 할 것이다. 그러나 이 노인은 그런 일에 신경을 쓰지 않았다. 어쩌면 팔십을 바라보는 노인에게 암이 치료됐는지 아닌지는 별 가치가 없을지 모른다. 사는 날까지 즐겁고 건강하게 지내다가 때가 되어 길을 떠나면 그뿐이라는 생각이었을 것이다. 바로 이 같은 삶의 자세는 40, 50대라고 해도 본받을 만한 점이다.

이 노인은 작년 여름에 약초를 캐러 높은 산에 갔다가 얼어 죽었다. 그 날 그 장소에는 우박이 쏟아졌다.

과부와 꽁치 두 마리

양양 오색약수에서 구룡령으로 가다가 우측에 있는 조침령鳥寢嶺을 넘으면 원시림으로 뒤덮인 진동계곡이 나온다. 이 계곡 길은 장장 30킬로미터나 되는데 예전에는 이 길을 '꽁치길'이라 불렀다.

자동차 길이 없던 시절에는 산간 오지에서 해산물을 본다는 것이 대통령을 만나기보다 더 어려웠다. 이 시절의 화물 운송 수단은 오직 사람이 등짐으로 져서 나르는 것이어서 등짐장사들이 유일한 유통 회사이고 사장이었다. 이 유통 회사 사장들이 바닷가에서 오색약수를 거쳐 이 꽁치길에 오려면 여러 날이 걸리므로 싱싱한 해산물은 아예 해당이 안 된다. 소금에 절인 생선이나 건어물이 취급 품목이었다.

산골 사람들에게 가장 인기 있는 품목은 소금에 절인 자반꽁치였다. 이들은 힘든 일을 하여 땀을 많이 흘리는데다가 염분이 부족한 산나물 등을 주로 먹기 때문에 생리적으로 소금에 절인 꽁치가 최고의 고단백 영양식이 된다.

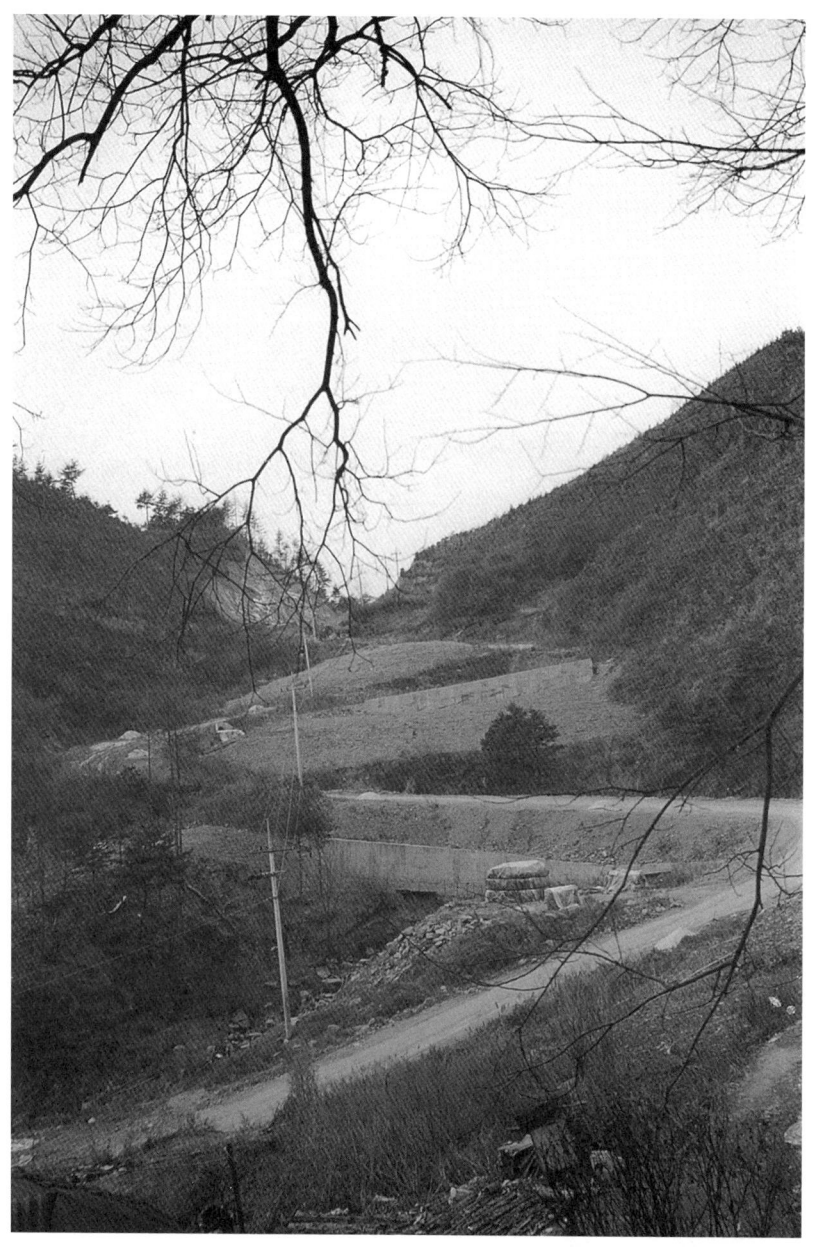
등짐장사들이 산골 사람들에게 가장 인기 있는 자반꽁치를 운반했던 꽁치길.

등짐장사들이 산골에 나타나면 주민들은 이들을 무척 반겼다. 산골의 인심은 처음 보는 사람도 반가운 사돈을 대하듯 한다. 밥 먹고 자고 가라는 말이 인사말이다. 그야말로 도시에서는 상상도 못할 인심이다. 도시 사람들의 성품이 못되어서가 아니다. 많은 사람들이 모여 살다 보

어느 짐승이 뜯어먹고 백 년을 살더니 기린으로 변했다는 전설의 신비스런 풀인 당귀.
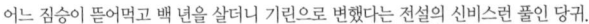

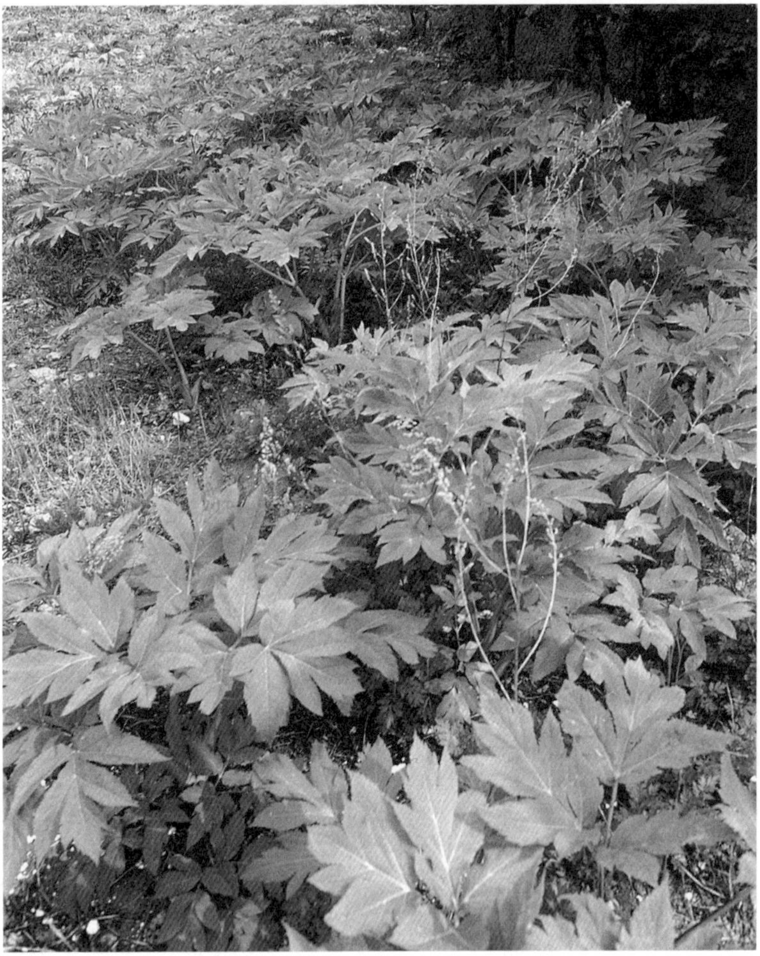

면 아무래도 사람이 귀찮아질 때가 있고 사기꾼이나 도둑놈도 섞이기 때문이다.

사람이 귀한 산골에서는 사람이 그립기 때문에 누구에게나 반갑게 대한다. 가진 것이 없으니 지키려고 바동댈 필요도 없다. 실제로 훔쳐 갈 것도 없고 체면을 차릴 것도 없다. 간혹 시집갈 나이가 된 딸을 둔 집이라면 외간 남자를 꺼릴 만한데 그런 것조차 개의치 않는다. 사람이 귀하면 사람의 선한 모습만 보인다. 많은 사람들이 모여 살면서 경쟁하다 보면 아무래도 인간의 악한 면이 부각된다. 경쟁 사회에서는 악한 사람이 강자기 되고 선한 사람이 약자가 되는 경우가 많다.

아무튼 이렇듯 반가운 사람이 그 귀중한 꽁치를 가져 왔으니 등짐장사가 얼마나 귀한 대접을 받을지는 상상하기 어렵지 않다. 등짐장사들은 산골 사람들이 캔 약초와 자반꽁치를 물물교환을 한다.

이 지역에서 나는 모든 약초는 다른 지방의 약초보다 약효가 뛰어나지만, 특히 그럴 듯한 전설을 담고 있는 '기린 당귀'는 세계 제일이라고 할 수 있다. 아득한 옛날, 골짜기에 개도 아니고 여우도 아닌 짐승이 밤마다 구슬프게 울었는데, 그 짐승은 신비하게 생긴 풀만 뜯어먹으며 백년을 살더니 기린으로 변했다고 한다. 그래서 그 골짜기를 '기린'이라고 부르게 되었으며 그 신비한 풀이 당귀라고 전해진다. 당귀는 보혈 강장제의 대표적인 처방인 사물탕의 주요 재료로, 특히 부인들에 대한 처방에는 필수 약재이다. 옛날 궁중 여인들은 이 당귀를 끓인 물에 목욕하고 임금이 밤에 찾아오기를 학수고대했다고 한다.

등짐장사들은 이곳 산골에서 대체로 하룻밤을 묵고 간다. 동해 바닷가에서 조침령을 넘어 꽁치 길로 들어서다 보면 여러 날이 걸린다. 특히 백두대간의 길목인 조침령은 꼬박 반나절이 걸린다. 조침령이란 고개가 워낙 높고 험하여 날아다니는 새도 쉬어 간다고 해서 붙은 지명이다.

등짐장사들은 주로 과부가 사는 집에서 여독을 풀었는데, 가장 도도하고 멋있는 과부에게는 꽁치 두 마리를 주었다고 한다. 겉으로 드러난 계산은 숙박비와 꽁치의 교환이지만 실상은 그게 아니다. 하루에도 수십 킬로미터씩 무거운 짐을 지고 산길을 오르내리는 등짐장사들의 가공할 허리 힘을 빌어 그 지역의 윤리와 도덕을 지키기 위해서이다.

산골 마을은 씨족 사회와 비슷하게 구성되어 있다. 주민들이 서로 친인척이 되거나 최소한 사돈이라도 된다. 이러한 사회에서 몸살 난 과부와 윤리 문제가 제기되면 작은 씨족사회에 커다란 골치 덩어리가 생긴다. 친척간의 불륜 행위라는 패륜적 상황이 발생하는 것이다. 그래서 이 등짐장사의 힘을 빌어 과부로 인하여 생길 분쟁을 원천 봉쇄하고 또한 등짐장사들의 편의도 도모하기 위한 최선의 사회 윤리가 불문율로 생긴 것이다. 말하자면 등짐장사들의 가공할 허리 힘이 산골 마을의 윤리를 수호하는 보안관 역할을 했던 것이다. 원래 윤리란 이렇게 그 지역의 필요성에 의하여 만들어진다.

꽁치 장사들이 넘어 다니던 진동 계곡은 유네스코가 세계 10대 참나무 원시림 중의 하나로 지정할 만큼 인간의 발길이 닿지 않은 처녀림이다. 그러나 최근 이 진동 계곡에도 '개발'이라는 명목 아래 꽁치길이 도로 포장되고 위락 시설이 들어서고 있다. 몇 푼의 관광 수입을 얻기 위하여 세계적인 원시림이 훼손되니 가슴이 아프다. 이 귀중한 자연을 보호하기 위해서 며칠만 대통령이 되고 싶다.

중풍 걸린 노인이 100일간 말고개 넘나든 사연

사람이 모여 사는 곳에는 어디든지 건달이 쌀에 뉘 끼듯 있게 마련이다. 그 건달의 성품이 못되었으면 깡패, 사기꾼, 도둑놈이 되어 그 지역이나 사회 전체에 해독을 끼치지만, 대체로 선량한 건달이 많아 신선한 웃음을 공급하는 윤활유 역할을 한다.

풍 막아주는 약재 천남성

상남에서 말고개를 넘으면 아치내, 여차울이란 산골 동네가 나오는데, 이 동네에 사는 '말고개 노인'이 그 대표적인 인물이다. 말고개란 고개의 생김새가 말馬 같이 생겨서 붙여진 이름인데, 이곳에만 있는 고개 이름이 아니라 높고 험한 고개를 가리키는 일반적인 지명이기도 하다.

'말고개 영감'은 올해 70세인 선량한 산골 건달이다. 일상생활도 건들건들하고 농사도 건달 농사를 짓는다. 이 영감이 여차울에서 말고개를 넘어 상남까지 오려면 대략 두 시간 이상 걸리는데, 밤이 낮이건 수시로 넘어 다닌다. 깜깜한 밤중에도 손전등 없이 걸어 다닌다. 산골 사람들은 칠흑 같은 어두운 밤에도 손전등 없이 산길을 잘 다니는데, 이는 산토끼나 노루처럼 자연에 잘 적응되어 있는 탓이다. 이 영감은 일찌감치 저녁을 먹고는 심심하면 화투판을 벌리려고 상남에 자주 온다.

산골의 시간과 공간의 개념은 도시와는 사뭇 다르다. 도시 사람들이 시골에 가서 길을 물었을 때 '조금만 더 가면 된다'고 옆집 가는 것처럼 말하는 대로 가다 보면 먼 거리인 경우가 많아 당황하게 된다. 특히 산골 사람들은, 서울을 예로 들어 수유리에서 백운대 정상까지의 거리가 '조금'이다. 그리고 십여 킬로미터 되는 먼 길을 몇 시간씩 걸어도 '잠시' 걷는 느낌을 갖고 있다. 수십만 평의 앞마당, 뒷마당 속에 살고 있으니 그럴 만도 하다.

이들에게는 요일 개념도 희박하다. 해가 뜨면 일하고 비가 오면 쉬니 요일 개념이 없을 수밖에 없다. 비 오는 날이 일요일이다. 일요일을 제대로 기억하는 사람은 교회에 다니는 사람들뿐이다. 교회의 종소리가 들리면 '아, 오늘이 일요일이구나!' 하던 사람들도 요새는 수시로 교회의 종소리가 들리니 이젠 교회 종소리로도 일요일을 식별할 수 없다.

'말고개 영감'의 농사는 완전한 자연주의 농법이다. 밭에 약초를 심고는 김도 안 매고 비료도 주지 않으며 거들떠도 보지 않는다. 때문에 영감의 약초 밭에는 늘 잡초가 무성하여 소출이 얼마 되지 않는다. 부지런한 농사꾼들이 이 영감을 가리켜 '게으르다!'고 손가락질하면 이 영감은 오히려 큰소리친다. 자기처럼 약초를 기르면 자연생 약초가 되어 힘들여 재배한 약초보다 이익이 크다는 얘기이다. 억지소리만은 아닌 것 같다.

'말고개 영감'은 젊었을 때부터 술을 좋아했다. 하지만 지나치게 폭음을 하다가 중풍으로 쓰러진 것이 8년 전의 일이다. 폭음을 하게 되면 보통 중풍이나 간경변으로 쓰러지게 되는데, 이 영감은 중풍을 맞은 것이다. 병원에 갈 형편이 못된 이 영감은 마을 사람들이 가져다 준 약초를 달여 먹었다. 특히 천남성天南星을 많이 먹었다. 이 약초는 천남성과에 속하는 다년생 초본草本의 뿌리로 봄에는 자흑색의 꽃이 피고 여름에는 먹음직스런 빨간 열매가 맺는데 독이 있다.

이 천남성은 독초이기 때문에 생것을 먹으면 큰일 나지만 고구마처럼 잿불에 구워 먹으면 독이 없어지고 맛이 좋다. 중풍에 제일 잘 듣는 풍담약이다. 수입품 천남성은 토종 천남성의 가격의 10분의 1밖에 안되므로 사 먹기는 좋지만 그 약효는 100분의 1도 안 된다.

'말고개 영감'이 매일 넘나들던 고개.

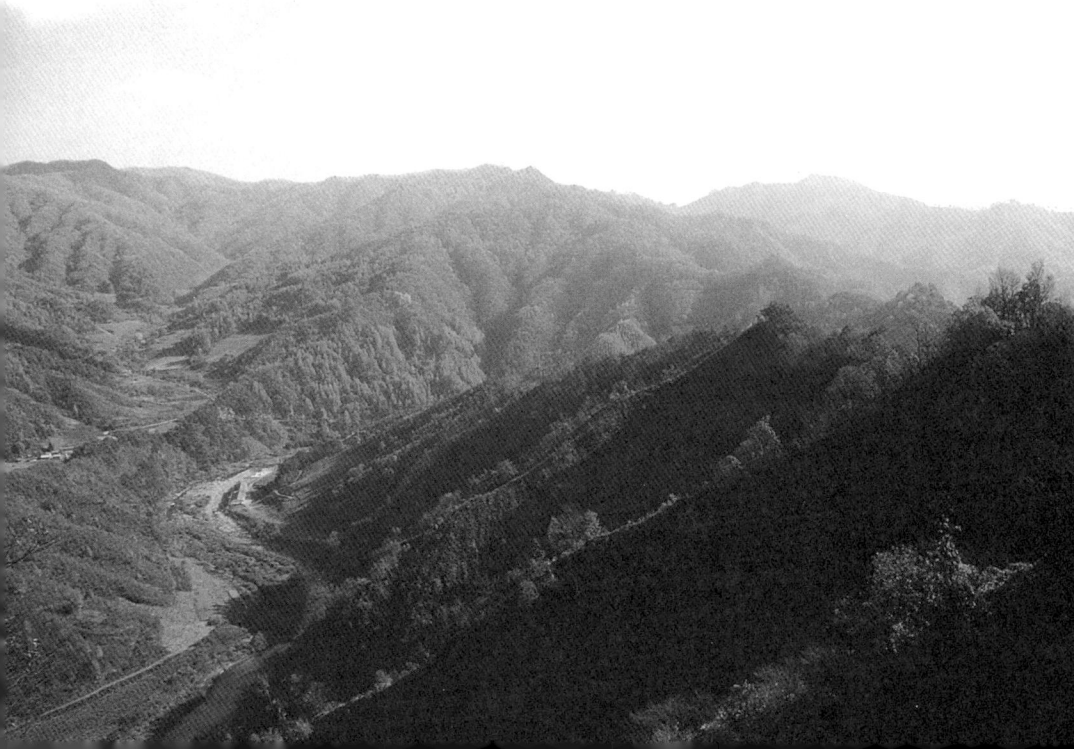

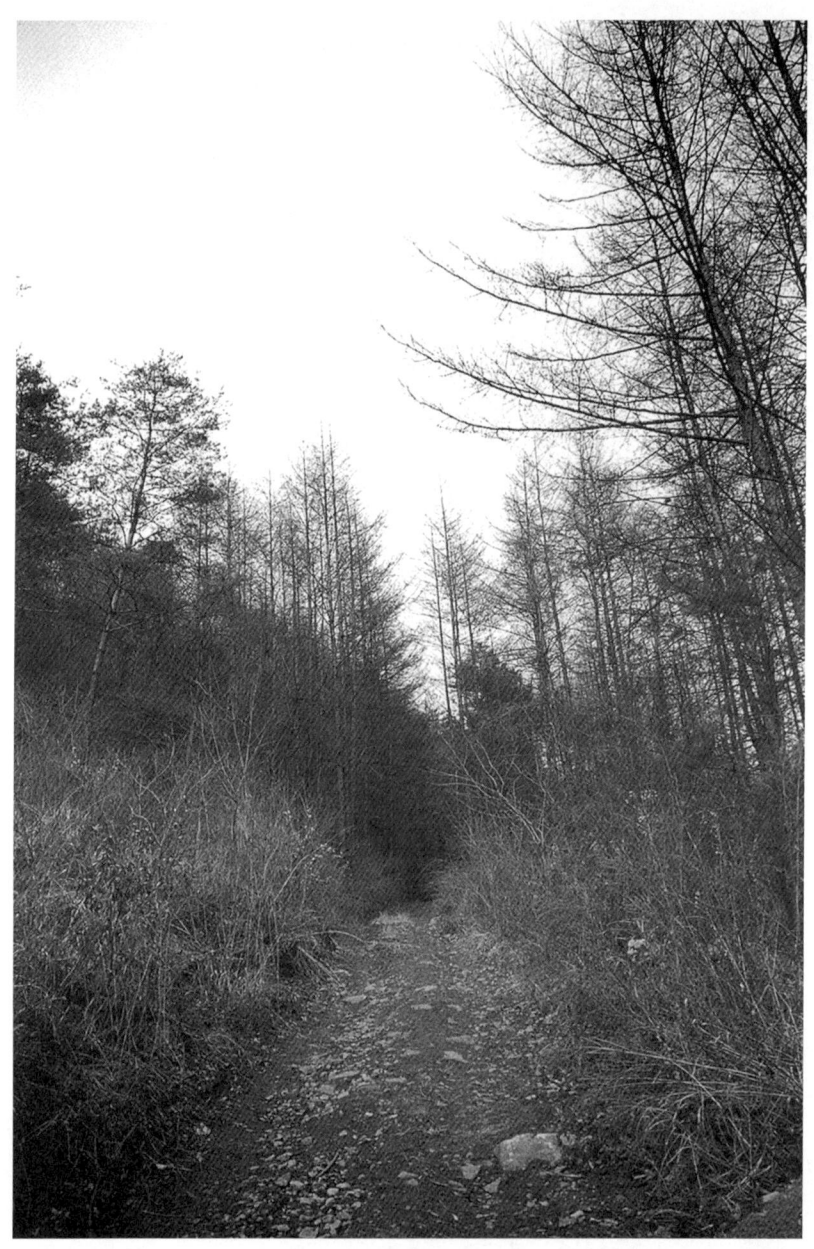
'말고개 영감'은 이 고갯길을 처음엔 10시간 걸려 넘더니 100일 후에는 세 시간밖에 안 걸렸다.

습濕이 화火를 불러오고 화火가 담痰을 일으키며 이 담화痰火에서 풍風이 생기는데, 여기서 '담'이란 몸에 기운 순환이 잘 안되어 생기는 불순물을 말한다. 흔히 우리는 노인들이 '담이 들었다'는 말을 자주 하는데 이 말은 기운 순환 장애로 생긴 불순물 때문에 몸의 특정 부분이 막혀 통증이 생긴 상태이다. 가볍게 막힌 것이 흔히 '담이 들었다'고 말하는 습담濕痰이고 쓰러질 정도로 막힌 게 풍담風痰이다. 이 천남성은 중풍으로 쓰러진 사람을 치료하는 풍담의 필수 약재로서 우황청심원이나 성향정기산星香正氣散 같은 중풍 치료 처방에는 반드시 포함된다.

의학 교과서처럼 처방을 할 수 없는 이런 산골에서는 보통 천남성을 화롯불에 구워 먹거나 산돼지 쓸개에 넣어 먹는다. 웅담을 넣어야 제격이지만 산골에서는 웅담이 비싸고 귀해서 산돼지 쓸개나 오소리 쓸개를 대신 쓴다. 일반적으로 사람의 간이 상하면 동물의 간을, 쓸개가 상하면 동물의 쓸개를 사용하는데, 이는 다른 부위보다 그 기능이 흡사하기 때문이다. 『동의보감』에는 산돼지나 오소리, 개의 쓸개든 붕어 쓸개든 모든 쓸개의 약효는 같다고 기록되어 있다.

오래 전에 나는 서울 마장동에 있는 도살장에서 천여 마리의 돼지 쓸개를 갖다가 웅담 제법으로 중탕한 뒤 응고시켜 사람들에게 나누어준 적이 있었다. 사람들은 각기 자기 집에서 상비약으로 보관하고 있던 중국제 웅담과 구별할 수 없다고 말했다. 이 영감은 천남성을 구워 먹고 산돼지 쓸개나 오소리 쓸개를 먹은 그날로 지팡이를 짚고 집마당을 조금씩 걸어 다녔다. 이렇듯 약을 먹고 나서 그 약이 효험을 내게 되면 먹은 즉시 약효를 보인다.

어느 날 '말고개 영감'은 경운기를 타고 와서는 지팡이 없이 예전처럼 빨리 걸을 수 있는 비방을 가르쳐 달라고 했다. 나는 비방을 가르쳐 주는 대신 100일간 할 수 있느냐고 물었다. 나의 비방은 간단했다. 매일 말고개를 넘어와서 내가 원방대로 제조한 우황청심원을 한 개씩 한약방에서 먹고 가는 것이다.

변덕과 의심 많으면 병 깊어진다

우리나라에는 사향노루가 거의 멸종되어 진품의 토사향土麝香을 구하기가 어렵다. 토사향이란 우리나라 토종의 사향노루에서 나온 사향을 말하는데, 이 토사향을 넣어 만든 우황청심원이라야 진품의 원방 우황청심원이다. 나한테는 십여 년이 넘도록 산골에 있으면서 우연히 구한 한 개의 토사향으로 만든 우황청심원이 있다. 이 영감은 내가 토사향을 구할 때 소개한 사실이 있기 때문에 나의 우황청심원이 어느 정도 진품인지를 잘 알고 있었다.

내가 이 노인에게 우황청심원을 하루 한 개씩 먹게 한 까닭은 특별난 이유가 있어서가 아니다. 우선 이 진품 원방우황청심원을 먹게 함으로써 병이 나을 수 있다는 신뢰를 주고자 했다. 그러나 약의 효과보다는 귀한 약을 먹기 위해 말고개를 넘다 보면 몸의 효율이 좋아질 것이라는 기대가 더 컸다.

처음에 이 노인은 지팡이를 짚고 10여 시간 걸려 말고개를 넘어왔다가 우황청심원을 한 개 먹고는 다시 경운기를 타고 집에 돌아갔다. 한 달쯤 지나자 지팡이를 버리고 다섯 시간 걸려 넘어오고 다섯 시간 걸려 넘어갔다. 100일 후에는 왕복 세 시간밖에 걸리지 않게 되었으니 그야말로 산길을 걷는 게 아니라 날아다니는 것처럼 되었다.

  이 영감은 지금까지도 나의 비싼 토사향 우황청심원으로 병이 고쳐진 줄 알고 나를 평생의 은인으로 생각하고 있다. 물론 토사향 우황청심원의 효과가 크지 않았던 것은 아니다. 그러나 진짜로 이 영감의 병을 낫게 한 것은 내가 알려준 비방대로 하면 반드시 낫는다는 신념을 갖고 100일간 산길을 넘어 다닌 덕택이다. 그 결과, 몸의 효율이 좋아져 기운 순환이 잘 되어 나은 것이다. 도시의 중풍 환자들은 변덕이 심하고 의심이 많다. 이럴수록 병은 깊어지게 마련이다.

심한 부정맥의 팔십 노인이 아직 살아 있다

이번에는 평생을 약초 캐기와 사냥으로 살아온 올해 76세의 홀아비 연 노인을 이야기해 보자. 상남의 토박이인 이 노인은 마을에 있을 때는 병든 사람처럼 걷는 것이 매우 힘들어 보이지만 일단 산에 올라만 갔다 하면 먹이를 쫓는 사냥개보다도 빠르다. 사냥에 대한 이 노인의 경험담을 듣다 보면 동물을 잡은 이야기가 아니라 놓친 이야기뿐이다. 일반적으로 사냥꾼들은 허풍이 심하다. 동물을 한 마리 잡으면 열 마리나 심지어 100마리까지 잡았다고 포장한다. 마치 피라미 몇 마리를 낚고서 월척을 했다고 허풍을 떠는 낚시꾼과 비슷하다.

연 노인은 잡은 동물이 별로 없는 것처럼 말하지만, 이 노인이 잡은 산돼지가 백여 마리, 노루와 오소리는 300마리가 넘는다고 주위 사람들이 일러줘서 노인의 사냥 솜씨를 알게 되었다. 언젠가 이 노인은 그 흔하던 여우조차 본 지 한참 되었다고 안타까워했는데 그것이 사냥을 못한 아쉬움의 표현인지, 아니면 동물이 사라져 가고 있음을 걱정하는 동물

보호 차원인지는 잘 모르겠다. 이 노인은 산길을 걷다가 너구리를 발견하면 "저리가, 임마!" 하고는 발로 툭툭 차 버린다. 갯값도 안되는 헐값이라 동물로 치지 않는 것이다. 그 대신 오소리는 그 쓸개가 웅담 대용품이 된다고 하여 값을 꽤 쳐준다. 가격도 해마다 올라간다. 사람들은 간혹 너구리를 오소리로 잘못 알고 좋아하는 사람들이 있는데, 비슷하게 생긴 두 놈을 구별하는 방법은 간단하다. 우리 속에 가두어 놓은 것이 너구리인지 오소리인지 분간이 어려울 때는 막대기로 찔러 보아 덤벼들면 오소리이고 죽은 척하면 너구리이다.

요즘엔 산돼지가 줄어든 탓인지 오소리 사냥을 주로 한다. 한번은 추운 겨울 날, 오소리 굴을 발견하여 겨울잠을 자는 오소리를 잡았다. 자루에 집어넣고 등에 짊어진 채 산을 내려오는데, 깊은 잠에 빠진 오소리의 코 고는 소리가 마치 어린아이가 엄마 등에서 코를 골면서 곤히 자는 것 같아 무척 언짢은 생각이 들더라는 것이다. 이때 먹고 살만한 자연보호주의자라면 놓아주는 게 당연할 테지만 오소리가 한 달 생활비인 연 노인에게는 당치도 않은 이야기다. 생존이 감상을 앞서기 때문이다.

심장병 환자는 염통자초탕을

내가 이 노인의 심장에 관심을 갖게 된 것은 10년 전부터였다. 그때 나는 노인의 맥을 짚어 보고는 오래 살지 못할 것이라 내심 단정했다. 왜냐 하면 노인의 맥은 심한 부정맥이었다. 심장이 두세 번 뛰다가 한 번 쉰다. 지극히 비정상이었던 것이다. 그러나 내 생각과는 달리 10년이 지난 오늘날까지도 이 노인은 여전히 건강하다. 젊은이들보다도 훨씬 산길을 잘 다닌다. 그 이유는 무엇일까.

연 노인은 사냥을 나가거나 산행을 하다가 지쳐 집으로 돌아오면 나름대로 비상용 처방을 한다. 가슴이 심하게 답답해지면, 평소 동네 정육점에 있는 냉동 창고에 맡겨 보관해 온 산돼지 염통이나 노루 염통에 자초紫草를 넣어 끓여 먹는다.

자초는 '지치'나 '주치'라고 부른다. 고한지제苦寒之劑로서 통구규通九竅를 시키는 약초이다. 동물의 염통에 넣어 먹으면 심장에 도움이 될 수도 있다. 하지만 자초는 워낙 맛이 쓰고 성질이 차서 소화력이 약하고 속이 찬 사람은 부작용이 생긴다. 벌레 물린 데나 부스럼에 이 약초를 끓인 물을 바르면 효과가 좋다. 산부인과가 없어 낙태를 시키지 못했을 때는 이 약이 산부인과 의사의 메스를 대신하기도 했다.

염통을 먹는 것은, 한의서에 심장이 나쁘면 동물의 심장을 먹고 간이 나쁘면 동물의 간을 먹는 게 좋다고 적혀 있듯이 오랜 민간요법이다. 원래 중국에서는 사람의 간이 나쁘면 사람의 간을, 심장이 나쁘면 역시 사람의 심장을 먹는 것을 최고의 약으로 여겼었다. 그러나 인명 피해가 속출하자 법으로 금지시켰는데, 이 풍습은 「수호지」같은 소설에서 사람을 죽여 만두속을 만든다는 대목에서도 확인되고 있다. 우리나라에서는 해방 직후 나병 환자들의 특효약으로 어린아이의 간이 좋다고 하여 물의를 빚은 적도 있다.

심장이 나쁜 연 노인이 건강을 지탱해 온 것은 염통과 자초로 만든 탕을 복용했기 때문일까. 그러나 이 염통자초탕이 아무에게나 효과가 있는 것은 아니다. 도시에 사는 심장병을 앓고 있는 어느 노인은 연 노인의 처방대로 염통자초탕을 끓여 먹고는 복통이 나고 설사를 하여 병원 응급실로 실려 간 적이 있다. 예전에 남사당 패거리가 임신했을 때 아이를 지우는 유산용으로 쓰인 만큼 도시인들에게 섣불리 처방을 하면 사고가 생기는 약이다. 나는 부작용이 겁나서 피부에 바르는 데에만 이 약초를 사용한다.

연 노인의 식생활 중에서 특이한 것은 산속을 다닐 때 먹는 음식이 엿이라는 점이다. 이 노인에게는 산이 직장이다. 취미 삼아 산을 오르는 게 아니므로 소풍 갈 때처럼 음식을 차릴 수 없다. 노루를 발견하여 쫓아가게 되면 하루나 이틀, 길면 사흘간을 추적하게 되는데, 밥을 먹느라 시간을 지체하면 추적에 실패한다.

동물을 쫓아가면서 엿으로 식사한다. 엿을 가지고 있으면 반드시 노루를 잡을 수 있다는 것이 이 노인의 지론이다. 같이 쫓고 쫓기는데, 자기는 식사를 하여 기운을 차릴 수 있지만 노루는 계속 굶어야 하기 때문에 허기가 져서 지친 노루는 결국엔 잡힌다는 것이다.

연 노인은 겉보기에는 작은 키에 마른 체격으로 초라한 느낌을 준다. 하지만 손가락 마디가 굵고 체격에 비해 손이 크다. 중노동을 해서 커진 손이다. 지금도 산에서 땔감으로 쓸 커다란 통나무를 지게에 잔뜩 지고 내려오고 하루 종일 험한 산을 다녀도 지치지 않는다.

어쨌든 연 노인처럼 의학적으로 비정상적인 심장을 갖고 있는 사람들을 관찰하여 내린 나의 결론은 이렇다. 신체적인, 즉 물리적인 문제가 있더라도 문제가 있는 그대로 기를 원활하게 순환시키면 건강하게 살 수 있다. 심한 일을 하여 뼛속 에너지가 축적되어 있으면 의학적으로 어느 특정 부위에 문제가 있더라도 전체적으로는 건강에 문제가 안 된다는 것이다. 하수도가 무너져도 물이 흐를 수 있는 길만 터놓으면 물이 잘

빠질 수 있는 원리와 같다. 물론 의학적으로 특정 부위에 전혀 문제가 없어도 전체적으로는 문제가 있을 수 있는 반대되는 경우도 있다.

심장병 치료의 해법은 기운 순환

우리 주위에는 심장병으로 고생하는 사람들이 많다. 심장 수술에 성공함으로써 꺼져 가는 생명의 불씨를 되살리는 현대 의술이 놀라운 성과에 감탄하기도 하지만 수술의 부작용 또한 적지 않아 아직은 현대인들을 우울하게 만든다.

심장병은 심장에 문제가 있는 병이므로 수술을 해서 문제점을 제거해야 한다는 견해도 옳다. 하지만 심장은 인체라는 생명체의 총지휘탑으로 생명체의 전체적인 조화에 이상이 있을 때 심장에 부담을 주어 심장병으로 표출된다는 견해에도 주목할 필요가 있다.

차를 오래 타면 차멀미를 하는 사람들이 많다. 이는 우리 몸의 감각기관이 혼란스러워졌기 때문에 일어나는 현상이다. 귓속에 있는 세반고리관 속의 액체가 3개의 반원형 기관 속으로 동시에 빠르게 흘러들어감으로써 서로 반대되는 신경 파장을 뇌에 전달하여 뇌가 판단의 혼란을 일으키기 때문에 생기는 것이다. 차멀미는 건강한 사람보다 허약한 사람에게 잘 생긴다. 그 증상은 머리가 어지럽고 구토 증세가 나타난다. 이런 경우에 폐경肺經의 정경井經인 소상혈을 사혈하면 멀미가 멈춘다. 또 머리에 있는 백회혈에 침을 놓으면 장시간 차를 타더라도 멀미가 생기지 않는다.

어떤 부인은 시집에 갈 때는 멀미를 많이 하는데 친정에 갈 때는 멀미를 하지 않았다고 했다. 멀미는 기운 순환 장애로 기가 막혀 머리가 어지럽고 구토 증세가 생기는 것이므로 소상혈을 따서 기를 열어 주면 기가 순조롭게 순환되어 어지러움과 구토 증세가 없어진다. 심한 뱃멀미에는 윤회주를 먹이기도 했다. '윤회주'란 자기의 소변을 말한다. 옛날에 할머니들은 손자들이 배가 아프다고 하면 엄지손가락을 바늘로 따 주었다. 배가 아픈 것도 기가 막혀 있는 것으로 판단하여 소상혈, 즉 엄지손가락을 따 준 것이다. 멀미도 기가 막힌 것이고 배가 아픈 것도 기가 막힌 것이니 기를 열어 주면 낫는다.

연 노인은 심장에 이상이 있지만 살아가는데 거의 불편을 느끼지 않았다. 어쩌면 숨이 차다든지 가슴이 아파도 먹고사는 일에 바빠서 신경을 쓸 여유가 없었는지 모른다. 그렇다고 심장병 때문에 도회지에서 찾아온 박사 환자나 사장 환자, 국회의원 환자들에게 하던 일을 집어치우고 연 노인처럼 오소리나 노루를 쫓아다니라고 할 수는 없는 노릇이다.

어떻게 할 것인가. 심장병도 기운 순환 장애에서 해법을 찾아야 하므로 이들에게는 운동요법, 목욕요법, 식이요법, 가열순환제 요법 등이 필요하다. 열심히 운동이나 일을 하여 뼛속에 에너지가 축적되면 선천적으로 문제가 있는 심장도 문제가 안 되고 천수를 누리는데 장애 요인이 되지 않는다. 의학적으로 허약한 심장도 뼈를 깎는 노력에 의해 정상적인 사람보다 효율이 좋은 강심장으로 거듭날 수 있다.

연 노인을 진맥하고 난 뒤 느낀 점을 첨언하고 싶다. 그때 나는 이 노인처럼 일을 많이 하고 병을 병으로 생각하지 않는 기를 가진 사람을 진맥하는 것은 어쩌면 사기詐欺일 수도 있겠다고 생각했었다.

하루 한 끼로 장수하는 '이장 장모님'

　이 세상에서 가장 심한 거짓말은 무엇일까. 처녀가 시집을 안 가겠다던가, 정치인이 마음을 비웠다던가, 도둑놈이 도둑질을 안 하겠다던가, 사업가가 돈에 관심이 없다든지 등 여러 가지가 있을 것이다. 그러나 으뜸가는 거짓말은 노인이 빨리 죽고 싶다는 말이 아닐까.

　인간은 누구나 오래 살고 싶어 하는 본능이 있다. 이 본능이 없다면 정상적인 생명체가 아니다. 사람들은 장수하는 노인이 많이 살고 있는 지역에 많은 관심을 갖는다. 혹 그들이 먹는 음식에 장수 비결의 열쇠가 있지 않을까 하여 그것만을 열심히 먹기도 한다. 때로는 학이 오래 사는 이유는 항상 적은 식사를 하기 때문이라고 하여 소식小食을 고집하기도 한다. 인간은 또 오래 사는 동물에게도 관심을 갖는다. 사람들은 동물을 우습게 여기다가도 그 동물이 오래 산다던가, 섹스 능력이 탁월하다면 존경(?)하기도 한다. 물개의 성기인 해구신을 귀하게 여기고 음양곽을 소중한 약초로 여기는 것도 그 때문이다. 음양곽은 매자나무과에 속한

다년생 풀인 삼지구엽초의 잎이다. 『동의보감』에 따르면 양이 이 풀을 먹으면 하루에 백 번 교미한다고 할 만큼 정력 약재이다. 특히 이 음양곽은 정력을 목숨보다 소중히 여기는 일본인들이 일제 시대에 집중 연구한 것으로 알려졌지만 별 성과는 없었다고 한다.

장수가 어찌 음식 한두 가지로 가능하겠는가. 장수를 결정하는 요인은 유전인자, 정신 자세, 음식, 환경 등 복합적이다. 왜냐 하면 장수를 그저 오래 산다는 개념으로만 이해한다면 아무런 의미가 없기 때문이다. 오래 사는 것 자체를 따지는 소극적 개념보다 늙더라도 항상 일을 하며 즐겁게 생활하는가 하는 적극적인 개념이 중요하다. 올해 87세인 어느 할머니를 이야기해 보자.

'내가 벌어 내가 먹겠다'는 90세 노인

이 할머니의 이름은 아무도 모른다. 이곳 산골 사람들은 할머니 사위가 예전에 구장(이장의 옛말)을 했기 때문에 '구장님의 장모님'이라고 부른다. 내가 이 할머니를 꼽는 이유 가운데 하나는 우선 '현역'이라는 점이다. 여기서 '현역'이라 함은 젊은 사람들과 똑같이 일하고 돈을 벌어 자립하는 경우를 말한다. 자식에 의지하여 생활하거나 근근이 목숨이 붙어 있는 사람 또는 건망증이 심하거나 노망기가 있는 사람은 현역이 아니다. 내가 아는 노인들 중에 정신과 육체가 모두 건강한 사람을 찾다 보니 이 노인이 적임자였다.

아무리 학식과 덕망과 명예가 세계적인 수준이라도 건강이 나쁘면 제외시켰다. 될 수 있으면 사상가, 학자, 정치 지도자, 수도자 중에서 마땅

한 사람을 찾아보려 했지만, 애석하게 이들 중에는 90세를 전후하여 정신과 육체가 온전하게 건강한 사람을 찾을 수 없었다. '참다운 장수'는 정신과 육체가 모두 건강한 상태에서 오래 사는 것이다. 어느 한쪽이 정상적인 기능을 다하지 못하면 살아 있다는 게 오히려 저주에 가까운 수가 많다.

이 할머니는 비교적 성공한 자식들을 여럿 두었지만 '죽는 날까지 내가 벌어서 내가 먹겠다'며 산속의 외딴 집에서 혼자 살고 있다. 약초 캐기와 품팔이를 주로 하는데, 젊은 사람들과 어울려 방태산, 점봉산 등에 올라가 약초를 캐거나 밭에 나가 품을 판다. 봄철에는 산에서 수십 킬로그램의 산나물을 캐어 등에 짊어지고 내려온다. 한 번은 설악산 등반대회에 나가도 우승할 테니 나가 보시라고 했더니, 그까짓 돈벌이도 안 되는데 뭣 하러 가냐고 핀잔을 주었다. 다시 말해서 나물이나 약초를 캐지 않고 산을 넘어 다니는 것을 이해할 수 없다는 것이다.

보통 도시의 할머니들은 환갑을 전후하여 현역에서 손을 떼고 집안일을 돌보거나 손자를 봐주며 소일한다. 요즘 농촌에서 워낙 일손이 달리고 젊은 사람들이 부족하다 보니 환갑을 넘겨도 농사일을 계속하는 노인들이 많은데, 나이 70, 80세가 되면 기력이 달려 하고 싶어도 못한다. 그러나 산골 노인들에게는 정년퇴직이 없다. 70, 80대에도 젊은이들 못지않게 일을 한다. 90세 가까운 노인조차 병약한 늙은이로 대접받는 것을 수치로 여기고 단호히 거부한다. 이들은 현역에서 물러나면 인생은 끝장났다고 여긴다.

화전민 촌은 전통적으로 한 가구당 한 골짜기의 농토에서 농사짓는 게 기본 원칙이다. 이는 야생 동물의 텃세 권과 비슷하다. 야생 동물들은

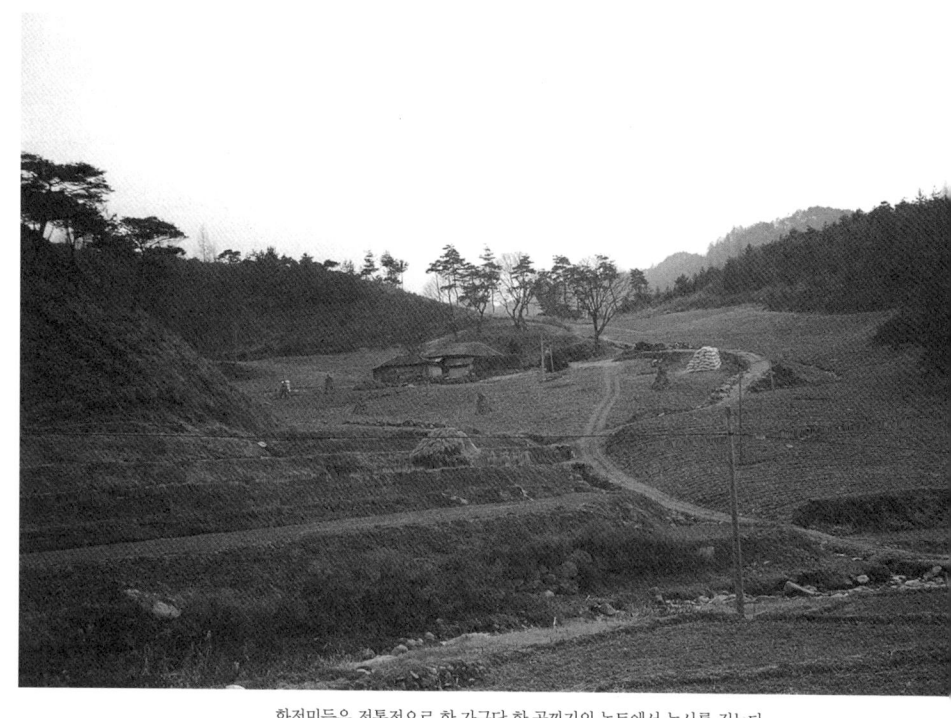

화전민들은 전통적으로 한 가구당 한 골짜기의 농토에서 농사를 짓는다.

일정한 지역을 자기 영역으로 설정해 놓고 이 지역 안에 들어오는 모든 동물은 적으로 간주하여 목숨을 걸고 싸운다. 여기서 적이란 자기를 먹이로 삼거나 자신과 같은 먹이로 사는 동물을 말하는데, 자기 영역에 들어오는 동물의 먹이가 자기 것과 다른 경우에는 자기를 해치지 않는 한 적이 아니다. 곧 동물의 텃세권은 그 동물 자신이나 가족이 넉넉하게 먹이를 구할 수 있는 영역이다. 만일 다른 동물이 자기 영역에 들어와 먹이를 나누어 먹게 되면 생존에 심각한 문제가 생기므로 동물들은 목숨을 걸고 텃세권을 지킬 수밖에 없다.

화전민들이 일구는 골짜기의 땅은 경사가 급하고 척박하다. 따라서 한 골짜기를 한 가구 이상이 일구면 식량 자급이 어렵다. 그들이 '한 골짜기, 한 가족'이라는 원칙을 갖는 것도 이 때문이다.

여기 땅이 얼마나 척박한가에 관해 이런 이야기가 있다. 이곳 사람들이 경기도 땅의 웬만한 산에 가서는 "이런 밭을 왜 놀리느냐?"고 하고, 경기도 사람들은 여기에 와서 버젓이 농사짓는 밭을 보고는 "이게 무슨 밭이냐?"고 한다는 것이다.

여기 산골 사람들의 소유 개념도 우리들의 일반적인 소유 개념과 다르다. 아들과 며느리, 어머니가 병원을 찾아가면 아들이 어머니와 아내의 약값까지 전부 지불하는 것이 아니라 아내의 약값만을 계산한다. 어떻게 보면 불효막심에다가 배은망덕한 것처럼 느껴지는 이 계산법은 이곳 화전민들에게는 오랜 관습처럼 굳어진 것이다. 어머니는 어머니 자

진흙과 돌로 만든 강원도의 토종 벌꿀통.

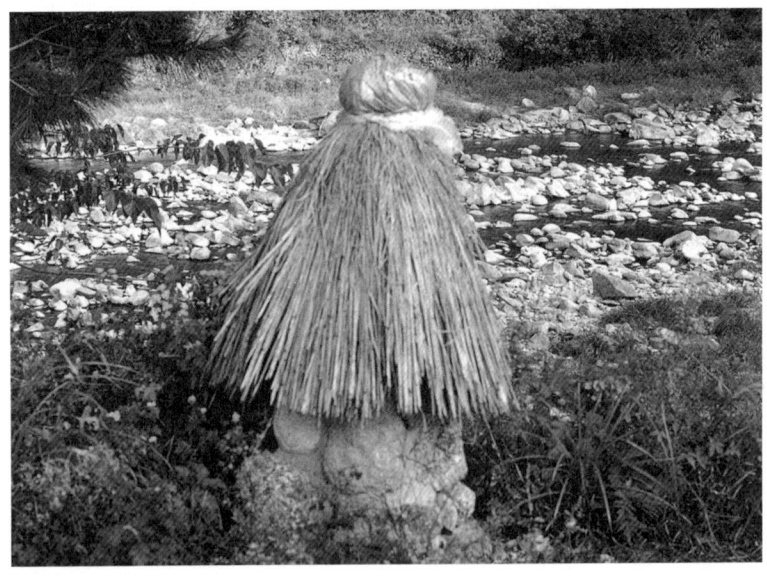

신이 품을 팔아서 약값을 계산하는 것이 당연한 것으로 여기기 때문이다. 독립적인 의식의 소산이 아닐 수 없다.

결국 이 같은 화전민촌 문화는 나이가 아무리 많아도 몸을 움직일 수만 있으면 자식 신세를 지지 않고 제 힘으로 벌어먹는 것을 전통으로 하고 있다. 87세 된 '구장님의 장모님'이 현역으로 뛰는 걸 당연하게 여기는 것도 바로 이런 이유에서이다.

하루 한 끼만 먹는 장수 비결

이 할머니는 젊었을 때 기운이 없고 만성 소화불량으로 고생하다가 화사花蛇를 먹고 원기를 회복한 뒤, 삽주 뿌리를 장복하여 소화불량을 치료한 적이 있다.

화사란 들이나 산에 흔한 뱀으로 '율모기, 너불대, 꽃뱀'이라 부른다. 독이 없는 뱀인데, 산골에서는 '소牛의 산삼'으로 취급받는다. 보통 산골의 밭은 두 마리의 소로 쟁기질을 하는데 기운이 없어 뒤처지는 소에게 화사 두 마리를 먹이면 힘이 생겨 거꾸로 앞서간다고 하여 '소의 산삼'이라고 부른다. 이 할머니도 '소의 산삼'을 십여 마리 먹고 기운을 차렸다. 그러나 소가 뱀을 먹어 기운이 났으므로 사람이 먹어도 기운이 날 것이라고 짐작할 뿐이지 실제로 효과가 있는지 없는지는 검증할 길이 없다. 삽주 뿌리는 국화과에 속하는 여러해살이풀의 뿌리로 한약 처방에서 감초만큼 많이 들어가는 약초이다. 한약 명으로는 '백출'이라 부르는데 비위의 불순물을 없애고 설사를 멈추게 한다. 오랫동안 장복해도 부작용이 없는 무난한 소화제이다. 이 할머니는 삽주 뿌리를 절구에 빻은 뒤 꿀에 재어 장복했다. 또 삽주 뿌리를 끓인 물로 식혜를 담아 간식 대용으로 삼기도 했다. 일 년쯤 지나자 소화불량이 없어졌다.

집 뒷산에는 몇 개의 통을 놓고 토종벌을 길러 자기가 먹을 꿀을 직접 생산하고 있다. 특이한 것은 벌통이 다른 사람들의 벌통과 사뭇 다르다는 점이다. 원래 벌통은 피나무같이 껍질은 단단하고 속이 무른 나무의 속을 파서 만들지만, 요즘에는 손이 많이 가는 일인지라 대부분 개량형 토종 벌통을 많이 쓴다. 그러나 이 할머니는, 벌은 오래된 나무와 바위 속에 집을 짓고 사는 속성이 있다고 하여 진흙과 돌로 벌집을 만들어 토종벌을 사육하고 있다.

벌이 나무 안에 집을 지어 생긴 꿀은 목청木淸, 바위 속에 집을 지어 생긴 꿀은 석청石淸이라 부르는데 이 꿀을 '진짜 중의 진짜'로 친다. 이 노인도 진흙과 돌로 만든 집에서 생긴 자신의 꿀이야말로 목청이나 석청 못지않은 진짜 꿀이라고 말한다. 그리고 이런 꿀로 갠 백출 가루라야 약효가 있다고 한다.

또 집 앞의 텃밭에다가 배추, 무, 호박, 고추, 마늘, 검은콩, 상추, 오이, 옥수수, 감자, 기장쌀, 율무, 들깨 등을 유기 농법으로 지어 식량을 자급자족한다. 희고 굵고 미끈하게 뻗은 무는 마치 미스코리아나 슈퍼 모델처럼 농약과 화학비료로 화장을 해서 만들어지는 것이기에 겉보기엔 좋지만 인체에는 해롭다는 게 이 노인의 유기 농법 철학이다.

식사는 1일 1식一日一食으로 아침식사만 하는데 아무리 힘든 일을 해도 하루 종일 생수 이외에는 일체의 음료수나 음식물을 섭취하지 않는다. 저녁에는 자신이 만든 꿀에 갠 백출 가루 한 숟가락과 백출 식혜를 한 대접씩 먹는 것으로 식사를 대신한다. 언젠가 아침저녁으로 하루에 영성체를 두 번 하는 것으로 끼니를 때우고 건강하게 장수했다는 어느 수녀의 말을 들은 적이 있는데, 이 할머니와 비슷한 장수 식이요법이 아닐까 생각된다. 참고로 말하면 영성체는 4그램 정도의 밀떡이다.

우리는 중노동을 하는 사람들은 육식을 해야 한다는 말을 자주 듣는다. 그러나 이 할머니는 소고기나 돼지고기란 다름 아니라 소나 돼지가 식물성 음식을 먹어 만든 살이라는 점에서 굳이 고기를 먹을 필요가 없다는 지론을 편다. 이렇게 본다면 '구장님의 장모님'이 90세 가까이 지금도 건강하게 살고 있는 장수 비결이란 하루 한 끼의 초식성 식사와 독립된 정신력, 그리고 중노동이란 결론이 나온다. 도시에 살고 있는 노인들이 귀담아들을 이야기가 아닐까 싶다.

다시 한 번 곰곰이 생각해 보자.

남한테 일체 얻어먹을 일이 없으니 비굴해질 필요가 없다. 재산, 권력, 명예도 지키려 하든가 더 많이 갖기 위해 비굴해지는 것이다. 비굴하지 않으면 오만할 필요가 없다. 오만하지도 않고 비굴하지도 않은 이 할머니의 현역 생활은 앞으로 얼마나 더 지속될까.

번뇌 없는 생활로 암 고친 '다람쥐 아줌마'

'사내 농사'는 흉작이에요

나를 찾아오는 환자들이 이곳 산골에 대해 갖는 첫 인상은 어떠할까. 그들은 우선 내가 여기에 살고 있다는 것을 의아하게 생각하거나 신비스럽게 여긴다. 의아하게 생각하는 사람은 나를 더 걱정하는 사람들이고, 신비스럽게 생각하는 사람은 자신의 병을 더 걱정하는 사람들이라고 하면 잘못된 판단일까. 아무튼 그들의 첫째 관심사는 내가 우리나라에서도 손꼽히는 오지에 살고 있는 이유에 대해서이다.

그들은 또 도시 생활에서 벗어나 공기 좋고 물 좋은 이런 산골에서 살았으면 좋겠다고 말한다. 그러나 한두 달은 견딜지 몰라도 일 년 내내 살라고 하면 거의 대부분 도망갈 것이다. 그만큼 도시 문명에 길들여져 있다는 이야기이다.

이곳을 찾아오는 사람들은 마을 사람들의 표정이 없고 약간은 삭막

하다는 첫 인상을 받는다고 말한다. 하지만 하루 이틀 머물다 보면, 속정이 깊고 정겨운 사람들인데 왜 그렇게 느껴졌는지를 모르겠다고 덧붙인다. 도시 사람들을 의아하게 만드는 것 가운데 하나가 바로 호칭이다. 이곳 산골에서는 이름을 모르는 사람이 많다. 그보다는 이 책에서 말했듯이 '개똥이 아버지' '말고개 영감' '약초 아저씨' '노새 영감' '고만이 할머니'라고 부른다. 이번에 소개하고자 하는 '다람쥐 아줌마'도 그 중의 한 사람이다.

올해 52세인 '다람쥐 아줌마'는 선한 눈을 가진 마음씨 좋은 부인이다. 도회지에서 거칠고 험한 인생살이를 겪었다는데 의외로 표정이 밝아 잘 모르는 사람은 양가집 규수로 착각할 정도이다.

이 부인은 시골 국민학교 교장의 외동딸로 태어나 부모와 주위 사람들의 사랑을 한 몸에 받으면서 자랐다. 고등학교를 졸업한 뒤, 도시로 나가 직장 생활을 하면서 남자를 사귀었다. 예나 지금이나 여자는 남자를 잘 만나야 팔자가 피는 법인데, 그만 악질 사기꾼을 만나 기구한 인생길로 들어서고 말았다. 어느 남자와 눈이 맞아 살림을 차렸는데, 알고 보니 그 남자는 악질 사기꾼이었다. 순진한 그녀로서는 건달을 식별할 안목이 없었던 것이다. 결국 얼마 지나지 않아 파경을 맞았고 '여자 팔자는 뒤웅박 팔자'라는 말대로 첫 단추가 잘못 끼워지자 그야말로 밑바닥 인생으로 전락했다.

선술집과 싸구려 밥집을 전전하면서 이 남자, 저 남자와 배를 맞춰 아이도 몇 명 낳았는데, 남자들은 하나같이 아이만 만들어 놓고는 훌쩍 떠나 버렸다. 본인 말로는 '사내 농사가 완전 흉작'이라고 했다. 그렇다고 해서 남자만 보면 이가 갈리느니 보기도 싫다느니 하는 것은 아니다. 다만 팔자가 좀 센 편이라고 담담하게 말한다.

낳은 아이들도 갓난아기 때 전부 죽었다. 이 세상에 더 이상 미련이 없어 자살하려고 연탄불을 피워 놓고 술을 잔뜩 먹고 잤는데, 지나가던 거지가 밥을 훔쳐 먹고는 문을 열어 놓고 가는 바람에 죽는데 실패했다. 죽는 것도 팔자에 없으면 마음대로 안 되는 것이라 여기고, 기왕 살려면 열심히 살기로 결심하고는 아무 연고도 없는 이곳으로 오게 되었다. 여기서 자식 하나 딸린 홀아비와 만나 모처럼 만에 화목한 살림을 차렸는데, 이 홀아비는 산골에서 다람쥐를 잡아 생계를 이어가는 사람이었다. 결국 '다람쥐 아저씨'라고 부르는 남자의 부인이 되었으니 자동적으로 '다람쥐 아줌마'가 된 것이다.

뇌속에 암세포가 우글거려요

이들 '다람쥐 부부'는 화전 밭을 일구며 사는데 부인이 7년 전에 자궁암 수술을 받았다. 병원비가 부족하여 치료가 채 끝나지도 않았는데 병원에서 도망쳐 나왔다. 하지만 반 년을 못 넘기고 재발했다. 수술 부위가 아파 다시 병원에 가니 여러 군데로 전이되었다는 진단이 나왔다. 당장 먹고 살기도 힘든데 다시 입원하여 수술 받을 생각을 하니 앞이 캄캄했다. 뜬눈으로 며칠 밤을 지새우다가 자포자기한 상태에서 나를 찾아온 것이다.

그녀는 나를 만나는 순간부터 울어댔다. 그러면서 머리가 아픈 것을 보니 암세포가 머릿속까지 침투한 게 틀림없고 곧 죽을 것이라고 우겨댔다. 암 병동에 입원해 있는 동안 암세포가 두뇌로 전이되어 죽어 가는 환자를 많이 본 탓이다.

　천천히 맥을 짚어 보고 나서 환자를 진정시켰다. 맥을 짚어 암세포가 뇌속으로 들어갔는지 아닌지는 중국의 편작扁鵲이나 화타華陀 같은 명의들이나 알 수 있는 노릇이고 내 수준에서 무슨 수로 알겠는가. 그래도 나의 진맥 솜씨는 믿는 눈치이기에, 나는 뇌속에는 암세포가 없고 하복부에만 있으니 안심하라고 거짓말을 했다. 이런 경우에 거짓말을 하는 것은 나의 신조이기도 하다. 나중에 엉터리 진맥이라고 멱살을 잡히는 한이 있더라도 일단은 정신적으로 안정을 시키는 것이 최선이라 믿기 때문이다.

　'다람쥐 아줌마'의 체질은 소음 체질 중에서도 음중지음陰中之陰 체질이다. 나는 강한 가열진통제를 두 봉 복용시켰다. 잠시 후 그녀는 자궁 부위가 따뜻해지면서 통증이 멎는다고 울던 얼굴로 웃었다. 생활이 고달프고 바쁜 그녀에게는 도시 환자들에게 하듯이 운동요법, 식이요법, 생수요법을 말할 처지가 못 된다. 그저 약이나 열심히 먹으면 병이 완치될 테니 약 먹는 거나 꼭 지켜 달라고 당부했다. '송아지도 날뛰고 부지깽이도 날뛴다'는 바쁜 농사철이라 이들 부부는 해뜨기 전에 아침밥을 지어먹고는 밭에 나가 하루 종일 뼈 빠지게 일한다. 저녁에 돌아오면 흙 묻은 발이나 땀에 절어 쾌쾌한 냄새가 나는 몸을 씻을 여유나 기운도 없으므로 밥 한술을 뜨는 둥 마는 둥 하고는 잠들어 버린다. 근처에 좋은 약수가 있지만 그곳까지 갈 시간이 없으므로 아무 물이나 마신다. 다만 가열진통제만은 일러준 대로 어김없이 복용했다.

　산골 사람들은 비가 와서 쉬는 날이면 하루 종일 술판을 벌이거나 화투판에 매달린다. 그녀도 마찬가지였다. 하지만 전에는 몸이 괴로와한 시간도 앉아 있지 못했으나 요즘에는 온종일 앉아 있어도 피곤을 모르겠다고 한다. 진통이 오고 기운이 떨어질 때마다 수시로 가열순환제를 먹었다는 것이다. 그녀는 며칠씩 밤을 새워 노름하는 사람들에게 이 약이 탁월한 효능을 보일 것이라면서 가열순환제의 새로운 용도를 제시하기도 했다.

가열순환제 임상의 첫 성공

물론 약을 복용하면서 몇 차례 고비가 있었다. 그 고비 때마다 그녀는 울었다. 감기 몸살로 머리가 아프면 다시 뇌속에 암세포가 들어갔다고 울고, 과식을 하여 배가 아프면 암세포가 장에 침투했다고 울었다. 아무리 초인적인 인생관을 갖고 있다 해도 불치병에 걸린 인간 의지의 한계는 어쩔 수 없는가 보다.

몇 번의 우여곡절을 겪으면서 일 년이 지났다. 몸이 좋아진 것 같아 병원에 가서 재검사를 하라고 했더니 암세포가 몸에서 완전히 없어졌다고 울었다. 이때의 울음이야말로 이전과 다른, 죽음을 이겨낸 환희의 울음이었다. 5년이 지난 지금까지 그녀는 건강하게 생활하고 있다.

나는 '다람쥐 아줌마'가 환자로서의 수칙을 전혀 지키지 않고 엉망진창으로 투병 생활을 했는데, 어떻게 해서 모범생 환자들보다 빨리 완치되었는가를 분석해 보았다. 그 결과는 평소 내가 주장하는 바와 차이가 없었다.

첫째로 생활에 여유가 없고 일이 힘들다 보니 병에 신경을 쓸 시간이 없었다. 저절로 번뇌 없는 생활을 한 셈이다. 둘째로 하는 일이 실내가 아닌 들판에 나가 햇빛 아래에서 흙을 밟으며 땀을 흘리는 것이었으므로 제일 좋은 기운 순환 운동을 매일같이 한 셈이다. 셋째로 자살에 실패한 후 죽는 것도 팔자에 없으면 안 된다고 생각하는 달관된 인생관을 들 수 있다. 산속에서 '큰 것'을 깨달은 대선사보다 더 차원 높은 생활 속에서의 돈오점수頓悟漸修이다.

'다람쥐 아줌마'는 내가 가열진통제 이론을 세우고 실험 투약하여 성공한 첫 번째 경우라서 기억에 강하게 남아 있다. 지금은 이곳 산골을 떠나 서울 청량리 시장에서 장사를 하고 있는데, 가끔 안부 전화를 한다. 울지 않고 웃는 것이 예전과 달라진 점이다.

죽음을 슬퍼하지 않는 화전민들

죽을 사람을 위한 '마지막 왕진'

한약방을 시작한 지 며칠 지나지 않은 어느 날이었다. 그 날도 첫날과 마찬가지로 눈이 마구 퍼붓는 추운 날이었다. 인적도 차도 끊겨 온 마을이 무거운 침묵 속에 잠겨 있는데, 마치 무인도에 혼자 있는 느낌으로 쏟아지는 눈을 바라보고 있었다. 그때 한약방 문을 거칠게 열고 30대의 한 청년이 눈을 잔뜩 뒤집어쓴 채 들어섰다. 청년의 얼굴 표정은 매우 침통해 보였다. 어머니가 중풍으로 쓰러져 계시니 왕진을 가 달라고 했다.

청년의 집은 이곳에서 12킬로미터 떨어진 김부리金斧里라는 깊은 산골이다. 김부리라는 지명을 보면 김은 '쇠 금金'자, 부는 '도끼 부斧'자를 쓰는데 쇠도끼, 병장기, 무기를 뜻한다. 이 깊은 산골에 무기나 병장기를 뜻하는 마을 이름이 왜 붙었는지 의아해 했었는데, 최근 이곳에 대규모의 군사 종합훈련장이 들어선다고 하니 옛 조상들의 선견지명에 탄복할 따름이다.

　산골에서 자란 청년들은 12킬로미터의 거리를 옆집 정도의 거리로 여기겠지만, 도시에서 별로 걷지 않던 나로서는 산길 30리가 그리 녹녹한 거리가 아니다. 아무리 청년이 무릎까지 눈에 빠지면서 찾아왔고 마치 옆집에서 온 듯이 말하지만, 당장 따라나서기에는 왠지 꺼림칙했다. 내가 주저하는 것을 눈치 챈 청년은 경운기를 타고 가자고 제의했다. 하지만 날씨가 경운기를 타고 갈 만큼 수월하지 않았다. 나는 뾰족한 수가 없는가를 궁리하면서 시간도 끌 겸하여 환자에 대해 청년과 말을 몇 마디 주고받았다.

　이 청년의 어머니는 59세인데 3년 전에 남편을 잃었다고 한다. 그 뒤 술을 자주 마시다가 한 달 전에 의식을 잃고 쓰러져 춘천의 큰 병원에 일주일간 입원하여 치료를 받았다는 것이다. 하지만 담당 의사는 환자의 뇌혈관이 터져 더 이상 가망이 없으니 병원에 있을 필요가 없다고 해서 집으로 모시고 왔단다. 친척들과 동네 어른들이 상의한 결과, 굿을 하기로 했다. 황소 한 마리를 부리나케 팔아 굿을 했는데도 환자의 병세는 전혀 차도가 없었다. 일주일 전에는 유명한 침술사를 모셔다가 치료했는데 상태가 좋아지기는커녕 더 악화되어 침술사는 도망가다시피 가버렸고 결국 돼지 두 마리 값만 날린 셈이라고 투덜거렸다.

　청년의 이야기를 들어본즉, 내가 간다고 해도 별로 도움이 안 될 것이 불 보듯 뻔했다. 그러나 청년의 태도는 매우 단호하여 무조건 가자는 것이다. 이 상황에서 청년이 할 수 있는 유일한 효도는 나를 데리고 가는 것이라고 판단한 듯싶었다. 마침 양곡을 운송하는 화물차가 마을에 들렀다가 청년과 나의 딱한 처지를 알고는 우리 두 사람을 태워 주었다.

화전민 집들은 대부분 천장이 낮고 창문이 거의 없다. 창문은 낮에 할 일 없이 방안에서 밖을 내다보는 사람에게나 필요한 것일 뿐 화전민들에게는 무용지물이다. 오히려 난방에 방해가 될 뿐이다. 화전민들은 해가 떠 있는 낮에는 밖에서 일하기 때문에 방안에 있을 필요가 없고, 있어서도 안 되기에 창문이 필요 없다. 이들에게는 방이란 밥을 먹거나 잠을 잘 때만 이용된다.

환자가 있는 방안으로 들어서니 어두워서 아무것도 보이지 않았다. 다만 죽기 직전에 있는 환자의 냄새만이 코를 찔렀다. 이들은 낮엔 아무리 어두워도 전등을 켜지 않는다. 한 푼의 전기 값이 아까운 탓도 있겠지만 그보다는 어둠에 익숙해 있기 때문이다. 야생 동물처럼 깜깜한 밤중에도 손전등 없이 산길을 잘 다니는 그들을 보면 알 수 있는 일이다.

방안에 잠시 서 있으니 신문지로 도배했으나 군데군데 헤진 흙벽이 눈에 들어오고 누워 있는 환자의 얼굴이 식별되었다. 환자 얼굴에는 거친 세월을 보낸 흔적이 역력히 각인되어 있었다. 거의 임종 직전의 모습이었다. 환자에게 간단한 처방을 하고 마당으로 나왔다.

저승에서 되돌아 온 노인

마당에는 장작불을 피워 놓고 동네 사람들이 주위에 빙 둘러앉아 있었다. 며칠 전 어떤 사람이 산돼지를 잡았는데 마침 내가 온다고 하길래 장작불에 산돼지를 구워 먹기로 했다고 한다. 나는 동네 사람들과 이 고기를 안주 삼아 소주를 마시면서 죽었다가 다시 살아났다는 어느 노인의 이야기에 귀를 기울였다.

죽었다가 살아났다는 이 노인은 휴전되던 해에 열병을 심하게 앓다가 숨이 끊겨져 죽었다. 노인은 저승사자와 함께 염라대왕 앞으로 갔는데, 살생부를 뒤적이던 염라대왕이 사무 착오로 왔으니 되돌아가라고 했다는 것이다. 염라대왕의 명에 따라 이승으로 돌아오는데 팔목이 몹시 아파 소리를 지르고 눈을 떠보니 자신의 손이 꽁꽁 묶여 있고 아들과 딸들이 상복을 입고 있어 몹시 놀랬다는 것이다. 노인은 벌떡 일어나 손목이 아파 죽겠으니 묶은 끈을 빨리 풀어 달라고 소리를 질렀다. 염을 마친 시신을 입관시키려 하는데 시체가 비명을 지르며 벌떡 일어났다면 사람들이 놀래도 이만저만이 아니었을 것이다.

이 이야기를 듣던 사람들이 믿을 수 없다는 표정을 짓자, 노인은 몇십 년이 지난 지금, 당시 묶였던 손목이 흐린 날이면 어김없이 쑤시고 아프다면서 죽음 꽃이 듬성듬성 핀 손을 사람들에게 내밀어 보였다. 노인의 말을 믿든 말든 사람이라면 누구나 죽으면 혈관과 근육이 수축된다. 이때 염을 하면서 손목과 발목을 꽁꽁 묶어 놓는데, 시체가 되살아나 혈관과 근육이 다시 팽창하면 묶인 손목이 무척 아프게 되는 것은 사실이다. 이 노인은 이승으로 되돌아와 다시 사는 것이 너무 기쁜 나머지 염라대왕에게 물어볼 말을 빠뜨렸다고 한다. 즉, 언제 염라대왕 앞에 다시 오는지를 물어 보지 못한 게 후회된다는 이야기이다.

의학적으로 보면 완전히 죽은 사람이 관 속에 들어가 있다가 소리를 지르며 관 뚜껑을 열고 다시 살아 나오는 경우가 적지 않게 있다. 이런 일이 자주 생기다 보니 처음에는 죽자마자 시체를 땅 속에 묻다가 혹시나 해서 3일을 기다린 게 삼일장을 지내는 풍습의 유래가 아닌가 생각된다.

어쨌든 죽음에 대한 화전민들의 의식은 상당히 의연하다. 그들은 생명체가 흙에서 나와 흙으로 돌아가는 자연현상 속에서 살다 보니 죽음에 대해 단순한 하나의 현상 변화로 인식할 뿐이다. 친지의 죽음 앞에서 유난스럽게 슬퍼하거나 괴로워하지 않는 까닭이 바로 여기에 있다. 죽음에서 해탈하고자 도를 닦는 고승들의 대범한 생사관과 별로 다름없는 화전민들의 인생철학이다.

죽어가는 환자의 집마당에서 마을 사람들과 어울려 고기와 소주를 마시다가 한약방으로 걸어 내려왔다. 12킬로미터의 산길이 1킬로미터 정도의 가까운 거리로 여겨졌다.

중풍 환자에 독삼탕 처방

앞에서 이야기한 청년 어머니와 비슷한 시기에 중풍으로 쓰러져 병원에 갔다가 역시 가망이 없다고 하여 집으로 돌아온 환자한테 간 적이 있었다. 환갑을 갓 넘긴 노인이었는데, 이 노인의 3대 독자인 아들의 간곡한 요청으로 왕진을 갔다. 나는 아들의 효심을 알고 있었는지라 환자에게 간단히 지압과 구급약을 주고는 첩약을 지어 가게 했다.

환자를 진맥하고 나오니 그의 아들이 저녁을 대접하겠다고 했다. 부리나케 앞의 계곡에서 잡은 물고기로 매운탕을 끓였다면서 소주잔을 내밀었다. 나는 환자를 찾아온 동네 사람들과 어울려 매운탕을 안주 삼아 술을 마셨다. 임종 직전의 환자 모습이 떠올랐던 처음엔 속이 역해서 먹지 못할 줄 알았건만 매운탕의 맛이 일품이다 보니 역시 외면할 수 없었다. 다음 날 아침에 술에서 깬 뒤에 곰곰이 생각해 보니 어젯밤 일이 의문 투성이이었다. 우선 계곡이 꽁꽁 얼어붙은 추운 겨울에 물고기 매운탕이란 웬 말인가. 훗날 알고 보니 이 청년에게는 겨울철에 물고기 잡는 일이 식은 죽 먹기나 다름없었다.

이곳 산골 마을에서는 '돌밀이'가 겨울철의 대표적인 물고기 사냥법이다. 계곡에 있는 커다란 바위 근처의 얼음을 깨고 지렛대로 바위를 흔들면 바위 밑에서 겨울잠을 자고 있는 물고기들이 혼비백산하여 나온다. 바위 근처에 그물을 미리 쳐 놓으면 물고기 잡는 일은 그야말로 따 놓은 당상이다. 청년이 겨울에 매운탕을 끓일 수 있었던 비법도 바로 이런 것이다.

내린천에는 10여 년 전만 해도 천연기념물 어종인 열목어, 황쏘가리, 어름치 등이 꽤나 많았다. 그야말로 '물 반, 고기 반'이었다. 하지만 몇 년 전부터 도시인들이 몰려와 남획하여 이제는 거의 멸종 상태에 있다.

나는 이 중풍 환자에게 독삼탕獨蔘湯 처방을 했다. 독삼탕은 인삼 한 냥으로 구성된 것이다. 이미 기울어진 환자에게 무슨 약이든 효력이 있겠는가 생각하면서도 그동안 인삼 한 뿌리, 보약 한 첩도 해 드리지 못한 아들의 한을 풀어 주기 위해 처방해 주었다.

의연한 죽음에 대한 존경심

앞서 이야기한 환자들은 내가 지어 준 며칠 분의 약도 채 들지 못하고 세상을 떠났다. 가족들, 특히 아들이 부모한테 최선을 다했다는, 그야말로 효자 노릇을 했다는 것으로만 위안을 삼을 뿐이다. 하지만 한 번 죽어 염라대왕 앞에 불려 갔던 노인은 아직도 정정하게 살아 있다.

경우는 다르지만 환자가 편안하게 죽음을 맞이할 때의 느낌은 그 환자를 치료한 사람의 입장에서 보면 숙연함을 갖게 한다.

몇 년 전의 일이다. 충북 충주에서 60세 전후의 한 남자가 청년의 등에 업힌 채 찾아왔다. 얼굴은 고통으로 몹시 일그러져 있었고 가쁜 숨을 몰아쉬고 있었지만, 몸 전체에서는 뭔가 쉽게 접근할 수 없는 기운을 풍기고 있었다. 아니나 다를까, 그는 잃어버린 우리의 전통 무예 태껸을 발굴하여 원형을 복원하고 전승시키고 있는 ㅅ선생이었다.

ㅅ선생이 앓고 있는 병은 대장암이었다. 이미 암세포가 온몸에 퍼져 정신이 흐려지고 고통스러워서 견딜 수가 없다고 했다. 병원에서 받은 시한부 생명은 3개월이었다.

ㅅ선생은 병을 낫게 해 달라고 찾아온 것이 아니라고 말했다. 자신이 해야 될 일을 다 하고 갈 수 있도록 도움을 달라는 간청이었다. 그는 평생의 혼을 기울인 작업이 두 달이면 마무리되는데, 정신이 자꾸 혼미해져 아무것도 할 수 없으니 두 달 동안만이라도 정신을 맑게 해달라는 것이었다. 육체적인 고통은 참을 수 있지만 정신적으로 흐릿해지는 것은 자신으로서도 어쩔 수 없는 노릇이라고 하면서, 어찌나 간절하고 정중하게 말하는지 듣기조차 민망할 정도였다.

나는 먼저 암 치료에 쓰이는 가열진통제를 복용시켰다. 그는 정신이 맑아진다고 하면서 대단히 좋아했다. 하지만 내가 할 수 있는 방법이란 병을 완치하는 것보다는 환자의 고통을 일시적으로 덜어 주고 정신을 맑게 해주는 방법뿐이어서 나로 하여금 무척 우울하게 했다.

ㅅ선생은 열흘에 한 번씩 나를 찾아왔다. 그러던 어느 날 늦은 밤에 전화가 왔다.

"화타 선생, 그동안 고맙습니다. 덕분에 일을 잘 마무리했습니다. 내일이면 이승으로 떠나야 할 것 같은데… 그동안 신세가 많았소. 내내 정진 있으시길 바랍니다. 그럼 이만….”

자신의 죽음을 차분한 목소리로 예견하는 그 앞에서 나는 아무 말도 할 수가 없었다. "그럼 안녕히 가십시오"라든가 "무슨 말씀이십니까, 더 오래 사셔야죠. 아직 정정하신데요"라고 말할 수 없는 노릇이어서 더욱 안타까웠다.

암세포가 전신에 퍼져 고통스러웠지만 평소 단련한 무술과 축적된 강인한 정신력으로 자신의 할 일을 다 하고 의연하게 죽음을 맞이한 ㅅ선생의 모습에서 나는 죽음의 숭고함을 새삼 확인했다. 죽음 앞에서도 저렇듯 사람이 의연할 수 있구나 하고 생각하니 저절로 고개가 숙여졌다. 모르긴 해도 보통 사람으로서 그토록 초연하게 죽음을 맞이할 수는 없었을 것이다. 다음 날 아침 신문에 ㅅ선생의 부음을 알리는 기사를 신문의 한 귀퉁이에서 보았다.

'백세터 집'처럼 지으면 건강하게 산다

『동의보감』에 의하면 사람의 자연 수명은 120세 정도이다. 서양 학자들도 인간의 성장 기간을 25세로 계산하여 그 다섯 배인 120세를 자연 수명으로 보고 있다. 이처럼 동서양이 천수를 똑같이 120세 정도로 파악하고 있는데, 우리는 노인들에게 특별한 생각 없이 그냥 "천수를 누리십시오"라고 말하고, 노인들 또한 막연히 "오래 살라는 것이구나"하고 기뻐할 뿐 120세까지 살겠다고 마음먹는 사람은 거의 없다. 실제로 지구상에 이 천수만큼 120세까지 사는 사람도 드물다. 왜 사람은 자연 수명만큼 다 살지 못하는 것일까. 천수를 누리는 방법은 없는가. 나는 그 해답을 자연에서 찾아보기로 했다.

나와 비슷한 정서를 가진 사람들과 함께 그 해답을 찾아보자는 뜻에서 '천수 찾기 모임'을 만들었다. 이 모임에는 참여하고 있는 30여 명은 정치인, 언론인, 학자, 기업인 등 각계에서 중견 인사로 활동하는 사람들이다. 하지만 그 명단을 밝히는 것은 바람직하지 않아 생략한다.

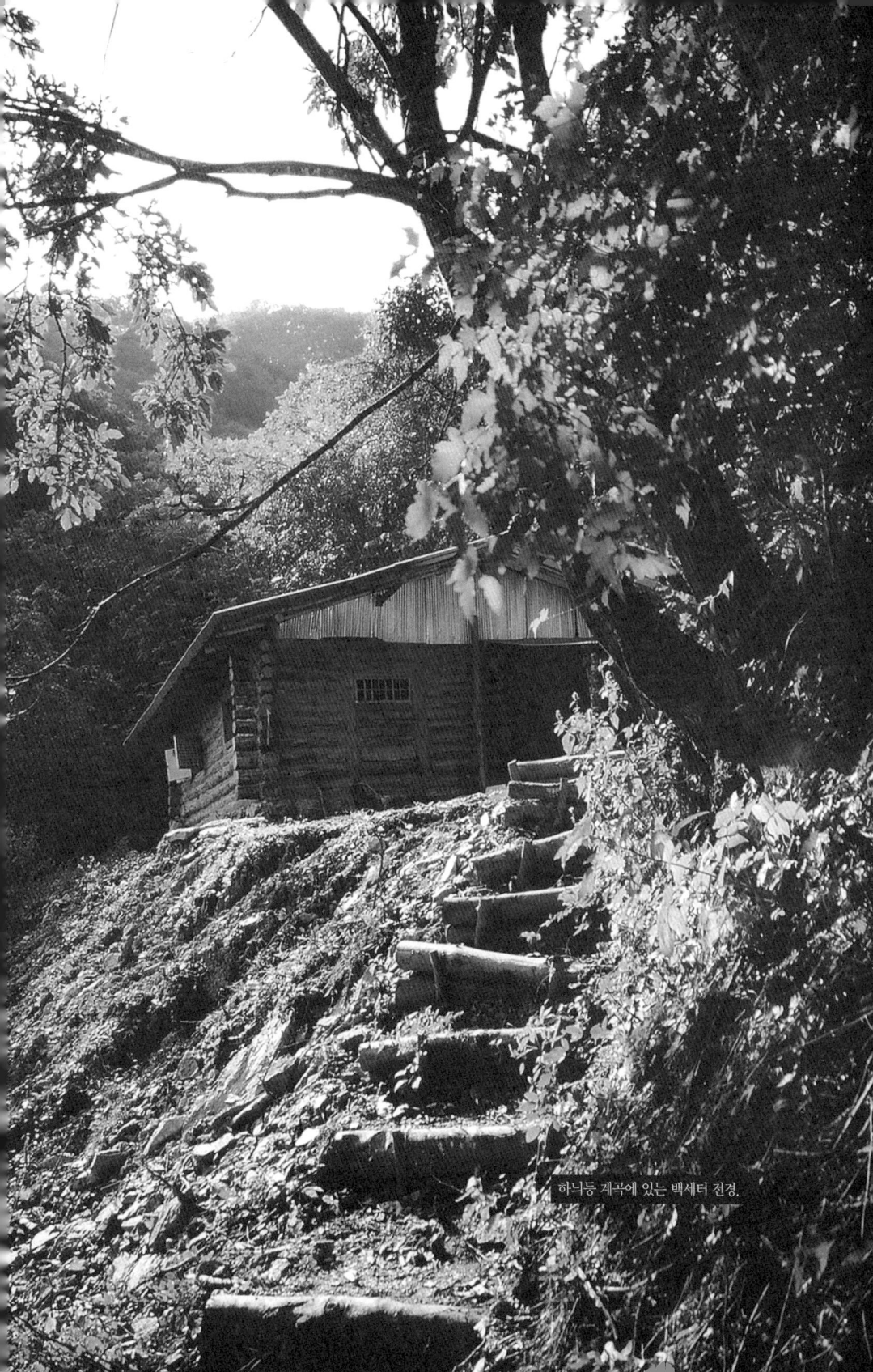

하느등 계곡에 있는 백세터 전경.

우리는 단순히 오래 사는 것은 전혀 의미 없는 일이라는 점에 견해를 같이했다. 100세에도 42.195킬로미터의 마라톤을 완주할 수 있는 능력과 백두산을 등반할 수 있는 체력에 일차 목표를 두었다. 이 정도의 건강을 갖고서 즐겁게 살아야만 오래 산다는 의미가 있는 것이지, 송장이나 다름없는 몸으로 노망이나 추태를 부리고 남에게 폐만 끼치고 사는 것은 별 의미가 없다. 우리는 연구해야 할 것이 많지만, 우선 주거 환경부터 만들어 보기로 했다.

방태산에 '백세터 집' 짓다

인간과 집의 관계는 달팽이와 달팽이 껍질과의 관계와 같다. 달팽이는 생물이고 달팽이 껍질은 무생물이라 두 개가 전혀 별개인 듯싶지만, 껍질이 없는 달팽이는 죽은 목숨이다. 생물인 달팽이는 무생물인 껍질이 있어야 생명이 있다. 여기서 껍질은 달팽이를 부양하는 무생물적 생물인 것이다. 또 달팽이가 죽는다면 껍질은 다만 생명과 전혀 관계가 없는 무생물인 것이다. 달팽이와 달팽이 껍질의 관계처럼 인간과 인간의 집에 대한 해석도 똑같다. 인간의 집은 단순한 무생물이 아니라 인간이라는 생물과 공존하는 무생물적 생물이다. 그러므로 집은 인체와 제일 가까운 흙과 나무로 지은 숨을 쉬는 생명체적 무생물이라야 한다.

요즘 전원주택에 대한 일반인의 관심이 매우 높은데, 흙과 나무로 지은 전원주택을 별로 볼 수 없어 한심하게 생각된다. 시멘트로 지은 집의 경우 그 시멘트의 독이 빠져나가려면 약 30여 년이 걸리는데 독이 빠져나갈 때쯤이면 집을 허물어야 한다는 결론이 나온다.

우리는 흙과 나무만으로 집을 짓기로 했다. 방태산 서남쪽의 하늬등 계곡을 한 시간 정도 걸어 올라가면 배다름석 아래에 100여 년 전 화전민들이 살던 집터가 있다. 그 집터에 화전민들이 짓던 방식과 같이 집을 짓기로 했다.

하늬등은 겨울에도 눈이 쌓이지 않는 명당이다. 이곳 산골은 겨울에 눈이 오면 보통 허리 높이 이상으로 쌓이는 지역이다. 때문에 막상 눈이 오면 여러 달 동안 산속에 고립되므로 사람들은 눈이 쉽게 녹는 길을 좇아 집을 짓는다. 방태산의 정상에는 배다른석이라 부르는 약 2톤가량의 거대한 암석이 있는데 그 바위에는 정釘으로 쪼아 뚫은 구멍이 있다. 옛날에 대홍수가 났을 때 배가 떠내려가지 않게 하기 위해 밧줄로 매달았다고 하여 '배船 닿은 돌'이라고도 한다. 당시를 입증이라도 하듯 방태산 정상은 평탄하고 바위틈 흙에서 조개껍질이 지금도 출토된다. 바위에 올라가면 맑은 날에는 동해를 볼 수 있다. 이 산에 일본인들이 우리 민족의 정기를 끊기 위해 쇠말뚝을 여러 개 박아 놓았다고 노인들이 말하는데 아직 확인하지는 못했다.

험한 산길을 한 시간 정도 올라가는 곳에 집을 지으려면 그 지역에서 나는 물자로 자급자족을 해야 한다. 물론 인부를 고용하여 현대식 건축 자재를 운반할 수도 있지만 이는 오히려 자연을 파괴하는 것이기에 우리들의 근본 취지와도 거리가 멀기 때문에 생각하지도 않았다.

옛날에 화전민들은 톱과 망치만을 가지고 일가족이 임시로 거처할 귀틀집을 3일 만에 지었다고 한다. 구들장을 놓고 주위의 통나무를 자른 뒤, 나무와 흙으로 벽을 만들고 굴피나무 껍질을 벗겨 지붕을 덮는데 걸리는 시간이 사흘인 것이다. 평생 톱과 망치만으로 화전민형 귀틀집을

50채 이상 지었다는 목수 영감의 고증을 받아 우리도 산속에 이 귀틀집을 짓기 시작했다.

강원도의 산간 마을에는 초가지붕이 거의 없다. 밭농사를 주로 짓다 보니 초가지붕의 재료인 볏짚을 구할 수 없기에 굴피 지붕이나 너와 지붕을 하게 된다. 혹 기와 지붕을 하면 되지 않겠는가 궁금하겠지만 이는 돈이 없어 모자를 못 쓰는데 왕관을 쓰라는 이야기나 같다.

껍질이 단단한 나무의 껍질은 주로 지붕 재료로 쓰는데, 속이 약한 나무일수록 껍질이 단단하다. 피나무, 가래나무, 굴피나무 등은 속이 연하고 희지만 껍질은 매우 단단하다. 반면에 속이 단단하여 못도 잘 안 박히는 주목나무나 박달나무는 껍질이 연하다. 다소 빗나간 이야기이지만 도시 여자들을 보면 껍질도 연하고 속도 약하다. 속과 껍질이 다 약하므로 모두 골골거릴 수밖에 없다.

지붕을 덮을 굴피나무 껍질을 만드는데 정성이 많이 들어간다. 곡우인 4월 하순을 전후로 하여 나무에 물이 오를 때 굴피나무의 껍질을 벗겨 흐르는 물에 2~3일 담그고 돌을 올려놓아 고르게 편다. 그런 다음에 소여물 끓이는 큰 가마 솥에 여물을 밑에 넣고 굴피 껍질을 그 위에 올려놓은 뒤 은근한 불로 24시간 찐다. 이런 공정을 거친 굴피 껍질 지붕은 백 년까지는 넉넉하게 버틴다고 한다. 굴피나무가 귀한 지역에서는 상수리나무의 두꺼운 껍질을 굴피라고 부른다.

지붕을 덮을 굴피를 벗기려면 적어도 20년 이상 자란 나무라야 가능하다. 또 굴피는 공기가 건조해지면 틈틈이 하늘이 보일 만큼 바싹 오므라들지만 비나 눈이 와서 습도가 높아지면 이내 늘어나서 벌어진 틈을 메워 준다. 굴피 지붕의 수명은 약 5년 정도로 비교적 길다. '기와 만 년에 굴피 천 년'이라는 말을 떠올리면 쉽게 알 수 있다.

집을 지을 땅을 다듬는데 예전에 화전민들이 살았다는 흔적으로 구들장이 나왔다. 우리는 10여 평의 집을 짓기로 일차 설계를 하고 뜻있는 청년들과 함께 초막을 지어 임시 거처로 삼았다. 산의 중턱 능선에 터전을 잡으니 먹을 물이 문제였다. 그러나 방태산 지리에 밝은 한 젊은이가 '산돼지 샘'을 찾아서 쉽게 해결되었다. 야생 동물 중에서 산돼지는 물을 찾는 비상한 재주가 있는데, 산돼지가 식수로 정한 샘은 가뭄이 아무리 심해도 마르지 않고 눈이 어른 키만큼 쌓여도 눈으로 덮이지 않는다고 한다.

아무리 깊은 산중이라도 무허가로 집을 지을 수는 없었다. 무질서한 산림 남벌 때문에 강원도 깊은 산골인데도 너와나 굴피로 쓸 나무를 구

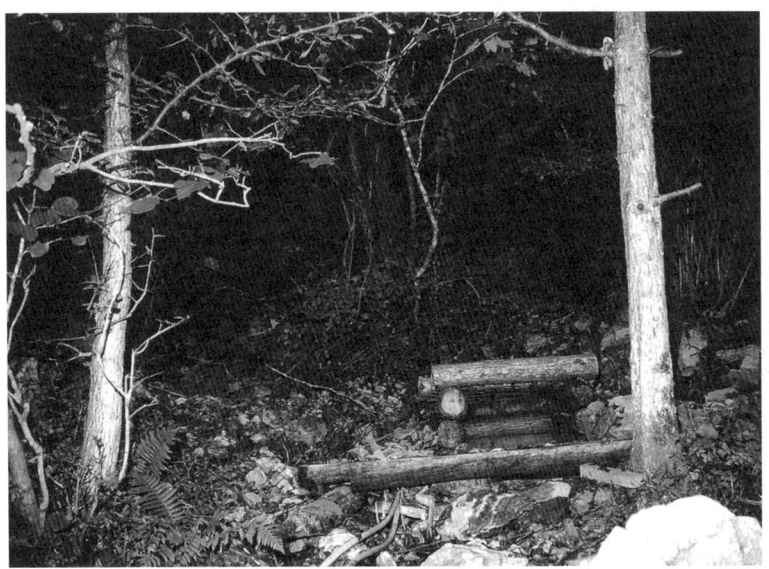

아무리 가뭄이 심해도 마르지 않고 눈이 많이 내려도 덮이지 않는 백세터의 산돼지 샘.

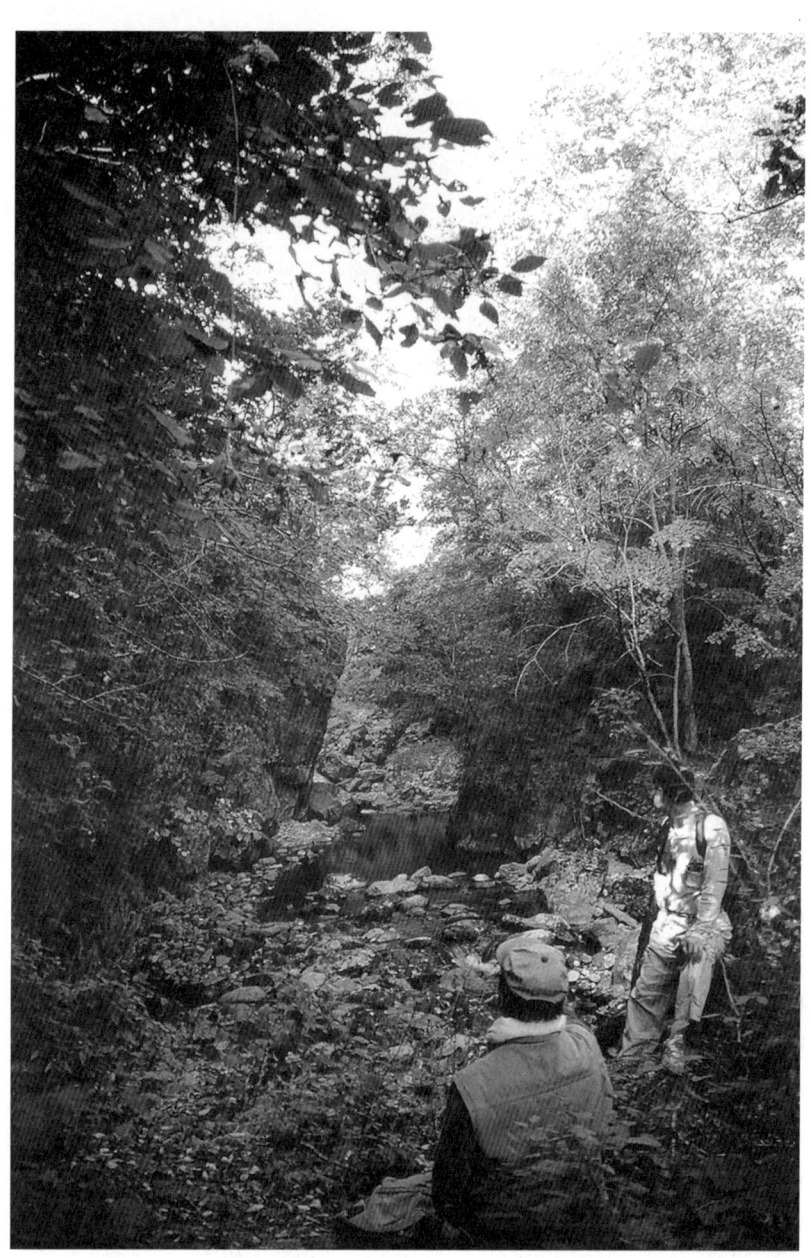
백세터로 올라가는 길목에 위치한 석문.

하기 어려운 형편이었다. 벌채 허가를 받아 나무를 자르고 지목을 '대지'로 했다. 등기상으로는 '대지'라고 되어 있지만 실제로는 나무가 우거진 산비탈이었다.

비탈진 대지를 고르는데 많은 시간이 걸렸다. 중장비를 사용하면 아이들이 통닭 한 마리 먹을 시간에 될 것을 여러 사람이 동원되어 여러 날이 걸렸다. 소나무를 잘라 벽을 쌓아올리고 흙을 사이사이에 발랐다. 특히 흙을 구하는데 무척 고생했다. 처음에는 방태산이 바위산이 아니기에 흙이 많으리라고 생각했었는데, 땅을 파 보면 작은 돌멩이 투성이였다. 사금 채취장에서 모래를 채에 쳐서 금덩어리를 구하듯 정성껏 돌멩이에서 흙을 골라냈다. 바다에서 식수가 귀하듯 높은 산에서는 흙이 몹시 귀했다.

작은 판자를 만드는 데도 거창한 작업이 필요했다. 커다란 소나무를 쓰러뜨리고 그 통나무를 얇게 켜서 판자를 만들었는데, 기계톱을 사용했기 때문에 100년 전의 화전민들보다는 훨씬 일의 능률이 올랐다.

사람은 '사람'을 그리워한다

터를 다지고 흙을 구하느라 한 달 예정이던 준공일이 자꾸만 지연되었다. 5월 초에 공사를 시작했기 때문에 처음엔 식량으로 쌀과 고추장만 있으면 되었다.

방태산 중턱에는 눈 속에서 제일 먼저 추위를 견뎌내고 솟아난다고 하여 귀하게 여기는 얼러지나물을 비롯하여 참나물, 곰취 등 나물이 지천으로 널려 있다. 굳이 나물을 뜯으러 다닐 필요가 없다. 어디서나 앉은 자리에서 손만 뻗으면 손에 잡히는 게 나물이다. 때문에 어느 곳이든 밥과 고추장만 있으면 훌륭한 한 끼 자연식 식사가 가능했다.

집터에서 조금 아래로 내려가면 수질 오염도가 영零인 계곡물이 흐른다. 발을 씻으면서 그 물을 마시고 수영하면서 그 물을 마신다. 모두 발가벗고 목욕이나 수영을 하기 때문에 팬티를 입고 물에 들어가는 남자는 어딘가 결함이 있는 남자로 보여진다. 처음에는 수줍어서 망설이던 청년들도 며칠 후에는 전부 양말 벗듯 가볍게 팬티를 벗고 알몸으로 물 속에 들어갔다.

이렇듯 우리들의 생활은 그 자체가 천당이며 극락이고 유토피아였다. 땀 흘려 일하고 자연식으로 식사하고 약수에서 목욕을 하는 생활이야말로 신선이 아니고 무엇이겠는가. 처음에는 비실비실하던 청년들도 이내 구릿빛의 윤이 나는 얼굴이 되었고 반짝이는 눈으로 바뀌었다.

그런데 이상한 현상이 일어났다.

누가 보더라도 환상적인 생활인데, 보름이 지나면서부터 사람들은 짜증을 내기 시작했다. 뭔가 허전했다. 나물을 잔뜩 먹어도 허기가 가시지 않고, 당귀, 강활의 약초 잎과 두릅, 해동피海東皮 순을 아무리 먹어도 자반고등어나 돼지고기 생각이 머리를 떠나지 않았다. 그러면서 집에 잠깐 다녀오겠다며 산을 내려간 뒤 올라오지 않는 청년들이 늘어만 갔다. 한마디로 문명과의 단절에 못 견딘 것이다. 사람들은 적어도 한두 주일은 세상과 떨어져 사는 것이 즐겁지만 이내 사람을 그리워한다. 그만큼 도시 문명에 길들여져 있는 것이다.

결국 공사를 시작한 지 보름 후부터는 반찬이 산나물에서 자반고등어나 돼지고기로 바뀌었다. 산나물은 아무도 거들떠보지 않았다. 고등어

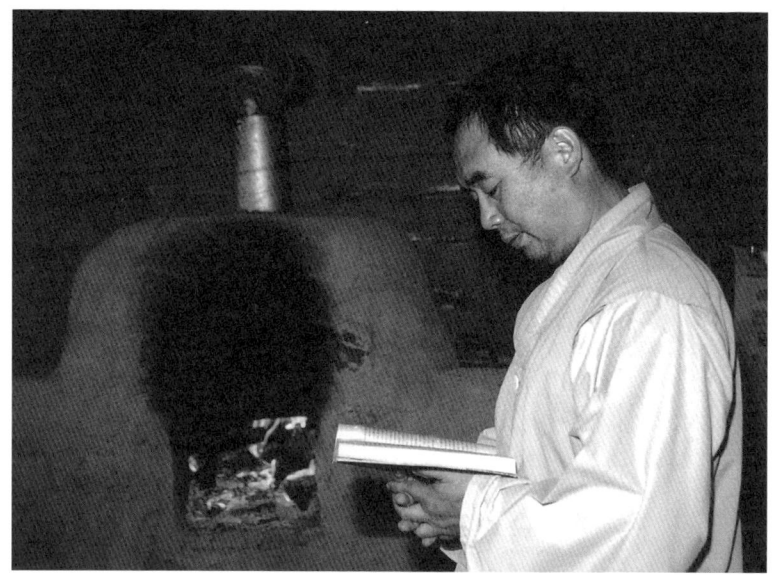
건강한 인생을 살고 싶으면 백세터와 같은 집을 짓는 게 좋다(사진은 화티 옆에서 책을 읽는 필자).

나 돼지고기 또한 사람 수보다도 많아야 했다. 까마귀나 올빼미에게 번번이 도둑을 맞은 것이다. 산속에서는 사람이나 날짐승이나 동물성 식품에 혈안이 된다. 지능이 높은 날짐승들은 굴속에 돼지고기를 넣고 큰 돌로 막아 놓아도 꾀를 써서 어떻게든지 가져간다. 들쥐나 오소리, 너구리도 방심할 수 없는 약탈자이다.

'백세터'라 부른 사연

아무튼 우여곡절 끝에 10월 말쯤 집은 거의 완성되었다. 남은 일은 지붕을 덮는 일인데, 여기서 난관에 봉착하고 말았다. 나무에 물이 말라 굴피 껍질을 벗길 수 없었던 것이다. 봄철에 완공될 것이라 생각하여 굴피

나무 껍질을 미리 벗겨 놓지 않은 게 잘못이었다. 할 수 없이 시장에서 함석을 사서 지붕을 했다. 그제야 나는 산간 오지에 있는 집들이 슬래브 지붕이 아닌 함석지붕을 하고 있는 까닭을 이해할 수 있었다. 등짐으로 져서 나르기에는 무거운 슬래브보다 함석이 편하기 때문이다.

한달 예정이었던 공사가 그럭저럭 6개월이 걸렸다. 건축 자재비는 함석 값을 제외하고 별로 안 들었지만 돼지는 여러 마리를 잡았다. 중국의 만리장성은 마늘이 만든 것이라는데, 이 집은 돼지고기가 지은 셈이다. 우리들은 집이 완성된 뒤, 그래도 마늘이 아니어서 다행이라고 우스갯소리를 했다. 마늘은 예로부터 스태미나 음식으로 알려져, 마늘을 많이 먹은 친구가 집에 놀러 오면 얌전한 자기 마누라에게 손이라도 댈까봐 오지 못하게 했다는 이야기가 있다.

이제 남은 일은 거실을 꾸미는 일이다. 우리나라 산간 가옥의 부뚜막 옆에는 진흙으로 쌓아 놓은 화로 모양의 것이 있다. 강원도 지방에서는 이것을 '화티'라고 부른다. 위쪽으로는 작은 솥을 걸 수 있게 둥글게 파고, 앞쪽으로는 아궁이 아가리처럼 구멍을 낸다. 그리고 상부와 하부의 구멍 사이는 차단되어 있다.

위의 구멍에는 조명을 위한 관솔불을 지피거나 뜬숯 등을 모아 두어 간혹 음식을 끓이기도 한다. 그리고 전면의 아랫구멍에는 불씨를 넣은 다음 재를 꼭꼭 눌러 덮어두고 그 위에 다시 넓적한 불돌을 얹어 놓는다. 얼마 전까지도 이 불씨가 죽으면 집안이 망한다고 믿어서 불씨를 죽인 며느리가 시댁에서 쫓겨나는 일이 종종 있었다.

우리는 거실에 '코클'을 만들었다. 코클은 원시적 조명 장치로 '코쿨' 또는 '코쿠리'라고 불린다. 방의 한쪽 귀퉁이에 두꺼운 널쪽을 귀에 맞도록 대고 그 위에다가 원통 모양으로 흙을 쌓아 올린 것이다. 난방과 조명을 겸한 장치이다. 이제는 우리나라에서 아무리 깊은 산간이라 해도 코클 불로 조명을 삼는 집은 이곳밖에 없다.

우리는 집을 다 완성한 첫날, 아궁이에 장작불을 잔뜩 지펴 후끈후끈해진 방에서 잠을 잤다. 그리고 이 집에서 살면 저절로 100살까지는 살 수 있을 것 같아 집의 이름을 '백세터 집'이라 부르기로 했다.

그날 밤, 통나무 벽을 딱딱딱 두들기는 소리가 요란했다. 다음 날 아침에 살펴보니 딱따구리가 처마 밑에서 주인 행세를 하고 있었다. 이 집이 세워지기 전에는 이 딱따구리의 생활 터전이었던 것이다.

인간에게는 달팽이와 그 껍질 같이 인간에 어울리는 생명체적 집이 필요하다. 남의 눈을 의식하여 비싼 돈을 들여 짓는 무생물적 집은 건강에 아무런 도움을 주지 않는다. 통나무 전원주택이라고 해도 마찬가지다. 만일 당신이 건강한 인생을 살고 싶다면 이 '백세터 집'과 같은 집을 짓는 게 좋다. 특히 환자의 경우는 더욱 그러하다. 산속에 지어야 제격이지만 아파트 단지 내에 지어도 똑같은 효과를 누릴 수 있다. 환경의 차이도 있겠지만 집이 갖고 있는 기능이 더욱 중요하다. 어디에든지 방태산의 백세터 집 같은 집을 지을 생각을 하면서부터 당신의 인생은 변하게 될 것이다.

강원도 인제군 상남면 주변 안내도

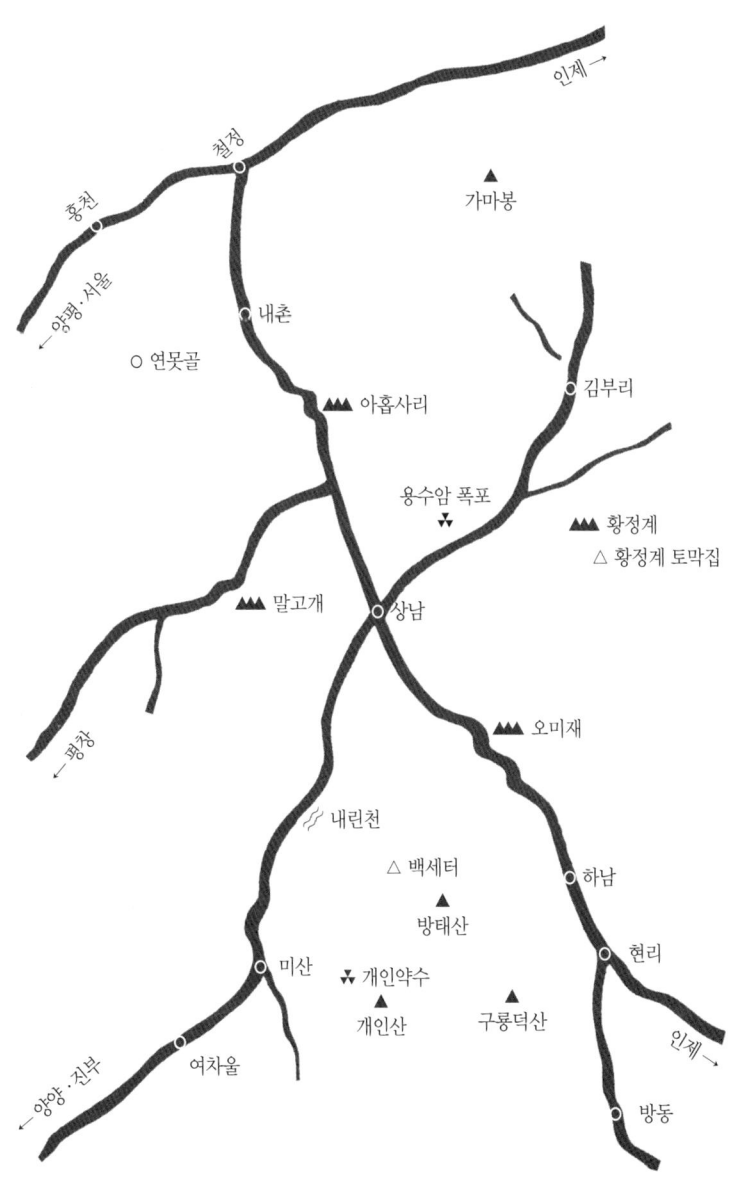

방태산 화타 선생의 신토불이 간질환 치료법
누우면 죽고 걸으면 산다 1

2004년 1월 5일 제 1쇄 발행
2025년 3월 5일 제29쇄 발행
지은이 | 김영길
펴낸이 | 김성호
펴낸곳 | 도서출판 사람과 사람
등록 | 1991. 5. 29 제1-1241
주소 | 03965 서울 마포구 월드컵로 32길 52-7(101호)
전화 | (02) 335-3905 | 팩스 335-3919
ⓒ 김영길, 2004, Printed In Korea
이 책의 무단 전재 및 복제를 금합니다.

ISBN 89-85541-78-1 03510
     89-85541-77-3 (세트)